NOUVEAU GUIDE DE PRATIQUE EN ERGOTHÉRAPIE :

ENTRE CONCEPTS ET RÉALITÉS

Collection ergothérapies

NOUVEAU GUIDE DE PRATIQUE EN ERGOTHÉRAPIE :

ENTRE CONCEPTS ET RÉALITÉS

Coordination assurée par
Jean-Michel CAIRE

COMITÉ SCIENTIFIQUE
Jean-Marc DESTAILLATS, Pascal GUILLEZ,
Hélène HERNANDEZ, Marie-Hélène IZARD,
Pierre MARGOT-CATTIN, Anne MOREAU,
Marie-Chantal MOREL, Patrick SUREAU, Eric TROUVÉ

Solal

111, rue Sainte-Cécile
13005 Marseille
e-mail : editions.solal@wanadoo.fr
site internet : http://www.editions-solal.fr

ISBN : 978-2-35327-052-1

Sommaire

Préface

Evolution de la pratique ergothérapique : d'hier à aujourd'hui pour préparer demain...

C'est en 2000, à l'occasion du Congrès européen Ergo 2000 à Paris, que l'ANFE publiait la 1ère édition du guide de pratique dédiée à la mémoire de Jacqueline Roux, qui fut parmi les pionnières de l'ergothérapie en France. L'ambition de cet ouvrage était de fournir les repères nécessaires à la pratique des professionnels et susciter l'échange dans un contexte favorable au développement des services auprès des personnes en situation de handicap.

Riches de l'évolution constante de leurs pratiques, sans cesse en recherche d'une adaptation de leurs interventions aux données sociales, culturelles de leurs concitoyens, mais aussi soucieux de s'adapter aux réalités démographiques, économiques et politiques, les ergothérapeutes avaient exprimé le besoin de réactualiser ce guide professionnel. Un véritable challenge que de rendre lisible une pratique si riche et tellement polymorphe...

Pourtant Jean-Michel Caire a réussi le pari de coordonner près de cinquante auteurs pour l'écriture de cette 2e édition du guide de pratique en ergothérapie.

L'ouvrage décrit en synthèse les facettes de l'ergothérapie et tente de montrer tous ses rouages. Il combine habilement des exposés conceptuels, des descriptions de vraies pratiques et des problématiques de terrain. Cette alliance du théorique et du concret est particulièrement intéressante, car elle permet de cerner l'ergothérapie aujourd'hui dans sa complexité et ses diverses approches.

Ce livre peut être défini comme un instrument de découverte et comme un outil d'approfondissement. Nous ne lirons pas ici un livre doctrinal, mais nous découvrirons avec intérêt le renouveau de la pratique ergothérapique en France. Il jette les bases d'une authentique culture professionnelle et fait la lumière sur l'évolution intense de cette profession en France. En partant des fondements conceptuels et politiques de la santé, du handicap et de l'ergothérapie, les auteurs nous emmèneront découvrir les référentiels de pratique et de formation, avant de nous préparer aux changements à venir.

Les ergothérapeutes sont devenus au fil des années les alliés indispensables des personnes en situation de handicap et participent à l'évolution de la santé en France. Ils seront des acteurs incontournables dans les processus de réadaptation de notre époque où les pouvoirs publics ont misé sur une approche plurielle de la santé et la mise en avant de la qualité de vie. Nous savons que la vie est toujours possible au-delà de la maladie et de la souffrance. Nous croyons dans le potentiel de changement et les capacités d'adaptation de chaque être humain. Nous accompagnons sa réalisation à travers des activités significatives pour lui permettre de retrouver l'essence de son être.

L'ergothérapie est une profession noble et très enrichissante. A l'occasion des Premières Assises nationales de l'ergothérapie en France, en cette année 2008, puissent les lectrices et les lecteurs de cet ouvrage en tirer un réel profit. Nous avons tout au long de notre parcours professionnel à redécouvrir les raisons qui nous ont poussés un jour à choisir l'ergothérapie et à rechercher encore et toujours les moyens d'optimiser les services que notre métier nous permet d'assurer auprès de nos concitoyens.

Eric TROUVÉ
Président de l'ANFE

Remerciements

Cette nouvelle édition du guide de pratique en ergothérapie est partie des bases du guide édité en septembre 2000 à l'occasion des Journées Européennes en Ergothérapie à Paris. Le Bureau Directeur de l'ANFE a proposé au Conseil d'Administration de l'ANFE de contribuer au développement du Pôle Ouvrages de l'association par un projet sur le renouvellement du guide de pratique pour l'année 2007. L'objectif était bien d'écrire un ouvrage de référence sur la pratique en ergothérapie, actualisé en envisageant les perspectives d'évolution dans les dix ans à venir.

En tant que coordonnateur pour l'élaboration de cet ouvrage, je tiens à remercier le Président de l'ANFE: Eric Trouvé, la Directrice de l'ANFE: Catherine Laks, ainsi que le Conseil d'administration de l'ANFE de m'avoir confié cette mission.

Depuis octobre 2006, nous avons construit la première proposition de projet et cherché les auteurs potentiels pour la phase d'écriture. Une réunion à Paris en mars 2007 a permis de clarifier la définition du projet et de modifier la trame du plan de l'ouvrage.

Le choix des auteurs est régi par les principes suivants: que les auteurs ne soient pas concentrés dans une même région, que les différents champs de la profession soient représentés, enfin il semblait nécessaire d'ouvrir la proposition d'écrire à d'autres professionnels. Le nombre important d'auteurs (46) montre l'intérêt que suscite le sujet et le souhait de présenter le visage de l'ergothérapie le plus diversifié et le plus proche de la réalité du terrain. Ce livre est une œuvre collective avec des noms déjà reconnus dans notre champ professionnel, de nouvelles générations d'ergothérapeutes qui sont les auteurs de l'évolution de notre métier dans le futur, mais aussi d'autres professionnels comme des médecins, psychologues, sociologues, ethnologue ou directeur CPAM qui, par leurs approches spécifiques, ont largement participé à l'ouverture du débat à des concepts comme l'évolution de la politique de santé, le handicap ou la réadaptation.

Cette aventure n'aurait pas pu aboutir sans le soutien, l'assiduité et la confiance de chaque auteur dans la réalisation de cet écrit.

Je tiens à remercier tous les auteurs qui se sont engagés bénévolement dans la réalisation de cet ouvrage.

Etre coordonnateur d'autant d'auteurs n'aurait pu être possible sans l'aide majeure de certains d'entre eux qui se sont engagés dans la coordination de chaque chapitre pour assurer une cohérence et une homogénéité dans la forme et dans le fond.

Je remercie donc Jean-Philippe Guihard pour le chapitre 1, Christian Belio pour le chapitre 2, Eric Trouvé pour le chapitre 3, Marie-Chantal Morel pour les chapitres 4 et 6, Arnaud Schabaille en collaboration avec moi pour le chapitre 7, Isabelle Arnholz et Patrick Sureau pour le chapitre 8, Eric Sorita pour le chapitre 9, Catherine Joubert pour le chapitre 10, Hélène Hernandez pour le chapitre 11, Jean-Michel Mazaux en collaboration avec moi pour le chapitre 13. J'ai coordonné plus spécifiquement le chapitre12.

Enfin, je tiens à remercier le comité scientifique pour la relecture de l'ouvrage et le temps passé pour assurer une critique constructive des chapitres. Les soutiens de Jean-Marc Destaillats, Pascal Guillez, Hélène Hernandez, Marie-Hélène Izard, Pierre Margot-Cattin, Anne Moreau, Marie-Chantal Morel, Patrick Sureau et Eric Trouvé ont été indispensables pour l'aboutissement du projet.

« *Le vrai voyage de découverte n'est pas de chercher de nouvelles terres, mais d'avoir un œil nouveau.* »

M. Proust

Jean-Michel CAIRE

En guise d'introduction

L'ergothérapie à la croisée des chemins

Le frôlement qui dépose sur la toile les touches de couleurs dévoile au fil des heures la composition, la redécouverte du monde dans un langage coloré. Ce qui peut apparaître a priori une mosaïque faite au hasard de grandes tâches multicolores et multiformes, devient, si nous prenons le recul nécessaire, un paysage où la profondeur, la lumière et l'espace s'installent naturellement.

Les idées voyagent, la naissance de l'impressionnisme nous montre la formation d'un groupe d'artistes qui se sont retrouvés autour d'un point commun : aborder la nature dans sa réalité et dans l'instant avec un regard neuf et fugitif. Par leur diversité, ils refusaient d'être catalogués suivant un seul style. Se faisant appeler « indépendants », ils créaient un véritable courant solidaire autour d'une idée forte et simple à la fois : sortir le chevalet de l'espace de l'atelier.

Ils remplaçaient progressivement le calepin où les peintres notaient les couleurs de la nature, par le regard et l'exécution de la peinture en dehors de l'atelier, sur le vif du sujet. Ils jouaient avec les couleurs et les formes en organisant les ruptures et les fondus pour délimiter l'espace, multiplier les tons, équilibrer les surfaces. Ils maniaient le contraste du clair-obscur pour donner toute son ampleur à l'œuvre. C'est à Monet, Manet, Cézanne, Caillebotte et bien d'autres que nous pensons en débutant notre réflexion par cette métaphore picturale. Cézanne affirmait dans les dernières années de sa vie : « *J'ai voulu faire de l'impressionnisme quelque chose de solide et de durable, comme l'art des musées* » (Cézanne, 1839-1906). Il développait alors un style stable, analytique (qui influencera le cubisme), sans pour autant abandonner cette perception instantanée qui fait la richesse de l'impressionnisme.

L'imaginaire nous pousse à faire des passerelles entre deux mondes qui peuvent paraître éloignés, l'Art pictural et la Santé, et entre autres l'Ergothérapie.

Et pourtant l'ergothérapie peut être aussi apparentée à une forme d'Art. Elle a dû, dans son histoire aussi, se transformer et s'adapter aux nouvelles conceptions de la santé dans notre pays. D'une ergothérapie principalement institutionnelle, nous sommes passés à une ergothérapie plus diversifiée dans ses modes d'action auprès de l'usager et de sa famille. Acteur de la réadaptation et partenaire professionnel dans le domaine du handicap, les ergothérapeutes se sont orientés vers un modèle bio-psycho-social en axant leur travail sur les concepts d'indépendance et d'autonomie de la personne en situation de handicap. Leur rôle auprès du patient s'est modifié dans le temps. Ils participent ainsi à l'accompagnement et au suivi de l'usager, l'aidant à l'élaboration et à la construction de son projet de vie en menant des actions dans le domaine de la prévention et de la réadaptation. Avec la diminution du temps de séjour hospitalier et la désinstitutionnalisation, l'ergothérapeute a élargi son champ d'interventions en intégrant des structures médico-sociales, des collectivités locales, des cabinets conseils, l'entreprise. Ils interviennent directement dans l'environnement du patient (domicile, quartier, école, lieu de travail).

Le premier chapitre du livre présente l'évolution de la politique de santé en France en montrant l'impact de ce changement sur la profession d'ergothérapeute. La démarche continue d'amélioration de la qualité, la création de réseaux de soins, les plans de modernisation des institutions de santé « hôpital 2007 » et « hôpital 2012 » sont autant de nouvelles approches dans lesquelles les ergothérapeutes gagnent à s'inscrire.

Le concept de Handicap est une notion majeure pour les ergothérapeutes. Le Handicap est d'abord une représentation et une construction sociale (Boucand, 2004). Cette représentation tire ses origines de l'histoire et se modifie avec elle. L'émergence du concept de Handicap va structurer l'appareil législatif, administratif et d'organisation médico-sociale (Sticker, 1997). Dans la première moitié du XXe siècle, le handicap est associé à la maladie. Le handicapé doit donc être soigné voire guéri. Suite aux deux guerres mondiales, la nécessité de réparation inscrit le premier modèle d'organisation sociale sur une démarche principalement médicale. Le clivage entre le normal et le pathologique devient non seulement nommé mais bientôt inscrit comme modèle de référence, celui de la rééducation et de la réadaptation. Les lois du 30 juin 1975 et plus tard du 11 février 2005 sont des tournants dans l'intégration des personnes handicapées dans la société. Depuis ces lois, les droits des personnes handicapées sont revendiqués, non seulement celui d'accès aux soins, mais aussi à la socialisation, à l'éducation, à la transmission culturelle. La loi de 2005 rompt avec l'idée de différence pour parler plus de singularité (Borioli et Laub, 2007). Dans le chapitre 2, les auteurs vont tout d'abord aborder le concept de Handicap dans son rapport avec la complexité. Dans une approche transversale de la question, nous avons trois points de vue composant le cœur de la réflexion : philosophico-socio-ethnologique et représentationnelle ; historique et philosophique en lien avec la loi de 2005, et enfin une approche systémique en soulignant l'importance de la relation personne handicapée/famille.

Pour progresser, les ergothérapeutes s'appuient sur leur histoire et sur la connaissance de leur évolution en Europe et dans le monde. Retracer l'histoire permet de donner les bases culturelles sur lesquelles se sont construites les différentes définitions de l'ergothérapie en France.

Le troisième chapitre reprend la naissance de l'ergothérapie aux Etats-Unis et en France. Puis les auteurs relatent l'expansion de l'ergothérapie à partir des années 60 pour expliciter l'ergothérapie d'aujourd'hui en France et en Europe.

Les concepts et fondements de la profession ont évolué et se sont précisés, permettant à l'ergothérapie de prendre une place spécifique dans le monde de la santé. Une meilleure connaissance des concepts et fondements de l'ergothérapie est utile pour comprendre, réfléchir de façon distancée, argumenter la place de l'ergothérapie et développer une identité professionnelle forte. Le chapitre 4 ouvre sur les fondements de l'ergothérapie pour souligner l'émergence d'une position de méta-analyse sur le sens de ce soin particulier qu'est l'ergothérapie. L'étude des différents modèles prédominants dans la profession nous permet d'appréhender comment la connaissance et la reconnaissance d'une modélisation influent sur notre pratique.

Une enquête auprès des ergothérapeutes français en 2007 montre que 67 % optent pour la définition soutenue en 2000 par le guide de pratique (Marchalot-Arnholz, 2007) :

« *L'ergothérapie est une thérapie par l'activité. L'ergothérapie s'adresse à des personnes atteintes de maladies ou de déficiences de nature somatique, psychique ou intellectuelle ; à des personnes qui présentent des incapacités ou à des personnes en situation de handicap temporaire ou définitive. Le but de l'ergothérapie est de permettre à ces personnes de maintenir ou développer leur potentiel d'indépendance et d'autonomie personnelle, sociale, scolaire et professionnelle. L'ergothérapie est une profession de santé qui intervient dans le domaine de la rééducation, de la réadaptation, de l'insertion. Elle se réfère aux sciences humaines, médicales, psychologiques, sociales et techniques.* » (ANFE, 2000). Le chapitre 5 sur la définition de l'ergothérapie est repris du guide de pratique publié de 2000.

Notre mode d'intervention a évolué depuis les quinze dernières années. Le processus d'intervention en ergothérapie se réfère au modèle de résolution de problèmes et explicite les phases qui « *jalonnent la réflexion et l'action de l'ergothérapeute* » (Détraz, Turlan, 2000, p. 91) vis-à-vis de l'usager, de son entourage, de son environnement et vis-à-vis de l'équipe soignante et sociale. Le guide de pratique de 2000 a largement aidé à la diffusion de cette démarche qui aujourd'hui est utilisée comme méthodologie tant au niveau de la formation initiale que dans le contexte professionnel. Il sert de guide à la grande majorité des ergothérapeutes professionnels.

Le chapitre 6 présente la méthodologie générale et synthétise le processus d'intervention en ergothérapie et met en valeur la nécessité de s'appuyer dans notre pratique sur les preuves. En se référant aux nombreux écrits anglo-saxons, les auteurs définissent l'ergothérapie fondée sur la pratique probante et évoque les défis que cela pose en exercice. La réalité d'aujourd'hui et les perspectives d'ouverture de nouveaux postes amènent de nombreux jeunes diplômés à être confrontés à des créations de postes en ergothérapie. La fin du chapitre présente la conduite de projet, démarche nécessaire pour penser et agir dans la mise en place d'un nouveau secteur d'ergothérapie.

Le chapitre 7 cible spécifiquement la dynamique d'évaluation, étape incontournable pour connaître la personne, identifier le problème et analyser la situation avec la personne handicapée pour prévoir une intervention cohérente et efficace. Les principes généraux de la démarche d'évaluation sont explicités. Nous voyons aussi deux aspects plus spécifiques de l'évaluation en interrogeant l'intérêt pour nous de ces deux approches : l'évaluation dite « écologique » et l'auto-évaluation.

Nous n'avons pas souhaité cliver le secteur fonctionnel et psychiatrique dans cet ouvrage. Dans chaque chapitre, nous trouvons une approche générale du domaine, puis des éléments plus spécifiques selon le champ d'intervention.

Le chapitre 8 présente l'intervention de l'ergothérapeute dans le projet de soins dans un cadre principalement institutionnel. Trois points sont abordés : la prévention à travers l'éducation thérapeutique, le domaine de l'appareillage orthétique et enfin la place de l'activité comme moyen thérapeutique en rééducation fonctionnelle comme en psychiatrie.

Plus nos connaissances augmentent, plus nous sommes confrontés à des situations complexes multifactorielles et plus la santé prend en compte la nécessité d'intégrer le contexte dans le projet de soin. L'environnement, qu'il soit physique, matériel ou humain, est un levier important pour le maintien de la qualité de vie et le processus de changement. Dans cette évolution, la question de la famille émerge de plus en plus dans les préoccupations des praticiens et des politiques. Les notions de réadaptation, de suivi dans le milieu de vie ordinaire prennent une place de plus en plus fondamentale dans notre système de soin en France, offrant des perspectives pour les personnes handicapées, pour leurs familles, pour tous les professionnels de la réadaptation et principalement les ergothérapeutes.

Le chapitre 9 aborde la question du processus de la réadaptation et de la place de cette démarche dans le système de soin en France. Quelques recommandations pour améliorer et valoriser la pratique de la réadaptation clôturent ce chapitre.

Le chapitre 10 pose les questions de l'éthique, de la déontologie et de la possible création d'un conseil de l'ordre pour notre profession. La présentation de l'assurance professionnelle et de la prescription apportent des éléments pragmatiques pour notre exercice professionnel. Le référentiel métier est en pleine restructuration. L'ANFE porte ce projet par l'intermédiaire d'une demande de révision du décret d'actes réclamée par la grande majorité des ergothérapeutes : ce décret datant de 1986 (Décret n° 86-1195) est devenu bien vite obsolète dans le contexte d'évolution des pratiques ergothérapiques.

L'évolution d'une profession va de pair avec une formation initiale qui anticipe les changements et sait s'adapter aux modifications structurelles du domaine de la santé.

Le chapitre 11 présente l'organisation des études actuelles et la perspective de l'universitarisation pour notre profession. L'évolution de carrière est un des socles indispensables pour assurer la pérennité d'une profession soucieuse de développer ses compétences et sa rigueur au service des usagers, des familles mais aussi de la communauté.

Le chapitre 12 expose un domaine en pleine évolution en ergothérapie en France : la recherche. La recherche scientifique en ergothérapie s'inscrit dans une perspective d'évolution indispensable de la profession. Depuis vingt ans, outre-Atlantique et dans les pays du nord de l'Europe, la recherche en ergothérapie s'est développée, entraînant une évolution directe de la qualité des soins (Colborn, 1993 ; Fischer, Kielhofner et David, 1989). Les auteurs présentent trois secteurs de recherche en lien avec l'ergothérapie : la science de l'activité humaine, la recherche fondamentale et le domaine de la cognition, la recherche dans le domaine des nouvelles technologies.

Le chapitre 13 clôt cet ouvrage en explorant certaines pratiques en ergothérapie encore peu développées en France mais en pleine expansion. L'expertise médico-légale est le premier domaine exploré. L'exercice de l'ergothérapie éclaire cette expertise en répondant directement à une mission et en évaluant les situations de handicap, les moyens de compensation possibles. Cette pratique récente (Hernandez, Stab, 2006) doit respecter les règles et principes juridiques stricts demandant de la part de l'ergothérapeute une formation complémentaire solide. Le deuxième sujet est le secteur libéral. Il se développe en France bien qu'il n'y ait pas encore de remboursement des actes. L'accès aux soins pour tous ne peut passer que par un conventionnement par l'assurance maladie. La profession se trouverait incluse de façon plus affirmé dans les politiques de santé publique et dans une démarche extra-institutionnelle. Le troisième point prend ses sources hors frontières en explicitant la Réadaptation à Base Communautaire (RBC) qui peut être considérée comme l'innovation la plus significative des vingt-cinq dernières années dans le domaine de la réadaptation des personnes handicapées, spécialement dans les pays en voie de développement.

Ce guide réactualisé permet de faire le point sur l'existant, l'évolution du contexte de la santé et sur les manques et besoins qui restent à couvrir dans notre système de soin. Ce livre s'adresse à tous les professionnels, membres d'associations et personnes handicapées. Bien entendu les étudiants ergothérapeutes et autres paramédicaux, les paramédicaux du secteur de la réadaptation, médecins/tutelles sont directement concernés par cet ouvrage. Cependant la pluralité des auteurs et des thèmes abordés permet de s'adresser à toute personne qui souhaite s'intéresser au domaine médico-social. Tous les auteurs dans leur diversité, leurs différences et leurs similitudes ont offert beaucoup de temps pour poursuivre cette réflexion sur l'ergothérapie, mais aussi pour interroger les nouveaux concepts forts dans le domaine de la santé. Nous tentons dans cet ouvrage d'apporter notre contribution à l'évolution des représentations sur le Handicap et la Réadaptation.

« *Dans un tableau postimpressionniste, le sujet est mis en relief par une série de plans contrastants qui demeurent toujours secondaires. Pour moi, le sujet d'un tableau et le fond de ce tableau ont la même valeur, ou, pour le dire plus clairement, aucun point n'est plus important qu'un autre, seule compte la composition, le patron général. Le tableau est fait de la combinaison de surfaces différemment colorées, combinaison qui a pour résultat de créer une expression. De la même façon que dans une harmonie musicale chaque note est une partie du tout, ainsi souhaitai-je que chaque couleur eût une valeur contributive. Un tableau est la coordination de rythmes contrôlés, et c'est ainsi que l'on peut transformer une surface qui apparaît rouge-vert-bleu-noir en une autre qui apparaît blanc-bleu-rouge-vert...* » (Matisse, 1992, p. 131).

Jean-Michel CAIRE
avec la participation d'Anne MOREAU

BIBLIOGRAPHIE

ANFE. (2000). *Ergothérapie: guide de pratique.* TMS-ANFE.

Borioli, J., Laub, R. (2007). *Handicap: de la différence à la singularité, enjeux au quotidien.* Chêne-Bourg : Edition Médecine & Hygiène.

Boucand, M.H. (2004). Principe de précaution, illusions du risque zéro et place du handicap. In Pellas, F., Boucand, M.H., Denormandie, P. (Eds.), *Ethique et handicap* (pp. 42-47). Paris : Sauramps médical.

Détraz, M.C., Turlan, N. (2000). Le processus de l'intervention en ergothérapie. In *Ergothérapie: Guide de pratique.* Paris : ANFE.

Encyclopédie des impressionnistes (1992). *Les précurseurs aux héritiers,* Lausanne : EDITA.

Hernandez, H., Stab, H. (2006). L'expérience de l'expertise. *ErgOThérapies, 24,* 15-24

Marchadot-Arnholz, I. (2007) *Interaction, formation continue, identité professionnelle, identification des compétences, une démarche d'ingénierie au service de la profession d'ergothérapie;* Master Ingénierie et conseil en formation, Rouen.

Matisse, H. (1992). *Ecrits et propos sur l'Art.* Paris : Hermann Editeurs des Sciences et des Arts, 2e édition.

Proust, M. cité par Morin, E. (1999) *La tête bien faite, Repenser la réforme, réformer la pensée.* Paris : Ed. Seuil.

Collection ergothérapies
Nouveau guide de pratique en ergothérapie : entre concepts et réalités
Coordonnateur : J.-M. CAIRE
Solal, éditeur, Marseille - 2008.

J.-P. GUIHARD
C. JOUBERT
M. LAFORCADE
C. LEMOINE

CHAPITRE 1

L'ÉVOLUTION DE LA POLITIQUE DE SANTÉ EN FRANCE

INTRODUCTION

Depuis la création en 1945 de la Sécurité Sociale, le paysage de la santé a beaucoup évolué. Aujourd'hui, le système de soins français est coûteux mais performant. Son financement collectif et son accessibilité en sont les points forts, sa performance se traduit par l'augmentation de l'espérance de vie. Cependant pour assurer l'efficience du système et donc sa pérennité, une profonde réorganisation des soins sur le plan national est nécessaire. La crise des années 1980-1990 a modifié le mode de financement. Les premières mesures de la réforme hospitalière (1991), la mise en place des Programmes Médicalisés des Systèmes d'Information (P.M.S.I., 1991), les droits des patients (1995) ainsi que l'ordonnance de 1996 avec la mise en place des procédures d'accréditation pour les établissements, n'ont pas été sans conséquences pour les métiers de santé. Actuellement, le plan « Hôpital 2007 » avec la réforme de la gouvernance hospitalière (2006) vient d'organiser les établissements par pôles de référence, puis le plan « Hôpital 2012 » va réorganiser le mode de financement en se basant sur l'activité médicale réellement réalisée. La réforme « Hôpital 2012 » veut moderniser le management des établissements de santé grâce aux quatre piliers suivants : le Schéma Régional d'Organisation des Soins (S.R.O.S.), la certification dans la démarche continue d'amélioration de la qualité, la tarification à l'activité (T2A) et la nouvelle gouvernance. Aujourd'hui, la politique de santé a plusieurs priorités : la sécurité et le principe de précaution, l'évaluation et la démarche qualité, la régionalisation des politiques, le travail en réseaux. Le système de santé doit répondre à la triple exigence de prévention, soin et réadaptation. Le curatif n'est plus la seule priorité de la santé en France, mais bien la santé telle qu'elle est définie par l'OMS dans la charte d'Ottawa (1986) : comme un état de bien-être physique, mental et social ressenti et exprimé par l'individu et accepté par l'entourage.

En vingt ans, les professions paramédicales ont donc connu une profonde mutation tant dans leurs pratiques que dans l'extension de leur champ d'exercice. Les professionnels de santé sont confrontés à des situations complexes qu'ils doivent gérer, devant faire appel à d'autres compétences que celles que nécessitait l'exécution de gestes professionnels. Dans une première partie M. Laforcade nous présente la santé publique en France, les points forts et les limites de ce système de soin. Dans une deuxième partie J.-P. Guihard nous présente les nouvelles structures d'un établissement de santé et fait le point sur les nomenclatures et classifications qui servent de référence pour le système de soin en France. C. Lemoine et J.-P. Guihard nous parlent de la démarche d'amélioration de la qualité des soins, partie intégrante aujourd'hui de tous processus de soins. C. Joubert présente la structuration du réseau de soins en France, élément du paysage de la santé en France que nous devons prendre en compte dans l'exercice de notre profession pour améliorer et faciliter le suivi des personnes en situation de handicap. J.-P. Guihard ouvre la réflexion sur la modernisation des institutions impulsée par les deux plans : « Hôpital 2007 » et « Hôpital 2012 ». Enfin M. Laforcade apporte son regard de directeur de la DDASS de Dordogne sur l'évolution de la santé en France.

LA SANTÉ PUBLIQUE EN FRANCE

Michel LAFORCADE

L'acte de création de l'organisation mondiale de la santé par les Nations Unies (OMS, 1946) débute par une définition désormais célèbre de la santé : « la santé est un état de complet bien-être physique, mental et social, et ne consiste pas seulement en une absence de maladie ou d'infirmités ». Bien que peu opérationnelle, cette définition continue d'être utilisée comme une référence précisément à cause de sa dimension utopique, jamais atteinte mais toujours nécessaire. Pour tendre vers cet état de santé, notre société a longtemps considéré qu'il fallait privilégier le colloque singulier entre un patient et un professionnel. Il a fallu attendre le XXe siècle, et plus précisément en France l'épisode de la grippe espagnole de 1917-1918, pour qu'émerge la notion de santé publique au sens d'Acheson. Selon cette compréhension : « la science est l'art de prévenir la maladie, de prolonger la vie et de promouvoir la santé par les efforts organisés de la société ». Cette apparition est relativement récente, le ministère de la santé n'est apparu en France qu'en 1920, soit plusieurs décennies voire plusieurs siècles après les grands ministères régaliens. La légitimité de l'intervention des pouvoirs publics dans le domaine de la santé, même si elle se renforce, n'est pas évidente pour tous. La santé est encore pour certains une affaire de liberté et de responsabilité individuelles. Nous pouvons cependant nous accorder sur une définition de la santé publique conçue comme « une organisation cohérente de l'ensemble de la société qui a pour but de prévenir la maladie et les handicaps, de les soigner et de pallier leurs conséquences ». Toute action de santé publique repose sur un triptyque simple mais impérieux : préventif, curatif, palliatif. Une politique publique ou une pratique professionnelle qui oublie l'une de ces trois dimensions se condamne à rester bancale. Notre pays se caractérise par un système de soins performant et plutôt équitable, il est pourtant largement perfectible.

AVANTAGES ET LIMITES DU SYSTÈME DE SOIN

LES POINTS FORTS SONT NOMBREUX

1) Le système de soins français est coûteux mais performant. La diminution de la mortalité qui avait marqué le pas au cours des années 60 se poursuit de nouveau à un rythme soutenu qui se traduit par un allongement de l'espérance de vie d'un an tous les quatre ans. Cette espérance de vie est excellente pour les femmes françaises puisqu'elle est supérieure à celle des autres femmes de l'Union Européenne. Elle est également très bonne lorsque l'on a atteint l'âge de 65 ans c'est-à-dire lorsque la santé dépend principalement des soins que l'on reçoit.
2) Le système français est depuis 1945 fondé sur un financement collectif destiné à couvrir financièrement chacun face au risque maladie, à la fois grâce à des mécanismes assurantiels et grâce à la solidarité nationale. La sécurité sociale « à la française » est très efficace à la fois

comme instrument de sécurité des revenus (octroi de revenus de substitution en cas de maladie ou d'invalidité) et comme garantie d'accès aux soins. Cette efficacité résulte de ses quatre principales caractéristiques : couverture de l'ensemble de la population, pas de sélection des risques, obligation de cotiser pour tous, principes de répartition : les actifs paient pour les retraites des inactifs et les bien-portants supportent les frais des malades. Ce système est à l'opposé de la capitalisation qui consiste en la constitution progressive d'un capital utilisé ultérieurement par le bénéficiaire.

3) Financièrement, la santé est accessible à tous, même aux plus démunis. Notre système n'est pas encore parfait dans ce domaine. Les médecins libéraux non conventionnés avec la sécurité sociale ne sont pas accessibles aux plus pauvres. De plus, la distinction est forte entre ceux qui disposent d'une mutuelle complémentaire et ceux qui en sont privés. Toutefois, depuis la mise en place de la couverture maladie universelle au 1er janvier 2000, le système français est l'un des moins discriminants dans l'accès financier aux soins.

DES LACUNES SUBSISTENT POURTANT

1) La mortalité prématurée (avant 65 ans) reste forte chez les hommes et provoque un écart d'espérance de vie de plus de huit ans entre les hommes et les femmes, écart qui est l'un des plus importants au monde. Les causes en sont biologiques mais surtout comportementales (consommation d'alcool, de tabac, accidents...) et environnementales (conditions de travail...).
2) Les dépenses restent à 98 % consacrées au curatif au détriment du préventif et, dans une moindre mesure du palliatif ou réadaptatif. Ce alors que la majorité des déterminants de notre santé ne dépendent pas des soins que nous recevons. Nous vivons sur l'équation implicite selon laquelle « santé = médecine », équation qui surdétermine largement les politiques publiques et donne un rôle surdimensionné aux soins et à la médecine. Cette équation, pour simple qu'elle soit, n'en est pas moins fausse. L'épidémiologiste Denver a expliqué avec d'autres que seulement 11 % des déterminants de notre santé sont d'ordre médical. Les autres déterminants relèvent du patrimoine génétique qui favorise ou pénalise tel individu, du niveau d'éducation et des modes de vie, de la qualité de la prise en charge des premières années de la vie, de la qualité de l'environnement (eau, air, bruit, produits alimentaires...), du taux de chômage, du stress au travail. Enfin et surtout, une étude de 1989 de Marmot et Smith dans le *British Medical Journal* (« Pourquoi les Japonais vivent plus vieux ? ») montre que dans les pays de l'OCDE l'un des indicateurs les mieux corrélés à l'état de santé d'une population est la cohésion sociale. Aux Etats-Unis, pays où la part des dépenses de santé dans le PIB est la plus élevée au monde, les indicateurs de santé sont les plus bas des pays industrialisés. C'est en revanche en Suède et au Japon que les différences entre classes sociales et les écarts de revenus sont les plus faibles. C'est aussi dans ces deux pays que les indicateurs de santé sont les meilleurs alors que les dépenses de soin y sont beaucoup plus

faibles qu'aux Etats-Unis. De tels constats devraient avoir deux conséquences pour les politiques publiques et les pratiques professionnelles. Il conviendrait de se rappeler plus souvent que la santé c'est à la fois le cure (le soin) et le care (l'intérêt pour le malade, l'attention portée à son environnement, au versant social). Nous gagnerions également à poser plus souvent les problèmes en termes d'objectifs de santé à atteindre et pas seulement de médecine ou de services de soins à financer. Les politiques de prévention et d'éducation à la santé ont à cet égard des marges de progression substantielles dans notre pays à condition cependant d'être soutenues par un volontarisme fort des pouvoirs publics et des professionnels. Le simple cours naturel des événements ne prédispose pas en effet à l'émergence de la prévention. Les formations initiales des professionnels sont lacunaires dans ce domaine, la prévention concerne souvent des personnes qui ne formulent aucune demande. Elle n'a aucune charge émotionnelle : tout le monde connaît le nom du premier médecin qui a pratiqué des greffes cardiaques alors que presque personne ne sait qui a inventé le vaccin contre la variole. Le premier a pourtant sauvé quelques milliers de personnes, le second plusieurs millions.

3) Le système sanitaire et social français reste largement fondé sur la spécialisation. Il en a donc à la fois les avantages et les inconvénients. Selon le « bon » principe cartésien, presque tout ce qui pouvait être spécialisé l'a été. Au fil du temps se sont séparés les professionnels du sanitaire et du social, ceux des soins somatiques et des soins psychologiques. Les diverses disciplines médicales et soignantes se sont multipliées. Le préventif, le curatif et le palliatif sont souvent exercés par des professionnels différents. Ce phénomène a d'indéniables vertus : en se spécialisant, chaque discipline a approfondi ses connaissances. Mais il a parfois été poussé jusqu'à la caricature : comment a-t-on pu imaginer que la prise en charge sanitaire et sociale pouvait être séparée ? Comment a-t-on pu concevoir deux types d'hôpitaux, l'un pour les soins de « l'âme », l'autre pour les soins du corps ? Il ne s'agit pas de refuser cette spécialisation et de se priver de ses bénéfices, il s'agit de la dépasser. Une prise en charge holistique du patient est à ce prix.

4) De multiples inégalités d'accès à la santé subsistent. Elles prennent d'abord la forme des inégalités sociales. Un ouvrier de 35 ans vivra en moyenne six ans et demi de moins qu'un cadre. Ces inégalités sont criantes dans de nombreux domaines : la période périnatale, les maladies coronariennes, l'obésité, les chances de survie après un cancer, la santé bucco-dentaire mais aussi de manière plus surprenante, les décès et les blessures graves dus à des accidents de la circulation. Il semble bien que la manière la plus efficace de réduire les inégalités de santé soit de réduire d'abord les inégalités dans la société.

5) La question du financement de la santé est récurrente depuis au moins 30 ans au point qu'on peut se demander si elle ne relève pas davantage du rituel rhétorique obligatoire pour tout gouvernement que de la volonté affirmée de traiter la question en profondeur. Elle est presque exclusivement envisagée sous l'angle quantitatif alors qu'elle mériterait un débat national plus élaboré. L'augmentation permanente des coûts de la santé

pose d'indéniables questions économiques. Dans la mesure où les cotisations sociales pèsent principalement sur le coût du travail, leur hausse pénalise l'emploi et la consommation des ménages. Par ailleurs, les comparaisons internationales montrent que la France est l'un des pays qui dépensent le plus pour la santé avec une efficacité parfois relative. Nous pouvons même nous demander si d'autres types de dépenses ne sont pas plus efficaces pour améliorer la santé : lutte contre le chômage, action sociale, éducation et formation, résorption de l'habitat insalubre, qualité de l'environnement... Mais le débat ne saurait se cantonner à la seule volonté de maîtrise des dépenses de santé. La France n'est pas le seul pays où la part des dépenses consacrées à la santé augmente régulièrement. Il s'agit même d'une caractéristique commune à tous les pays développés. Dans ces pays, trois types de dépenses augmentent plus vite que la croissance : les dépenses de santé, d'éducation et de loisir. Est-ce, en soi, regrettable ? Une autre question mériterait d'être versée au débat : veut-on diminuer les dépenses de santé ou les dépenses de l'assurance maladie ? La première solution demande plus de courage politique puisqu'il s'agira de stabiliser les revenus des professionnels libéraux ou les recettes des hôpitaux. La seconde solution est plus facile d'accès : il suffit de dérembourser certaines dépenses. Cette piste a été privilégiée ces dernières années au point que l'une des particularités du système français soit l'importance de la participation des assurés au financement des dépenses (entre 20 et 30 % selon les études). On peut également s'interroger sur la pertinence de faire des revenus du travail l'assiette presque exclusive des cotisations sociales. Les revenus du capital ou la valeur ajoutée d'une entreprise pourraient s'avérer des solutions moins pénalisantes pour l'emploi. Enfin la question du montant de ces dépenses occulte souvent celle de leur répartition qui semble pourtant au moins aussi importante : comment se doter d'outils d'aide à la décision plus performants afin de s'assurer que les priorités des décideurs sont conformes à l'intérêt des patients ?

VERS UNE NOUVELLE ORGANISATION DU SOIN

Jean-Philippe GUIHARD

STRUCTURE D'UN ÉTABLISSEMENT DE SANTÉ

Voici quelques éléments de définition de la structure d'un établissement de santé afin de clarifier certains points, définir certains mots qui sont, par moments, employés sans distinction, ou avec confusion. Chaque lit d'un hôpital appartient à une unité fonctionnelle qui a une discipline d'équipement et un code d'activité. Les disciplines d'équipement sont répertoriées dans une classification hiérarchique de type Court séjour M.C.O., S.S.R., Psychiatrie... Les codes activités sont également répertoriés dans une nomenclature de type hospitalisation de jour, hospitalisation complète, activité externe facturable...

Un **établissement de santé** est une entité juridique. Il est composé d'un ou plusieurs établissements au sens FINESS (fichier national des établissements sanitaires et sociaux), au sens géographique ou budgétaire (c'est alors un centre de gestion). L'établissement est composé d'un ou plusieurs services qui sont un regroupement d'unité fonctionnelle (U.F.).

Le **Service** est créé par décision du conseil d'administration. C'est un groupe d'U.F. constitué d'un ensemble de lits ou de moyens de soins ou de diagnostic, placés sous la responsabilité d'un chef de service.

L'**Unité Fonctionnelle** (U.F.) est la plus petite unité compatible avec les contraintes de gestion qui ait une activité médicale homogène. Les trois conditions d'homogénéité à réunir simultanément sont: un lieu (Unité géographique), une responsabilité, une activité et des moyens identifiables.

L'**Unité Médicale** (U.M.) est introduite dans les textes sur le PMSI (Programme de Médicalisation des Systèmes d'Information). Elle reprend la notion d'activité médicale homogène avec possibilité d'identification des moyens et d'affectation des charges. Normalement, si le découpage est bien fait, l'U.M. se superpose à l'U.F., mais c'est souvent un regroupement cohérent d'U.F.

Le **pôle** est introduit en 2004 comme un regroupement de services permettant une délégation de gestion dans le cadre de la réforme « hôpital 2007 ». C'est à son niveau que doivent pouvoir être mis en place en interne les outils de gestion permettant la contractualisation en termes d'objectifs d'activités et de dépenses, de suivi budgétaire, d'intéressement positif et négatif, d'analyse stratégique, d'assurance qualité...

Cela présenté, il n'y pas de définition absolue du pôle. Les limites de ceux-ci sont laissées à l'appréciation des directeurs d'établissements pourvu qu'ils respectent la cohérence de l'activité regroupée. Néanmoins, il s'agit d'une nouvelle strate administrative qui repose sur une délégation de gestion avec à sa tête un bureau de pôle composé d'un responsable médical de pôle, d'un cadre supérieur de santé et d'un cadre administratif. Le pôle a une réelle autonomie de gestion et a de ce fait, la responsabilité de la mise en place du projet de pôle et de son contrôle de gestion.

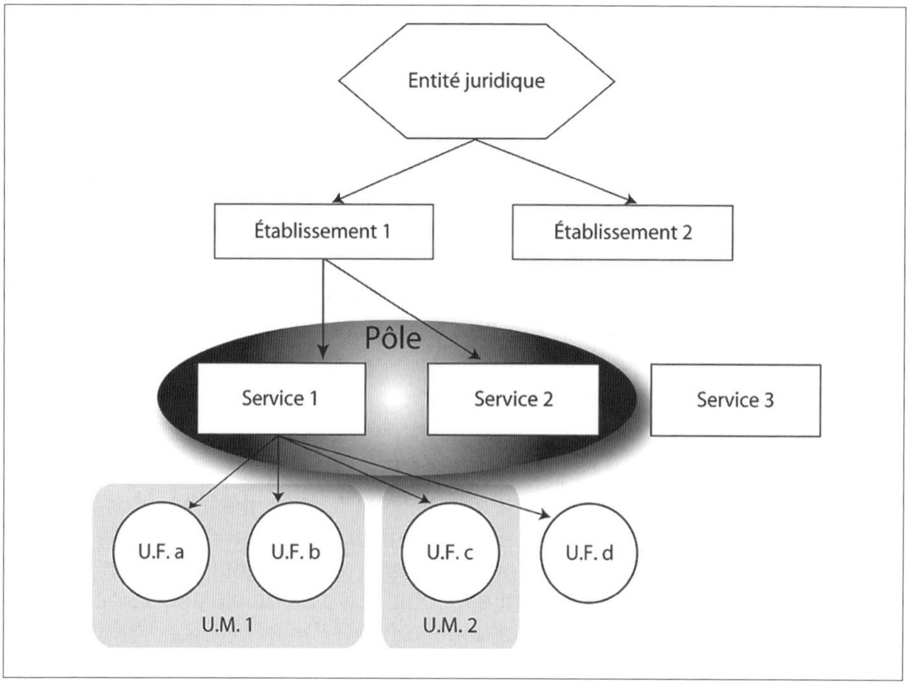

Figure 1.

LE P.M.S.I.

Nous ne nous attarderons pas outre mesure sur ce point car il est bien connu des professionnels. Il n'en demeure pas moins que c'est un des éléments clés de la réforme qui repose sur la médicalisation de la description de l'activité réalisée par un établissement, description qui ne peut faire l'impasse sur la quantification de cette dernière. Les médecins D.I.M. (Département d'Information Médicale) ont une place prépondérante car ce sont les seuls qui peuvent fournir les chiffres ad hoc aux différentes directions. Le principe de base du P.M.S.I. est qu'il décrit ce qu'a reçu un patient comme soins lors de son séjour. Contrairement aux apparences pour les professionnels, il ne décrit absolument pas ce qu'a réalisé comme actes un professionnel pendant sa semaine. Le P.M.S.I. est centré sur le patient et il permet de quantifier le nombre d'actes reçus pour chaque patient. Nous saisissons le temps que nous avons passé à réaliser tel et tel acte dans notre journée, mais le P.M.S.I. enregistre ce que M. Dupond à reçu comme actes et non ce que l'ergothérapeute a effectué. Le P.M.S.I. doit permettre de connaître le nombre de séjours effectués, le type de séjour et le type d'acte réalisés et le temps passé à ces actes. Il n'est pas là pour connaître et mettre en évidence les actes réalisés par chaque professionnel. Le secteur psychiatrique est concerné par cette démarche depuis janvier 2007 via la V.A.P. (Valorisation de l'Activité en Psychiatrie).

LES NOMENCLATURES ET CLASSIFICATIONS

Aujourd'hui il est primordial de savoir que le système de soin est référencé dans des nomenclatures et classifications. Que cela soit pour la mise en place du plan hôpital 2012, le financement des institutions, la réforme des décrets d'actes, des évaluations cliniques et professionnelles, les nomenclatures et classifications sont utilisées quotidiennement. Par exemple, l'Etat français a choisi la C.I.F. (Classification Internationale du Fonctionnement) comme classification officielle pour décrire les situations de handicap lors de la promulgation de la loi dite du 11 février 2005. Nous pouvons ne pas l'utiliser dans nos pratiques quotidiennes, mais nous ne pouvons pas l'ignorer définitivement.

L'organisme de référence pour ce qui concerne les nomenclatures est l'A.T.I.H. (Agence Technique de l'Information sur l'Hospitalisation). L'agence est placée sous la tutelle des ministres chargés de la santé et de la sécurité sociale. Ses missions principales sont la prise en charge des travaux concourant à la mise en œuvre et à l'accessibilité aux tiers du système d'information commun État-Assurance maladie et la participation aux travaux relatifs aux nomenclatures de santé. Dans le cadre de l'A.T.I.H., le terme « nomenclature » a été réservé, de manière conventionnelle, aux outils de codage des données (C.I.M., C.C.A.M. et probablement d'autres systèmes de codage dans les prochaines années) alors que celui de « classification » désigne les outils qui sont utilisés pour classer les séjours hospitaliers dans des groupes qui présentent une certaine homogénéité médico-économique.

Nous retrouvons entre autres comme classifications et nomenclatures:

- La C.I.M. 10 (Classification Internationale des Maladies) : La C.I.M. est composée de quatre volumes. Le premier volume est dit analytique, le deuxième est le guide d'utilisation publié en 1995. Le troisième volume est la version alphabétique des maladies répertoriées dans la C.I.M. 10 et a été publié en 1996. Enfin, le quatrième volume est pour les « pays en voie de développement ». Il s'agit d'une classification internationale de référence car publiée par l'O.M.S. Elle a pour vocation de répertorier et décrire toutes les maladies et traumatismes du monde et de permettre un diagnostic de celles-ci dans un langage commun grâce à sa vocation internationale.

- La C.C.P.A.S. (Classification Commune des Actes des Professionnels de Santé) : la C.C.A.P.S. est un vaste chantier qui vise à définir une classification de tous les actes réalisés par tous les professionnels de santé. A ce jour, seule la C.C.A.M. (Classification Commune des Actes Médicaux) est effective. Elle concerne les actes techniques des médecins et dentistes et est placée sous l'égide de l'A.T.I.H. Il s'agit d'une classification dont l'objectif est d'être le seul outil de codage et ce, pour les diverses finalités: description, groupage, tarification.

- La N.G.A.P. (Nomenclature Générale des Actes Professionnels) : Cette nomenclature n'est plus applicable aux médecins et dentistes depuis 2004 et la mise en place effective du C.C.A.M. Néanmoins, cette nomenclature est toujours utilisée pour les auxiliaires médicaux qui sont conventionnés (masseur kinésithérapeute, infirmier...). C'est une nomenclature par lettre clé dont la valeur est fixée lors de la négociation de la convention entre l'Etat, l'assurance maladie et les professions concernées. Nous retrouvons les codes de type AMM pour les masseurs kinésithérapeutes par exemple.

- Le C.d.A.R.R. (Catalogue des Actes de Rééducation Réadaptation) : Chaque acte est décrit avec un code, un libellé, une description, les professionnels habilités à réaliser cet acte et une activité au nombre de 12 activités principales. Un acte appartient à une et une seule activité. A ce jour, l'A.T.I.H. envisage toujours de créer un catalogue unique classant les actes effectués par tous les professionnels de santé.

Ces nomenclatures ne servent que pour le recueil des informations médicales et paramédicales. Leur utilisation est obligatoire même si elle est limitée au recueil d'informations.

Il est indispensable de les connaître car, participant au financement des établissements, elles ont donc un lien direct avec nos pratiques. En outre, la logique de ces nomenclatures et classifications rejoint celle de la formalisation des actes d'ergothérapie et donc le recueil des actes effectués quotidiennement et in fine, les postes afférents.

LA DÉMARCHE CONTINUE D'AMÉLIORATION DE LA QUALITÉ

Catherine LEMOINE

La démarche continue d'amélioration de la qualité (D.C.A.Q.) fait partie intégrante de la logique sanitaire et médico-sociale en France. Elle est inscrite dans le temps comme étant un processus permanent qui vise une amélioration des pratiques de tous les intervenants directs et indirects qui concourent au meilleur fonctionnement des services « cœur de métier ». Quand bien même cette amélioration continue de la qualité est un exercice quotidien, des temps forts balisent ce processus. Ceux-ci sont la certification des établissements de santé et la certification des établissements médico-sociaux qui relèvent de la loi dite 2002-2.

PRINCIPES GÉNÉRAUX DE LA DÉMARCHE D'AMÉLIORATION CONTINUE DE LA QUALITÉ

Le premier principe est que la démarche continue d'amélioration de la qualité s'inscrit toujours et obligatoirement dans un projet institutionnel. Cela a beau être une obligation législative et réglementaire, il doit y avoir un projet qualité, partie intégrante du projet d'établissement. Ce projet se traduit par la politique générale avec des objectifs mesurables, c'est-à-dire des objectifs qui impliquent une évaluation formalisée avec la notion de critères et d'indicateurs. Cette politique générale de la qualité est déclinée ensuite au niveau de chaque projet de service. Cela implique que la Direction de l'établissement soit moteur de cette démarche car intégrer la qualité dans le management de l'établissement est une décision forte de l'équipe de direction. En effet, si le directeur fait de la qualité en dilettante, pourquoi ses collaborateurs n'en feraient-ils pas de même ? La juste place de la qualité est un point crucial à concevoir. Elle dépend de la politique de l'établissement et nécessite un plan de communication adapté. Elle s'inscrit pleinement avec toutes les autres logiques organisationnelles (médicales, productives, économiques...) et ne doit pas être la cinquième roue du carrosse. Néanmoins, le cœur de métier de l'établissement n'est pas de faire de la qualité. Son objectif est d'accueillir des personnes et de leur proposer des prestations de soins, éducatives, et de qualité. Au niveau de l'organisation, il faut privilégier la souplesse par le travail et la réflexion en équipe pour produire des règles. Ces règles ne doivent pas, par contrecoup, rigidifier l'organisation. L'objectif est souplesse, initiative et autonomie dans le cadre de l'institution. Cela implique que l'organisation mobilise des moyens en conséquence. S'il y a un problème de moyens, c'est qu'il n'y a pas une réelle prise en compte des coûts et impacts de la non-qualité. Cela dit, comme la qualité doit avoir une « juste » place, les moyens doivent avoir une « juste » hauteur aussi, ce qui induit un calcul des surcoûts de la non prise en compte de la non-qualité. Un élément clé de la qualité est le personnel « final ». En effet, c'est le personnel du service qui « termine » toujours l'engagement qualité car c'est le « bout » de la chaîne et le maillon principal. Le personnel doit alors avoir une vision globale de l'établissement, de son projet d'établissement. Il doit aussi comprendre son métier, ses finalités, les raisons d'être de son métier au sein de l'organisation, ceci afin d'éviter une application stricte et rigide de la démarche. Comme il s'agit d'une démarche, cela renvoie à de l'humain et donc à la nécessaire compréhension du pourquoi faire de la D.C.A.Q. La politique de communication, et non d'information, est essentielle pour mettre en place les conditions d'une implication des personnels dans cette démarche.

Cette politique est une dynamique qui a besoin d'outils tels que les groupes de travail dont le fonctionnement peut être modélisé comme suit :

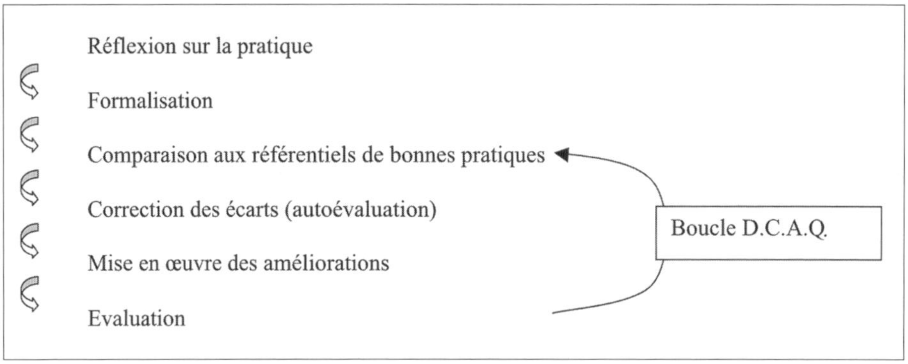

LES RÈGLES, PROCÉDURES, PROTOCOLES ET AUTRES DOCUMENTS

La démarche qualité implique obligatoirement de définir des règles, et donc des protocoles, des procédures. Il ne s'agit pas pour autant de tout « protocoliser », mais il y a des incontournables comme tout ce qui touche à l'hygiène et à la sécurité. Tout cela doit être regroupé dans une documentation qualité afin que les documents soient uniformisés dans leur forme. Les difficultés principales sont liées au passage de l'oral à l'écrit et aux peurs d'une rigidification des façons de faire et avec comme implicite, la remise en cause des compétences. Une autre difficulté, liée à cette peur de l'uniformisation, est de trouver collectivement les éléments pertinents d'une pratique. Devons-nous prendre les éléments communs, avec le risque de tomber dans le plus petit dénominateur commun ou dans une moyenne ; ou devons-nous prendre ce qui se fait individuellement ? Nous risquons dans ce cas de tomber dans une juxtaposition de pratiques sans lien les unes avec les autres.

Pour contourner cette difficulté, il convient de partir du réel, de ce qui est vraiment effectué, comme nous le faisons pour toutes les évaluations cliniques. C'est la discussion en groupe qui va poser le niveau de granulométrie et qui fera consensus quant à ce que deviendra le référentiel institutionnel des pratiques réellement mises en acte. Il ne sert pas à grand-chose d'imaginer ce que pourrait être le fonctionnement idéal, il est plus simple de partir de l'existant car c'est le résultat de l'expérience, de la compétence de chacun. Au demeurant, cet exercice est très délicat car il implique une formalisation de sa pratique. Or pouvoir prendre du recul sur celle-ci, est un exercice difficile, mais qui doit être facilité par l'encadrement de proximité. Celui-ci est le garant de l'harmonisation, et non de l'uniformatisation, des pratiques. Il s'agit pour cela de définir des piliers incontournables de pratiques communes (prescription, évaluation, prise en charge, écritures cliniques par exemple). C'est donc la concertation qui harmonise. Pour ce qui est des documents qualité de types procédure et protocole, le principe de base est qu'ils doivent servir à quelque chose, qu'ils doivent apporter quelque chose de plus à la pratique, et ce plus ne doit pas être une charge, mais une valeur ajoutée. Si tel n'est pas le cas, ils ne seront jamais appliqués. Au demeurant, il y a un impératif à écrire et formaliser là où il y a un risque, risque lié au turn-over du personnel ou risque identifié et lié à la pratique.

OBJECTIVER LE NIVEAU DE QUALITÉ[1]

Cette objectivation passe par les deux logiques évoquées en introduction et dans le chapitre précédent. Premièrement, la politique interne de qualité et deuxièmement, les procédures externes qui sont normalisées par l'H.A.S. (Haute Autorité Santé) et l'A.N.E.M.S. (Agence nationale d'évaluation sociale et médico-sociale qui remplace le conseil national de l'évaluation sociale et médico-sociale). Comme toute démarche d'évaluation, cela nécessite de formaliser et de trouver des critères pour cerner ce niveau.

Pour ce qui touche à l'évaluation dite externe des établissements, celle-ci est indépendante de l'établissement. Elle est menée par des professionnels recrutés et formés par la H.A.S. ou l'A.N.E.M.S. Elle porte sur l'ensemble de l'organisation et des pratiques de l'établissement et a pour objectifs l'amélioration de la qualité des prestations et l'accès du public à l'information sur le niveau des prestations délivrées. Pour répondre à la demande d'objectivation des niveaux de qualité, les deux organismes officiels ont publié des documents de référence quant à la façon de procéder et aux références et critères qui définissent ce que doivent être pour eux, et donc pour nous, un établissement de soins et un établissement médico-social de qualité. Ces guides sont des incontournables car ils sont utilisés par les évaluateurs externes qui se limiteront aux références et critères contenus dans ces guides. Il est à noter que ces guides ont été écrits, pour partie, par des professionnels du terrain, dont des ergothérapeutes, et sont mis à jour afin de prendre en compte les retours du terrain vis-à-vis du contenu de ces guides. Une phase d'autoévaluation sert de base à la mise en place d'actions correctrices ou d'amélioration. Sur la base de cette autoévaluation et des actions mises en place, ou amorcées, des évaluateurs externes, validés et missionnés par l'H.A.S. ou l'A.N.E.M.S., viennent comparer ce qui est annoncé dans l'autoévaluation avec la réalité du terrain. Comme il est précisé dans les documents officiels, cette évaluation vise à apprécier : la

1. *Manuel de certification des établissements de santé et guide de cotation*, Haute Autorité de Santé, avril 2007.

cohérence institutionnelle, c'est-à-dire : « Les finalités de l'action sont-elles en cohérence avec les orientations prioritaires ? » La pertinence, c'est-à-dire : « L'action constitue-t-elle une réponse adaptée aux problèmes identifiés ? » ; l'efficacité, c'est-à-dire : « Les résultats atteints sont-ils conformes aux objectifs retenus ? » L'efficience, c'est-à-dire : « Les résultats sont-ils à la mesure de l'ensemble des moyens mobilisés ? » Et l'impact, c'est-à-dire, « Quels sont les effets des actions conduites, attendus ou inattendus, souhaités ou non ? » [2].

Ce bref aperçu de la démarche continue d'amélioration de la qualité implique tous les personnels d'un établissement, implication qui passe, nécessairement, par une démarche forte et volontaire des directions. Il s'agit de transformer un ordre en une volonté librement consentie de vouloir améliorer nos pratiques. Au demeurant, nous constatons sur le terrain que c'est souvent une chance pour l'ergothérapie qui peut ainsi mettre au grand jour ses qualités, compétences et pouvoir être, le cas échéant, un élément clé de la réussite de l'évaluation externe. Nous avons en tête le résultat d'une évaluation d'un établissement de santé psychiatrique dans laquelle il a été particulièrement mis en avant la qualité des prestations d'ergothérapie.

A ce jour (décembre 2007), les établissements de santé sont entrés largement dans la logique qualité. Le secteur médico-social s'y met petit à petit. Il n'y échappera pas et il paraît vraisemblable que les méthodes choisies seront proches de celles proposées au milieu sanitaire. Au demeurant, comme nous l'avons évoqué tout au long de ce chapitre, la logique et la réflexion méthodologiques sont les mêmes. La grosse différence est la culture qui implique une démarche différente dans les valeurs portées par la démarche d'amélioration continue de la qualité et la valorisation des « bonnes pratiques ».

2. *L'évaluation interne : Guide pour les établissements et services sociaux et médico-sociaux*, Conseil national de l'évaluation sociale et médico-sociale, Septembre 2006.

LES RÉSEAUX DE SOINS

Catherine JOUBERT

Le terme générique « réseau » définit un ensemble d'entités (objets, personnes, etc.) interconnectées les unes avec les autres. Un réseau permet ainsi de faire circuler des éléments matériels ou immatériels entre chacune de ces entités selon des règles bien définies. Si l'on se place dans le secteur sanitaire, un réseau de soins se définit comme une collaboration sur la base du volontariat, dans une zone géographique donnée, de professionnels de santé de disciplines différentes : médecins généralistes, médecins spécialistes, pharmaciens, infirmiers, kinésithérapeutes, ergothérapeutes mais aussi psychologues et travailleurs sociaux.

POURQUOI LES RÉSEAUX ?

Le fonctionnement en réseaux s'est imposé au fil des années dans la mesure où il vient répondre à un certain nombre de contraintes, tant économiques que philosophiques et éthiques. Ainsi le fonctionnement en réseaux permet de :

- répondre au nombre croissant de patients présentant des pathologies chroniques (asthme, diabète...) ou lourdes (SIDA, cancer...) sur des populations vieillissantes ;
- décloisonner le système de santé ; il faut apporter de la cohérence et du lien dans le suivi des malades ;
- optimiser les ressources de l'Assurance Maladie en assurant la meilleure utilisation des ressources existantes dans un contexte économique de plus en plus difficile. Il s'agit de structurer l'offre de soins ;
- aider à cette maîtrise des dépenses en favorisant le maintien à domicile ;
- favoriser l'accès aux soins ;
- répondre aux demandes des patients et des associations de malades ;
- répondre à l'émergence importante de la notion de qualité de vie ;
- répondre à la nécessité de recentrer la prise en charge sur le patient lui-même appréhendé dans sa globalité.

Le réseau de soins offre une potentialité qui fait souvent défaut dans la perspective d'une prise en charge globale : la mise en relation des trois dimensions que sont prévention, soins et réinsertion.

Face aux problèmes de plus en plus complexes inhérents à certaines pathologies, il est nécessaire de décloisonner les prises en charge médicales et sociales. Les réseaux de soins concernent tant les acteurs de la santé que ceux du secteur social, tendant à mettre au centre du dispositif, l'homme malade ou en situation de handicap.

LES CARACTÉRISTIQUES DU RÉSEAU ET LES DIFFÉRENTS TYPES DE RÉSEAUX

Selon l'H.A.S., les réseaux présentent les caractéristiques suivantes : « Les réseaux se caractérisent par leurs finalités (domaines d'intervention, pathologies, populations spécifiques ou générales, types d'activités), leurs objectifs opérationnels, leurs intervenants (membres ou partenaires du réseau), leurs modalités d'organisation (modalités d'intégration des professionnels, modalités d'adhésion des usagers, modalités de coordination, compétences et partage des tâches avec les acteurs), leurs modalités de circulation de l'information, leurs modalités de financement des activités du réseau, les cadres d'analyse de leur performance. » [HAS - Octobre 2001].

Il s'agit donc d'un regroupement volontaire de professionnels qui s'organisent en vue de répondre à un besoin de santé publique identifié, sur une aire géographique déterminée; autour d'une démarche de qualité, avec une réflexion commune sur des pratiques professionnelles; pour assurer une prise en charge globale et coordonnée de la personne en prenant en compte conjointement son environnement sanitaire et social; dans le respect des valeurs éthiques, de la relation personne-professionnel de santé. [Mise en place d'un réseau de prise en charge de patients déficients visuels dans le département des Bouches-du-Rhône – In *Bulletin de l'Ariba*, n° 11].

Un réseau repose sur quatre dimensions: le projet médical qui lie les professionnels; la coordination des soins grâce à une plus grande interaction des professionnels; la formation et l'information des professionnels; l'évaluation de la pratique en réseau, de la qualité des soins et l'évaluation économique du réseau).

Toutes ces dimensions nécessitent la mise en place d'un système d'information et de transmission.

Les réseaux se divisent en 3 groupes selon le code de la santé Publique:

- ***Les réseaux ville-hôpital*** soumis à l'agrément du Directeur de l'Agence Régionale de l'Hospitalisation: ces réseaux ont pour objectif de développer de nouveaux modes d'organisation des soins. Ils prennent en charge des patients souffrant de pathologies lourdes ou chroniques et exercent certaines activités de soins hospitaliers (urgence, réanimation).
  Ils permettent également d'assurer une continuité des soins entre l'hôpital et le domicile.
- ***Les réseaux expérimentaux*** dits « Soubie » soumis à agrément ministériel: ces projets visent à permettre une prise en charge globale de patients atteints de pathologies lourdes ou chroniques. L'assurance Maladie peut être ou non partenaire du projet.
- ***Les réseaux dits « actions expérimentales »*** soumis à agrément ministériel: cette procédure a pour objectif de développer des actions expérimentales médicales ou sociales (soins, prévention, éducation sanitaire ou aide d'ordre social).

UNE VOLONTÉ GOUVERNEMENTALE ET POLITIQUE

La réorganisation du système de santé et la création des réseaux de soins répondent tant à une évolution des mentalités, des contraintes économiques et donc des pratiques qu'à une volonté gouvernementale. On observe, depuis ces dernières années, particulièrement depuis les ordonnances Juppé de 1996, via l'émergence de la notion de réseau de soins, une réorganisation progressive de notre système de santé. Elles viennent institutionnaliser le mode de prise en charge global, faisant appel tant aux compétences sanitaires que sociales.

D'un point de vue législatif et réglementaire, nous retrouvons différents temps forts que sont, entre autres, la circulaire du 9 avril 1997 relative aux réseaux de soins et communautés d'établissements. La circulaire de 1999 vient officialiser la création des réseaux et faire le point sur les réseaux de soins actuellement en exercice en France et définir les règles et outils indispensables à leur développement. La loi du 4 mars 2002 relative aux droits des malades et à la qualité du système de santé donne une définition des réseaux de santé: « *Les réseaux de santé ont pour objet de favoriser l'accès aux soins, la coordination, la continuité ou l'interdisciplinarité des prises en charge sanitaires, notamment de celles qui sont spécifiques à certaines populations, pathologies ou activités sanitaires. Ils assurent une prise en charge adaptée aux besoins de la personne tant sur le plan de l'éducation à la santé, de la prévention, du diagnostic que des soins. Ils peuvent participer à des actions de santé publique. Ils procèdent à des actions d'évaluation afin de garantir la qualité de leurs services et prestations. Ils sont constitués entre les professionnels de santé libéraux, les médecins du travail, des établissements de santé, des centres de santé, des institutions sociales ou médico-sociales et des organisations à vocation sanitaire ou sociale, ainsi qu'avec des représentants des usagers.* » (Art. L. 6321-1.) Le 20 novembre 2002 est présenté en Conseil des ministres un plan de restructuration du système hospitalier d'ici 2007 qualifié de « pacte de modernité pour l'hospitalisation ». Le 4 septembre 2003 est publiée l'ordonnance 2003-850 de simplification administrative élaborée dans le cadre de la réforme Hôpital 2007. On peut y lire: « *Le schéma d'organisation sanitaire vise à susciter les adaptations et les complémentarités de l'offre de soins, ainsi que les coopérations, notamment entre les établissements de santé. Il fixe des objectifs en vue d'améliorer la qualité, l'accessibilité et l'efficience de l'organisation sanitaire.* » Il tient compte de l'articulation des moyens des établissements de santé avec la médecine de ville et le secteur médico-social et social ainsi que de l'offre de soins des régions limitrophes et des territoires frontaliers. Au-delà d'une manifeste volonté tant gouvernementale que sociétale, la mise en place des réseaux de soins est soumise à des contraintes.

AU-DELÀ DES VOLONTÉS AFFICHÉES : LES FREINS

Il existe encore aujourd'hui un obstacle culturel à la constitution d'un réseau de soins, tant la relation du patient à la médecine en général et au médecin en particulier est marquée par le colloque singulier. Selon les acteurs concernés, notamment dans le secteur gériatrique, il est constaté une trop faible représentativité de certaines spécialités (notamment les ergothérapeutes). Certains de ces professionnels de la santé ne bénéficient pas, en outre, d'une prise en charge de leurs actes par l'assurance maladie. C'est le cas des psychologues et des ergothérapeutes en libéral par exemple. Les réseaux de santé actuels semblent par ailleurs souffrir du manque d'outils d'évaluation et de gestion de l'information. Le système de santé demeure par ailleurs cloisonné. Ce cloisonnement est démontré par les enveloppes budgétaires séparées de l'hôpital, de la médecine de ville et du secteur médico-social.

Les temps de coordination, incontournable pour que soient possibles tant les échanges, la communication que la cohérence de la prise en charge ne trouvent enfin que rarement des financements (à l'exception des réseaux de soins expérimentaux, dont les cahiers des charges détaillent en général les modes de rémunération des différents professionnels).

QUELLE PLACE POUR LES ERGOTHÉRAPEUTES ?

Les ergothérapeutes, professionnels exerçant au carrefour des sciences médicales, humaines, sociales et technologiques, semblent, en théorie, pouvoir obtenir une place privilégiée dans les réseaux de soins. Ceux-ci cherchant à promouvoir une prise en charge de plus en plus globale, associant les soins et l'accompagnement psychosocial. Quelques ergothérapeutes œuvrent dans des réseaux « sclérose en plaque », « troubles de l'apprentissage », « réseau ville-hôpital », etc.

Dans les faits cependant, les professionnels concernés font entendre leur voix pour que cette place privilégiée soit reconnue. C'est pourquoi en février 2007, les ergothérapeutes par le biais de leur association, du syndicat de leurs instituts de formation et de l'union de leurs associations d'étudiants publient un « argumentaire pour le développement de l'ergothérapie en France ». Ce document fait état des attentes nouvelles de la population dans le domaine de la santé. Il fait ainsi référence au développement des réseaux hors hôpital et à la nécessité d'une coordination entre acteurs hospitaliers et professionnels des soins de ville ainsi qu'aux politiques en faveur du maintien à domicile.

Sans doute l'approche transversale des ergothérapeutes leur permettra-t-elle de prendre une place de choix au sein des réseaux de soins.

HÔPITAL 2012

Jean-Philippe GUIHARD

Le plan de modernisation des institutions sanitaires mis en place en 2004 repose sur deux plans, celui dit « hôpital 2007 » qui se terminait en 2007 et celui nommé « hôpital 2012 », plan en cours et qui prolonge le précédent. Ce plan est basé sur quatre piliers que sont la nouvelle gouvernance, la T2A, le S.R.O.S. 3, et la certification.

Nous vous présenterons ci-après quelques éléments généraux sur ces quatre piliers. Notre objectif est de donner quelques informations qu'il nous semble essentiel d'avoir en tête, quand bien même notre pratique quotidienne est clinique. Comme le plan Hôpital 2012 repose sur une forte logique de projet, il convient de faire un diagnostic de départ, ce qui en soi n'est pas une nouveauté. Cela dit, ce diagnostic met en avant les liens forts établis entre la logique budgétaire, les contractualisations, l'activité réalisée et prévue et enfin, le positionnement de l'établissement dans l'offre de soins et le S.R.O.S.

LA NOUVELLE GOUVERNANCE

Ce pilier de la réforme « hôpital 2012 » veut moderniser le management des établissements de santé. Un des moyens de cette nouvelle gouvernance en est les pôles, nouvelles instances de décision et de management. Il est intéressant de noter que, au même titre que « hôpital 2012 » s'attache à moderniser le management de l'hôpital, la version 2 de la certification des établissements de santé elle aussi propose un grand chapitre consacré à l'évaluation du management. Alain Coulomb, alors directeur de l'H.A.S., avait souligné en mars 2005, lors d'une journée de formation aux E.P.P., que les caractéristiques porteuses de faiblesses, réelles ou potentielles, dans les établissements de santé, étaient la faiblesse du management avec son corollaire, le manque de coordination. Nous nous retrouvons avec une double contrainte au niveau du management. La réforme « hôpital 2012 » pose comme obligation de bousculer les histoires des institutions pour moderniser le management et jouer subtilement avec la délégation et la déconcentration, ce en lien avec la démarche de certification qui impose dans son référentiel une évaluation conséquente au niveau du management. Toujours est-il que cette nouvelle gouvernance n'est pas à penser seule mais en lien avec les autres piliers de la réforme si l'on veut éviter de ne penser le management que comme une contrainte de plus, voire un renforcement des jeux de pouvoir au profit de certaines catégories professionnelles.

LE SCHÉMA RÉGIONAL D'ORGANISATION SANITAIRE (S.R.O.S.)

Le S.R.O.S. de troisième génération, dit S.R.O.S. 3, est un élément essentiel car il permet de prévoir, proposer les offres de soins régionales. Ce schéma a été défini par la circulaire n° 101/DHOS/O/2004/ du 5 mars 2004 relative à l'élaboration des SROS de troisième génération. Comme le précise cette circulaire, l'élaboration de ce schéma de troisième génération sera facilitée par le nouveau cadre juridique prévu par le plan « hôpital 2007 » qui réforme profondément les règles de planification, d'autorisation et de coopération adoptées par l'ordonnance du 4 septembre 2003.

Les SROS de troisième génération se déclineront autour de quatre priorités :

- une meilleure évaluation des besoins de santé,
- une plus grande prise en compte de la dimension territoriale,
- une association plus étroite des établissements, des professionnels, des élus et des usagers,
- une véritable animation de leur mise en œuvre au sein de chaque territoire de santé.

Les SROSS assurent une organisation sanitaire territoriale permettant le maintien ou le développement d'activités de proximité (médecine, permanence des soins, prise en charge des personnes âgées, soins de suite médicalisés,...). D'autre part, ils veillent à ce que cette organisation des soins réponde aux objectifs de santé publique et plans stratégiques prévus par le projet de loi d'orientation en santé publique et à leurs déclinaisons régionales figurant dans les programmes régionaux de santé publique (P.R.S.). Il est à noter que désormais la psychiatrie fait partie intégrante du S.R.O.S. et non plus d'un schéma spécifique en vertu de sa transformation en « santé mentale ». Cela dit, la cartographie de la médecine, de la chirurgie, de la psychiatrie ou des soins de suite peut être distincte.

Tout projet de service d'ergothérapie doit donc être en adéquation avec ce schéma.

T2A

La T2A (tarification à l'activité) a pour visée affichée de moderniser et restructurer les établissements. Ses objectifs sont de donner aux établissements les marges de leur ambition et de leur adaptation, et cela, en allégeant les contraintes et les procédures (marchés, planification, gestion interne), en incitant les établissements de santé à optimiser l'utilisation de leurs ressources (T2A, régime budgétaire et comptable) et en soutenant l'investissement de modernisation, de coopération et d'adaptation. Il s'agit d'allouer aux établissements de santé des ressources financières en fonction de leur activité réelle, valorisée selon une grille nationale de tarifs de séjours. C'est la fin du budget global ou dotation globale, avec sa logique comptable basée sur les dépenses, fin progressive car la T2A se met en place graduellement afin de laisser aux hôpitaux le temps de s'adapter. La T2A propose une logique basée sur un projet annuel inscrit dans un projet pluriannuel, le projet d'établissement. Alors qu'avec la dotation globale, c'est l'année écoulée qui sert de référence, pour la T2A, c'est l'année à venir qui devient référence et qui donne lieu à une contractualisation par, entre autres, l'intermédiaire du C.O.M. (Contrat d'Objectif et de Moyen), élément clé du projet d'établissement. Celui-ci est basé sur l'évolution du bassin d'influence de l'établissement (évolution démographique, économique, sociologique, pathologique...) et est en lien direct avec un autre pilier de la réforme hospitalière, le S.R.O.S., qui précise les orientations régionales en matière de santé publique. Il est donc essentiel que le système d'information de l'établissement soit le plus pertinent possible car c'est sur lui que repose tout le bon fonctionnement de l'établissement. Les renseignements de l'activité réellement effectuée sont seuls garants de la mise en place d'un pilotage efficace par les recettes. Cela dit, cette médicalisation des systèmes d'information (PMSI) pose des problèmes au quotidien car renseigner les actes effectués prend du temps, suscite un questionnement en relation avec les classifications retenues, et est difficile d'application pour les activités transversales ainsi que certaines activités externes...

Le problème pour les ergothérapeutes, mais qui ne nous est pas propre, est la difficulté pour faire apparaître dans le relevé d'activité de l'établissement les actes effectivement réalisés. N'ayant pas de nomenclature d'actes, le seul biais à adapter repose sur une cotation de type P.M.S.I. S.S.R. qui ne relève pas d'une cotation des actes médicaux mais de l'enregistrement du temps passé par un professionnel auprès d'un patient, ce dans une catégorie d'activités listée dans le Catalogue des activités de rééducation et de réadaptation. Il n'y a donc pas de consensus à ce sujet. La seule solution à ce jour reste la cotation du temps, ce dernier ayant un coût en terme de salaire, et donc également en terme de production.

LA CERTIFICATION

Certification ou accréditation? Si l'on suit les recommandations ISO, le terme certification se rapporte à l'octroi d'une assurance écrite (le certificat) par un organisme indépendant et extérieur qui a audité le système d'un organisme et a vérifié qu'il est conforme aux exigences spécifiées dans la norme. L'accréditation se rapporte à la reconnaissance formelle par un organisme spécialisé – un organisme d'accréditation – de la compétence d'un organisme de certification à effectuer la certification selon les normes définies. Pour schématiser, la version 1 de certification venait vérifier que ce que nous annoncions comme effectif en termes de façon de procéder, était bien réalisé. Ainsi, si nous annoncions avoir des procédures, un dossier du patient, les experts visiteurs venaient vérifier la présence des ces procédures, des dossiers et de leur réelle utilisation. Pour la version 2 de la certification, les experts visiteurs viennent contrôler les façons de faire, vérifier que le comment faire de tel ou telle activité est conforme à ce qui est annoncé et aux bonnes pratiques professionnelles. Il ne s'agit plus de se cantonner à vérifier si c'est fait, mais à vérifier si c'est bien fait. Elle s'inscrit dans la démarche continue d'amélioration de la qualité dont elle est « juste » un temps, temps certes fort, mais juste un temps. Ses principales nouveautés sont la diminution du nombre de références et critères, l'importance de la partie management, les évaluations des pratiques professionnelles, le souhait fort de comparaison inter-établissements et sa déclinaison en cinq types de prises en charge identifiés: les soins de courte durée (médecine, chirurgie, obstétrique), la psychiatrie et la santé mentale, les soins de suite ou de réadaptation, les soins de longue durée et l'hospitalisation à domicile.

LES ÉVALUATIONS DES PRATIQUES PROFESSIONNELLES

Les E.P.P. s'inscrivent dans le cadre de la certification dont l'objectif premier est l'évaluation de la qualité des soins. Celle-ci est définie par l'OMS comme la garantie « *que chaque patient reçoit la combinaison d'actes diagnostiques et thérapeutiques qui lui assurera le meilleur résultat en terme de santé, conformément à l'état actuel de la science médicale, au meilleur coût pour un même résultat, au moindre risque iatrogène et pour sa plus grande satisfaction en termes de procédures, de résultats et de contacts humains à l'intérieur du système de soins* ». L'H.A.S. définit l'évaluation des pratiques professionnelles comme : « *l'analyse de la pratique professionnelle en référence à des recommandations et selon une méthode validée comportant la mise en œuvre et le suivi d'actions d'amélioration des pratiques. Les pratiques professionnelles sont constituées à la fois de pratiques individuelles et collectives ; elles comportent une dimension organisationnelle. Ces pratiques concernent les activités diagnostiques, thérapeutiques ou préventives* » (H.A.S., 2005). La certification vise à évaluer au travers des E.P.P., mais plus généralement au travers de la certification, l'évaluation du service médical rendu au patient. Dans la démarche E.P.P., il y a cinq points de passage obligatoire :

1. Le choix du sujet : porteur d'amélioration ;
2. Le choix de la méthode adaptée au sujet, incluant l'analyse des résultats et la participation des personnels concernés ;
3. La prise en compte des données professionnelles avec notamment les recommandations professionnelles, les données de la littérature, les éventuels accords professionnels locaux ou réseau ;
4. Le plan d'actions et la mise en œuvre d'actions d'amélioration ;
5. Le suivi des actions et la mesure du résultat avec indicateurs, mesure du résultat intermédiaire ou final.

Pour atteindre cet objectif, elle s'attache à étudier plus en détail le parcours du patient dans l'établissement et les actions mises en œuvre par les différents secteurs et professionnels pour assurer la qualité de la prise en charge. La logique sous-jacente est de type recherche. Pour synthétiser la démarche, voir le tableau 1, ci-après.

Ce qu'il est important de retenir, nous semble-t-il, c'est que ces démarches de recherche doivent dépasser le cadre strict de la certification et que les ergothérapeutes doivent saisir la chance de cet exercice pour s'approprier la démarche. En effet, quel que soit le thème de l'E.P.P., une fois la démarche appropriée, il est « facile » de la reproduire dans un champ spécifique à l'ergothérapie et ainsi développer une culture de la recherche visant à mettre en valeur la pertinence des actes d'ergothérapie dans tel ou tel service. En effet, si vous participez à une E.P.P. qui vise à déterminer la pertinence d'une prescription de kinésithérapie pour telle ou telle population, il semble aisé de transposer toute la démarche en ergothérapie et ainsi de valider la pertinence d'une prescription en ergothérapie.

Objectifs	Approche	Méthode
Faire le bilan d'une pratique au regard de l'état de l'art	Approche par comparaison à un référentiel	Audit clinique, revue de pertinence, enquête de pratique
Optimiser ou améliorer une PEC*. Maîtriser les risques d'un secteur ou d'une activité	Approche par processus	Analyse de processus ; chemin clinique
Traiter un dysfonctionnement ou faire face à la survenue d'un événement indésirable	Approche par problème	Méthode de résolution de problème ; analyse des processus ; revue de mortalité-morbidité ; méthodes d'analyse des causes
Surveiller un phénomène important et agir en fonction du résultat	Approche par indicateur	Mise en place et analyse d'indicateurs. Maîtrise statistique des processus
Implanter une démarche d'évaluation et prouver son efficacité	Recherche évaluative	Méthodes spécifiques

Tableau 1.

* : prise en charge.

L'ÉVOLUTION DE LA POLITIQUE DE SANTÉ

Michel LAFORCADE

L'émergence du principe de précaution et de la sécurité sanitaire transforme radicalement les politiques et les pratiques de santé. Le *primum non nocere* (d'abord ne pas nuire) élaboré à l'époque d'Hippocrate est devenu l'alpha et l'oméga des politiques publiques sous la double pression du juge et des citoyens. Les Agences de sécurité sanitaire apparues depuis 1998 témoignent d'une prise de conscience des lacunes de la sécurité sanitaire en France après les affaires du sang contaminé, de l'hormone de croissance, de la vache folle ou de l'amiante. L'évaluation et la démarche qualité sont le deuxième axe des politiques de santé. Les ordonnances Juppé du 24 avril 1996 avaient pour la première fois imposé l'accréditation dans les établissements de santé, devenue aujourd'hui certification. La loi du 2 janvier 2002 impose l'évaluation interne et externe dans les établissements et services médico-sociaux: établissements pour handicapés, pour personnes âgées, pour enfants ou adultes en difficulté sociale... Au-delà du contenu précis de ces textes, c'est surtout le changement idéologique sous-jacent qui est le plus frappant. Le secteur de la santé qui avait longtemps bénéficié d'une exception singulière intègre le droit commun: il doit désormais rendre des comptes comme les autres secteurs d'activités. Il ne suffit pas de vouloir la qualité pour l'obtenir. La société s'autorise donc à demander des comptes aux professionnels de santé. La régionalisation des politiques de santé s'impose comme une réalité nouvelle. L'échelon régional apparaît comme l'échelon stratégique et opérationnel. Les Agences Régionales d'Hospitalisation ont initié le mouvement en 1996. Elles seront peut-être remplacées en 2009 par les Agences Régionales de Santé. Depuis 2004 sont apparus les groupements régionaux de santé publique (GRSP), groupements d'intérêt public présidés par le Préfet de région et qui réunissent représentants de l'Etat, de l'ARH, de l'assurance maladie et des collectivités territoriales afin d'impulser la politique régionale de santé publique. Un plan régional de santé publique doit être élaboré tous les 5 ans par les services de l'Etat. Il coordonne l'ensemble des programmes et actions pluriannuelles de santé publique en offrant un cadre de référence pour l'ensemble des opérateurs. Ces nouveaux outils sont issus de la loi du 9 août 2004 relative à la politique de santé publique qui tente de donner une impulsion décisive à la santé publique en France. Cette loi pour la première fois définit des objectifs précis parfois même sous forme de résultats chiffrés. Au-delà de son indéniable intérêt, l'impulsion décisive ne viendra que si chaque acteur (hôpitaux, cliniques, professionnels libéraux...) témoigne d'un intérêt accru pour la santé publique. Le statut de l'usager bénéficie ces dernières années d'une revalorisation sensible. Les états généraux de la santé avaient donné le ton en 2000. La loi du 4 mars 2002 témoigne d'un intérêt nouveau pour les usagers: le dossier médical leur est désormais directement accessible, la présence des usagers au sein des conseils d'administration des hôpitaux est renforcée, l'accès des bénévoles est facilité, la responsabilité sans faute des professionnels est consacrée, des commissions régionales d'indemnisation sont créées afin de faciliter la réparation des préjudices subis par les usagers du système de santé. La loi de 2002 tente de répondre à une aspiration de la société qui tolère mal les relations souvent déséquilibrées entre usagers et professionnels de santé. Le développement des réseaux apparaît de plus en plus comme une tentative de réponse à la spécialisation des interventions. Plusieurs textes et incitations financières invitent les professionnels de santé à s'investir dans le partenariat et la mutualisation des moyens sous la forme par exemple de groupements de coopération sanitaire ou de réseaux ville hôpital. Les pouvoirs publics ont acquis la conviction que l'efficacité des politiques de santé passerait plus par le partenariat et le réseau que par la création de nouvelles institutions ou de nouveaux spécialistes. Mais le retour de l'éthique est vraisemblablement le phénomène le plus frappant de ces dernières années. Il s'explique d'abord par l'explosion des techniques médicales qui posent des questions radicalement nouvelles aux professionnels de santé avant même que le législateur ou le juge n'ait eu le temps d'intervenir. La procréation médicalement assistée est à cet égard emblématique : est-elle possible pour un couple non marié ? Pour un couple homosexuel ? L'insémination avec donneur est-elle admise pour une femme seule ? L'anonymat du donneur est-elle la meilleure solution pour lui, pour la future mère, pour l'enfant à naître ? Peut-on admettre que l'embryon soit réimplanté dans l'utérus d'une mère (ou d'une grand-mère) qui ne sera pas la mère biologique ? L'embryon dans l'éprouvette peut-il faire l'objet de tests pré-implantatoires ? Dans ce cas, lesquels ? Que faire des embryons surnuméraires abandonnés dans un congélateur ? Peut-on admettre le clonage reproductif ou le clonage thérapeutique ? Les questions beaucoup plus anciennes sont réactivées à la faveur des débats éthiques contemporains et des nouvelles exigences des usagers qui n'acceptent plus que les décisions qui les concernent soient prises sans leur consentement ou sans tenir compte de leurs désirs : faut-il réanimer une personne qui vient de faire une tentative de suicide et qui a fait savoir son opposition par écrit à toute intervention ? Plus globalement existe-il un droit à intervenir contre la volonté de l'usager ou de sa famille alors que le processus vital est en jeu ? Comment refuser l'acharnement thérapeutique sans pratiquer l'euthanasie qui est interdite dans notre pays et tout en respectant la volonté du patient ? Comment appliquer la loi sur l'IVG de 1975 ou la loi de 2001 qui autorise la stérilisation des personnes handicapées ? Jamais le questionnement éthique n'a été aussi présent dans les politiques de santé et dans les pratiques des professionnels. Nous pouvons peut-être voir ici la limite du clivage entre disciplines scientifiques et sciences humaines . Les politiques publiques accompagnent ce retour : le Conseil National d'éthique existe depuis le début des années 80, de multiples conseils se sont créés dans les institutions sanitaires. Mais c'est avant tout le vaste débat sur l'éthique qui est le plus porteur de sens : débat avec soi-même, débat entre professionnels de la santé, débat avec les usagers et leurs familles. La technicisation récente de la santé laissait se propager une illusion. Pourtant Hippocrate ou Averroès le savaient déjà et des milliers de professionnels de la santé humanistes ne l'ont pas oublié : la réponse n'est jamais exclusivement technique.

BIBLIOGRAPHIE

OUVRAGES

Giraud, P., Launois R.J. (1985). *Les réseaux de soins, médecine de demain.* Paris : Economia.

Laforcade, M., Jégu, J., Rayssiguier, Y. (2008). *Politiques sociales et de santé.* Paris : Editions de l'Ecole Nationale de Santé Publique.

Laforcade, M., Ducalet, Ph. (2008). *Penser la qualité dans les institutions sanitaires et sociales.* Séli Arslan, 3ème édition.

Schweyer, F.-X., Levasseur, G., Pawlikowska, T. (2004). *Créer et piloter un réseau en santé : Un outil de travail pour les équipes.* Paris : Ecole Nationale de Santé Publique.

Hardy-Baylé, M.-C., Margerit, C., Brunella, E., Krazakowski, P. (2004). *Comment penser la complémentarité des pratiques et des métiers en santé mentale ?* Actes du réseau de promotion pour la santé mentale dans les Yvelines-Sud. Deauville : Doin, coll. Psychia-psychol.

Dupuy, O. (2007). *La nouvelle gouvernance hospitalière : l'organisation en pôles d'activité.* Paris : Heures de France, coll. Droit professionnel.

Benamouzig, D. (2005). *La santé au miroir de l'économie : une histoire de l'économie de la santé en France.* Paris : PUF.

AFNOR (2007). *Management de la qualité en santé.* Paris : Afnor.

RECOMMANDATIONS

H.A.S – *Evaluation des réseaux de soins : bilan de l'existant et cadre méthodologique* – Octobre 2001.

H.A.S - *Manuel de certification des établissements de santé et guide de cotation* – Avril 2007.

Conseil national de l'évaluation sociale et médico-sociale : *L'évaluation interne : Guide pour les établissements et services sociaux et médico-sociaux* – Septembre 2006.

SITES INTERNET

www.has-sante.fr

www.cnr.asso.fr/reseaux/specialite.php3

http://www.inpes.sante.fr

http://www.medcost.fr/asp/reseaux/savoir_plusb.htm#professionnels

www.onrs.net

www.pmsi.fr

www.atih.sante.fr

Collection ergothérapies
Nouveau guide de pratique en ergothérapie : entre concepts et réalités
Coordonnateur : J.-M. CAIRE
Solal, éditeur, Marseille - 2008.

C. BELIO
J.-L. BLAISE
P. MARGOT-CATTIN
M.-C. PIPÉRINI

CHAPITRE 2

CONCEPT DE HANDICAP : NÉCESSITÉ D'UNE APPROCHE TRANSDISCIPLINAIRE DU HANDICAP

INTRODUCTION

Aborder la notion de handicap pour constituer un chapitre entrant dans la composition d'un guide pratique à l'intention du lecteur qui désire s'informer de ce que propose l'ergothérapie paraît être un leurre. En effet dans notre pays (en tout cas pour les ergothérapeutes) ces deux termes sont fortement liés. Il nous est apparu à la rédaction du présent chapitre, que le concept de handicap ne pouvait qu'être mis en perspective du fondement épistémologique de l'ergothérapie. En effet celle-ci, dans son histoire, s'est référée aux personnes handicapées et aux besoins de cette partie de la population (en termes de santé, de soin, d'accompagnement mais à travers la médecine et plus particulièrement la médecine du handicap). Nous avons tenté d'en montrer les similitudes et les points communs, tant législatifs que ceux rentrant dans le cadre général de l'épistémologie. La partie introductive de ce chapitre a pour but de retracer les grandes lignes du développement des concepts de handicap parallèlement à ceux qui peuvent exister pour l'ergothérapie. Notre approche a été volontairement ouverte et large. Nous avons essayé de voir comment les préoccupations conceptuelles actuelles de l'ergothérapie et du handicap pouvaient se retrouver dans une épistémologie commune. Trois points de vue, outre cette introduction, composent ce chapitre. Pierre Margot-Cattin aborde la notion de handicap en prenant un point de vue « philosophico-socio-ethnologique » et « représentationnel », et incite les ergothérapeutes à développer un savoir anthropologique spécifique du handicap « social ». Jean-Luc Blaise, en mettant en évidence les fondements historiques et philosophiques de la loi du 11 février

2005, développe pour l'ergothérapie l'idée d'une fonction « médiatrice ». Marie-Christine Pipérini s'est penchée sur la place faite aux familles à l'intérieur des institutions de soin et associe dans une même perspective de soin la place faite à la personne handicapée comme à sa famille (personne handicapée/famille handicapée).

Puisque nous associons d'emblée le travail sur le concept de handicap aux concepts à l'œuvre dans l'ergothérapie, le lecteur aura avantage à se reporter, pour les précisions conceptuelles détaillées dont il aurait besoin, au chapitre intitulé « Fondements conceptuels en ergothérapie » et aux éléments bibliographiques qui y sont contenus.

UNE SYNTHÈSE TRANSDISCIPLINAIRE ET UNE CERTAINE APPROCHE DE LA COMPLEXITÉ

Christian BELIO

UNE BRÈVE HISTOIRE DE NOTRE TEMPS

Parce que comprendre l'histoire permet d'appréhender les éléments du présent et les ferments de l'avenir.

L'ergothérapie ne s'est pas « auto-engendrée ». Sa naissance officielle en 1970 dans notre pays est une ébauche de solution, une réponse organisée correspondant à une conception du handicap. Le groupe social qui a créé le processus de formation professionnelle n'était pas celui des ergothérapeutes. Cette décision émanait d'une volonté politique relayée par une partie du corps médical (quelques pionniers de la rééducation et de ce qui devenait une médecine de spécialité).

L'ergothérapie n'est pas la seule profession à naître et à se constituer pour répondre aux besoins des personnes handicapées. Si nous adoptons le point de vue le plus large possible, nous pouvons voir que nos sociétés dans leur développement économique et social, perçoivent la question du handicap comme un problème qu'il est nécessaire d'aborder et de résoudre. Les dernières guerres mondiales ont probablement représenté le virage nécessaire à ce changement de point de vue : on se référera pour approfondir cet aspect à l'ouvrage fondamental de Henri-Jacques Stiker pour en comprendre la genèse sociale et culturelle très profonde. Les personnes handicapées sont vues comme ayant (ou étant ?) un problème. Ainsi, que notre société ait construit un ensemble de professions aptes à aborder la question sociale et sanitaire du handicap est une réponse liée à un particularisme culturel, économique et politique pour notre société comme pour bon nombre de nations occidentales. Les pays à développement émergent, les pays d'Asie, d'Afrique, la culture Maori (la Polynésie) ont une conception différente du handicap, et il n'y a pas forcément besoin d'ergothérapeutes, de kinésithérapeutes, de psychomotriciens, d'orthophonistes...

Le raisonnement qui prévaut à cette réponse doit obéir à une logique en lien avec le handicap. On peut percevoir déjà que les « concepts » de handicap doivent se retrouver dans la logique qui a permis la construction de ces professions (para-médicales, surtout, et socio-éducatives) et la définition ainsi que la délimitation de leur champ.

QUELLE EST CETTE LOGIQUE ?

Le handicap est un problème compliqué, vaste, impliquant de nombreux aspects, allant des aspects sociaux (économiques, culturels) à ceux liés à la personne (physiques, psychologiques, affectifs, familiaux...). Que faire face à un grand problème compliqué ? Pour résoudre un problème compliqué, il faut le simplifier. Pour le simplifier il suffit de le diviser et de le « rediviser » en autant de parties que nécessaire jusqu'à ce que la solution apparaisse comme évidente. Il suffit alors de définir ce que la technique va pouvoir apporter comme solution à chacun de ces petits problèmes. L'association, l'addition de ces petites solutions composant dès lors la « grande solution » au « grand problème » posé par le handicap. L'émergence de toutes les professions paramédicales et socio-éducatives répondait à ce principe. Leur association, leur juxtaposition médicalement coordonnée est une forme de réponse de l'organisation sanitaire et dans une moindre mesure celle de l'organisation sociale.

COMMENT CELA MARCHE-T-IL ?

Chaque profession est censée s'occuper d'une partie du problème et à l'intérieur chacune décline à son tour ce modèle de pensée : diviser un grand problème en plusieurs sous-problèmes. Le modèle « bio-médical » s'appuie sur une compréhension de la pathologie. La pathologie se conçoit en symptômes. Chaque symptôme a son explication. Chaque symptôme doit avoir son traitement.

Ce type de raisonnement est à relier au paradigme réductionniste, paradigme dominant de la première moitié du siècle, et ceci depuis Descartes. Malheureusement ce raisonnement est surtout valable et efficace pour la maladie. Mais le handicap ne peut pas toujours être rapporté à une pathologie sous-jacente. Le changement, la guérison n'est pas (toujours) au rendez-vous parce que le handicap n'est pas (toujours) une maladie ou une altération de « l'état de santé... de ce complet sentiment de bien-être » (suivant la définition de l'OMS) dont on pourrait guérir. Au fond, ce qui est à l'œuvre dans une pensée comme celle-là émane simplement du paradigme réductionniste et du principe de réification qui lui est attaché. La personne est ignorée au profit de la pathologie, du symptôme pour lequel il faut trouver une solution. La question du handicap est traitée comme un problème à résoudre.

LE HANDICAP : UN PROBLÈME À RÉSOUDRE ?

Le handicap serait-il un problème de santé comme il serait un problème social ? Ceux qui vivent ce problème seraient donc assimilés aux problèmes qu'ils présentent. C'est le phénomène de réification ou stigmatisation dont parlent Henri-Jacques Stiker et Erving Goffman. Ceux qui présentent ce problème sont donc « rangés » dans une catégorie à part. Qu'ils le veuillent ou non ils sont rangés dans la catégorie de ceux qui sont handicapés, avec en plus l'étiquette adéquate comme « médullaire », « traumatisé crânien », « hémiplégique », « trisomique », « myopathe »... Ils sont « inclus » dans cette catégorie. Le principe d'inclusion est un des deux principes régissant l'ordre du monde, l'autre étant le principe d'appartenance (Neuburger, 1984). Une fois cette catégorie créée, identifiée, isolée, il est aisé de percevoir que ceux qui sont rangés, classés dans cette catégorie sont désavantagés. Ils ne sont pas à égalité avec les autres. Ces visions sont plutôt négatives. Il faut donc compenser pour eux ce que la nature ne leur a pas donné (le handicap congénital) ou qu'elle leur a repris (l'accident, la maladie). Un des principes forts est justement celui de l'égalité (entre liberté et fraternité), qui s'associe avec le principe de compensation. Pour qu'il y ait égalité, il faut qu'il y ait de la compensation. Ces bases étant posées la société française n'a plus qu'à se doter d'un appareil législatif apte à compenser la « discrimination » sociale dont sont victimes les personnes handicapées. La loi fixe le cadre ! Les professions se structurent autour de cet appareil législatif. C'est la loi qui a créé l'ergothérapie et qui régit son fonctionnement.

Si le cadre général est fixé par la loi, avec cette idéologie sous-jacente, il faut constater que nombre de ces professionnels n'ont qu'une connaissance confuse des lois. Les jeunes étudiants subissent le plus souvent l'enseignement de la législation et ne voient cela que comme un passage obligé dont ils n'ont à retenir que l'aspect réglementaire et déontologique.

Les ergothérapeutes de 1988, lors d'une de leurs premières journées d'étude à Rennes, reconnaissaient être passés à côté de la loi de 1975... Mais quoi de plus normal ?

En 1975, la profession venait tout juste de naître. Elle était alors préoccupée par son propre développement, par des questions de reconnaissance, de place, de légitimité. Il est amusant d'ailleurs de penser que ce parcours est similaire à celui des personnes handicapées.

Ce n'est que peu à peu que ces professions (dont l'ergothérapie) ont commencé à prendre conscience du contexte social et des orientations législatives choisies, et l'ergothérapie n'était pas mieux lotie que les autres professions paramédicales.

La société mène, depuis la loi de février 2005, une réflexion approfondie sur l'intégration professionnelle des personnes en situation de handicap. Mais la loi d'orientation en faveur des personnes handicapées existait depuis... 1975 !

Les représentations négatives ont la peau dure. Certains (les soignants, les professionnels) pensent avoir sur le handicap un savoir que les personnes handicapées n'ont pas. Ce qui est probablement partiellement vrai si on réduit cela à une question technique, en lien avec une pathologie par exemple. Il est donc facile (ou tentant) de penser ce qui convient le mieux pour ceux (et à la place de ceux) qui ne connaissent pas leur problème.

Assez naturellement les ergothérapeutes ont compris le danger lié à la logique de cette pensée réductionniste qui ne pouvait aboutir qu'à une forme de corporatisme sclérosant. Les ergothérapeutes ont vu que le handicap ne pouvait être enfermé dans une discipline ni être « possédé ». Est-ce l'éducateur, l'assistante sociale, le médecin, l'infirmière, le masseur-kinésithérapeute, l'orthophoniste, le psychologue... qui a le meilleur savoir sur le handicap ? Comment et sur quoi se sont spécialisés ces professionnels ? Sur la pathologie, la « prise en charge » en institution, sur l'éducation, sur un aspect réifié lié à leur identité professionnelle par exemple: problème de langage, de voix, de parole ? orthophonie ; problème de dos ? masso-kinésithérapie..., mais pas sur le handicap !

COMMENT ALORS TRAITER LE HANDICAP, LES PERSONNES HANDICAPÉES ET LEURS BESOINS PARTICULIERS ?

Le choix français fut de créer des institutions capables de recevoir cette population handicapée avec en face, pour les « prendre en charge » des thérapeutes d'origines professionnelles différentes. Dans notre pays des équipes pluridisciplinaires sont, en général, dirigées, coordonnées par un médecin.

La constitution des équipes pouvait obéir à une logique organisationnelle oscillant entre pathologie et « handicap ». Si on regarde la constitution et le fonctionnement des institutions, on voit se dessiner en filigrane des concepts liés à la compréhension institutionnelle des besoins de la personne handicapée et des familles. Marie-Christine Pipérini développe l'idée que la prise en compte des besoins des familles est une préoccupation émergente au sein des institutions de soin.

PLURI, INTER, TRANSDISCIPLINARITÉ (comme réponse « sanitaire »)

Ces trois notions font partie intégrante de concepts issus de la sociologie des organisations. Ces concepts servent à décrire la logique de fonctionnement de l'organisation de l'hôpital, l'hôpital étant le plus représentatif du champ sanitaire. Les concepts qui régissent ce fonctionnement sont des concepts professionnels... à l'usage des professionnels. Ces modèles facilement identifiables sont identitaires (et l'ergothérapie croit encore qu'elle a besoin d'un modèle identitaire).

La majorité de ces modèles sont construits pour pouvoir développer des programmes de soin (de « prise en charge! »). Les 14 besoins fondamentaux de Virginia Henderson pour une majorité d'infirmières, la CIH pour les masseurs kinésithérapeutes, le PPH, MCRO ou MOHO pour les ergothérapeutes... Autant de concepts, d'approches, de langages différents qui traduisent tous une même préoccupation: se doter d'une grille de lecture pour comprendre et faire.

Mais au fond, quel que soit le modèle utilisé... il faut faire quelque chose!

Les équipes pluridisciplinaires ont permis la confrontation des modèles professionnels, et l'émergence d'une pensée de groupe pour aborder au mieux la mission « handicap ». Il nous a été donné à de nombreuses reprises d'observer le comportement professionnel de nos collègues de travail (ainsi que de nos confrères). Nous avons ainsi pu extraire de ces observations un modèle de compréhension du travail d'équipe.

Les équipes dans les institutions sanitaires ou sociales sont pluridisciplinaires, par constitution. Cependant pour agir leur fonctionnement est de trois types.

Pluridisciplinaire: chacun sait ce qu'il a à faire, sur un plan purement technique, indépendamment des autres personnes. L'abord est technique, se suffit à lui-même et reste centré sur la pathologie ou le symptôme. Ce qu'il convient de faire en cas de fracture, c'est de s'occuper de la réparation de l'os. L'urgence, la pathologie, le symptôme dictent leurs lois. L'histoire, les projets, les particularités du sujet n'interviennent que peu dans les gestes techniques qui sont proposés. L'organisation est centrée sur une efficacité liée au traitement du symptôme.

Interdisciplinaire: les professionnels s'associent dans un projet grâce à une partie commune d'actions professionnelles (ergothérapeute et kinésithérapeute réunis par les mêmes connaissances sur la motricité et la rééducation de l'appareil locomoteur) (ergothérapeute, orthophoniste et neuropsychologue travaillant sur une part commune représentée par les troubles cognitifs, du langage, des apprentissages), (l'éducateur et l'ergothérapeute travaillant sur la création d'un abord écologique du handicap...). L'abord est centré sur la collaboration entre professionnels de champs proches, permettant ainsi de dépasser la technique, mais reste déterminé par la pathologie ou par ce que nous appelons le « cœur » d'une profession.

Transdisciplinaire: la technique est dépassée ou inutile. Les professionnels acceptent l'idée d'interchangeabilité, modifient l'organisation, se centrent sur le projet de vie, sur les particularités de la personne, de son contexte de vie et de son environnement relationnel (la famille en particulier). L'abord est relationnel. C'est pour nous le niveau de fonctionnement centré sur le handicap qui essaie de prendre en compte de la manière la plus vaste possible les interactions en jeu. A ce niveau les professionnels sont « obligés » de construire le projet de soin en tenant compte du projet du patient et de la famille, de leurs valeurs, de leur histoire, de leurs difficultés, des contraintes environnementales (environnement humain et environnement physique, social, économique) et au final du projet de vie.

L'ERGOTHÉRAPIE : UNE SYNTHÈSE TRANSDISCIPLINAIRE POUR UN ABORD TRANSDISCIPLINAIRE DU HANDICAP

Dans ce que nous venons d'énoncer, il nous paraît évident que l'ergothérapie se démarquait des autres disciplines par son épistémologie d'essence transdisciplinaire. Préoccupée qu'elle était, par le devenir, le projet de vie, sa conscience aiguë que le savoir sur le handicap ne pouvait être contenu dans un seul corps professionnel, ni dans un fonctionnement d'équipe fût-il bien coordonné. De plus l'ergothérapeute était avec le médecin (mais pas toujours), le professionnel essayant d'associer les différentes dimensions présentes chez l'Homme (dimension physique, cognitive, affective, psychologique, sociale...). Il manquait à ces équipes le plus souvent une approche anthropologique du projet de vie du patient et de sa famille.

Ainsi donc l'Homme serait cet être bio-psycho-social qui produit... de l'activité ! La situation de handicap serait donc celle dans laquelle la personne serait en situation de désavantage pour produire de l'activité, et éprouver de la satisfaction, se sentir à égalité, reconnue... au même titre que d'autres personnes « rangées » dans la catégorie « non handicapée ».

A quoi donc pouvait bien se référer l'ergothérapie quand elle n'avait pas d'épistémologie bien claire à sa disposition ? Le premier programme d'étude en ergothérapie ne faisait que vaguement référence à la dimension épistémologique de la profession et encore moins à celle du handicap.

Les ergothérapeutes parlaient d'approche globale alors que la majorité des autres professionnels étaient nés du paradigme réductionniste rattaché à l'œuvre de Descartes (1596-1650) et à son discours sur la méthode. S'il y a un paradigme réductionniste, il n'y a pas de paradigme « global ». Depuis Descartes, c'est le discours sur la méthode qui domine. C'est la « **Méthode** » qu'il convient de développer et on a tellement reproché à l'ergothérapie sa faiblesse méthodologique (entendons une méthode réductionniste) tout en la freinant dans sa quête de scientificité : la formation est non universitaire en France alors qu'elle l'est, depuis sa création, dans bon nombre de pays.

LA MÉTHODE POUR FRACTIONNER LE PROBLÈME, LE PROJET POUR RÉUNIR

Confusément, les ergothérapeutes ont utilisé un autre paradigme à l'œuvre dans la pensée occidentale et issu du même siècle que celui de Descartes. Giambattista Vico (1668-1744) a jeté les premières bases d'une philosophie non cartésienne, d'une pensée globale, centrée sur la finalité, la place de l'observateur et le sens accordé à ce qui est observé. Le paradigme systémique, puisqu'il s'agit de lui, prend naissance dans ce siècle mais n'émergera vraiment qu'à partir des années 1950. De ces deux paradigmes sont nés et morts tous les concepts qui ont accompagné l'ergothérapie dans son chemin pour concevoir un soin adapté à l'homme malade.

D'emblée, pragmatiquement, les ergothérapeutes se sont informés de l'état, des besoins, des aspirations des personnes handicapées pour construire un projet. La situation de handicap à venir, plus que la pathologie, était au centre de leurs préoccupations. Le projet dépassait l'action.

DES MODÈLES ET DES CONCEPTS... À PROFUSION

Le succès de la première journée d'études de l'ANFE (Paris, 1997), consacrée aux modèles conceptuels (l'occupation humaine par Jean-Louis Ruet, la psychodynamique par D. Reyraud et la systémique de l'ergothérapie appliquée au handicap par Jean-Marc Destaillats et Christian Belio) puis de la seconde (Lyon, 1998) montrait la méconnaissance autant que l'appétence des ergothérapeutes pour une approche épistémologique de leur profession.

Nous avions à l'époque (Belio et Destaillats) présenté non plus une vision centrée sur la personne et sa pathologie mais une approche systémique du handicap vue par l'ergothérapie. Cette approche du handicap depuis le point de vue de l'ergothérapeute décrivait le rapport entre la personne et l'environnement matériel (où l'ergothérapie était déjà experte) et l'environnement humain proche (la famille, tout comme l'équipe pluridisciplinaire). Patient handicapé, famille handicapée et institution représentaient pour nous le triptyque, le « schéma des trois portes » : porte individuelle, porte familiale, porte institutionnelle. Plus largement aussi nous envisagions et tentions d'intégrer l'environnement extérieur à travers les systèmes de soin constituant dans ces années l'émergence des réseaux.

Parallèlement, apparaissaient des modèles tentant de mettre en forme, autour de la notion de handicap, l'interaction « Personne/Environnement ». Le Processus de Production du Handicap de Patrick Fougeyrollas (années 90) a immédiatement séduit les ergothérapeutes. Ils l'ont même adopté pour qu'il les représente dans le dossier du patient en ergothérapie. Ce dossier d'ergothérapie est devenu un des documents principaux dans la tentative de la profession de faire valoir un aspect épistémologique et méthodologiquement reconnaissable à l'extérieur de leur champ professionnel.

Le succès mitigé du modèle, son intégration partielle dans le travail mené par l'OMS pour faire évoluer la première classification du handicap des années 80 (CIH) amène les ergothérapeutes à se pencher sur une nouvelle approche (CIF), certes encore très imparfaite.

La profession cependant s'accorde à dire que si le PPH reflétait les préoccupations de l'ergothérapie, la CIF (en intégrant les concepts d'activité et de participation) se rapproche encore plus de ses fondements et de ses aspirations.

Il y a pour notre pays, un lien très étroit entre les approches épistémologiques du handicap et celles de l'ergothérapie. La récente loi du 11 février 2005, doit renforcer encore plus la confiance de l'ergothérapie dans les choix qu'elle a réalisés depuis sa naissance en 1970 et lui montrer ainsi le chemin parcouru.

Mais comment intégrer, pour l'ergothérapie, une nouvelle approche du handicap lorsque la profession ne s'est pas encore mise autour d'une table pour définir ce niveau épistémologique qui lui manque? Sans que cela soit forcément une urgence, cela représentera probablement une étape de plus dans le processus de maturation de l'ergothérapie française, et toute étape qui permet à une profession de grandir est souhaitable et nécessaire.

Les concepts ont évolué et l'approche systémique s'est développée dans tous les domaines des sciences et de l'ingénierie mais curieusement, c'est la médecine et les professions qui, en France, lui sont attachées (les professions paramédicales puisqu'elles ont ce nom-là) qui ont été les plus résistantes pour intégrer cette approche. Le concept de handicap est relatif et jusqu'à présent une vision réductionniste, linéaire, médicale prévalait pour approcher cette notion (l'exemple de ces vingt dernières années le plus caractéristique est celui de la CIH de Philip Wood).

Quoi de plus normal, si l'on considère qu'une vision réductionniste centrée sur le symptôme donnait tous les résultats (ou presque) que l'on escomptait pour soigner et guérir bon nombre de malades.

Or le handicap ne peut pas être envisagé dans son intégralité en le réduisant à un seul champ disciplinaire, fut-il scientifique. La pensée du handicap est une pensée transdisciplinaire, qui emprunte nécessairement à toutes les disciplines et qui est en lien avec les sciences de l'homme et de la vie, les sciences humaines et sociales, les sciences de l'ingénierie, de la complexité et de l'autonomie. Nul doute que les paradigmes à l'œuvre dans notre compréhension du handicap en tant qu'ergothérapeutes seront à affiner pour le développement épistémologique de l'ergothérapie et pour une plus grande pertinence auprès des personnes et des familles qui nous sollicitent.

VERS UNE NOUVELLE DÉFINITION ETHNOLOGIQUE DU HANDICAP

Pierre MARGOT-CATTIN

ÉVOLUTION DE LA NOTION DE HANDICAP

Malgré les nombreux efforts consentis par les milieux académiques ces quarante dernières années afin de mieux comprendre la phénoménologie liée à la notion de handicap, force est de constater que les représentations sociales en la matière n'ont que peu évolué.

On assiste toutefois, dans les années 70, à un changement politique important relatif à la prise en compte du handicap. Les Nations Unies éditent notamment la Déclaration des droits des personnes handicapées, en 1975, qui établit que toute personne atteinte d'un handicap se voit reconnaître le droit à l'ensemble des droits humains stipulés, sans discrimination de race, couleur, sexe, langage, religion, opinions politiques ou autres opinions, origine nationale ou sociale, état de santé, lieu de naissance ou toutes autres situations. En parallèle, les mouvements de personnes handicapées poussent à la réflexion s'agissant de la reconnaissance de leurs droits et de leurs besoins. Tel est par exemple le cas du mouvement de vie autonome *(Independent Living Movement).* Sur le plan international est créé, en 1981, l'Organisation Mondiale des Personnes Handicapées *(Disabled People's International)* (Ravaud, 2001). Dans le prolongement de ces remises en question relatives à la considération des personnes handicapées, la Classification Internationale des Maladies adoptée par l'OMS en 1948 est fortement critiquée, notamment en raison de son caractère pathologique et de son inadaptation à la prise en compte des difficultés chroniques et des besoins en matière de réadaptation. Cet organisme entreprend alors une réflexion et élabore en 1980 la Classification Internationale des Déficiences, des Incapacités et des Handicaps (CIDIH ou CIH) qui propose une compréhension du handicap selon une relation linéaire de cause à effet entre divers niveaux conceptuels. La maladie ou les blessures se manifestent par une déficience organique et/ou fonctionnelle générant une incapacité au niveau des comportements et des activités de la personne, pouvant entraîner des désavantages au niveau social. La CIH a pour avantage sur la CIM de définir le handicap de manière plus globale, en tenant compte notamment des conséquences au niveau social et pas seulement d'un point de vue organique. Elle comprend pourtant encore bien des points faibles. Sa conception linéaire est passablement réductrice et sa terminologie, axée sur le dysfonctionnement, relativement négative. De plus, elle reste centrée uniquement sur l'individu et ne prend pas en considération l'impact de l'environnement dans une situation de handicap (Fougeyrollas, 2001,p. 104).

Prenant le contre-pied de la CIH, Patrick Fougeyrollas (2001, pp. 108-116) a développé le concept de Processus de Production du Handicap (PPH). Selon ce modèle « ... *c'est l'interaction entre les aptitudes de la personne et cet environnement qui va engendrer soit une participation sociale, soit au contraire une situation de handicap* » (Fougeyrollas, 2001, pp. 101-122; Spicher *et al.*, 2001).

Il s'agit d'un modèle explicatif abordant le handicap dans une perspective dynamique. Il tient compte à la fois des facteurs personnels et des facteurs environnementaux, dont l'interaction est considérée comme déterminant du handicap. Parallèlement l'OMS amorce, en 1993, la révision de la CIH, devenue CIH2. Ces travaux aboutissent rapidement à la CIF (classification internationale du fonctionnement du handicap et de la santé) dont la dernière version date de mai 2001.

MODÈLE INDIVIDUEL ET MODÈLE SOCIAL

Ces deux classifications sont issues de la même démarche intellectuelle de recherche de conceptualisation de l'atteinte à la santé et/ou de la situation de handicap. L'émergence des études sur le handicap en tant que discipline académique a été rapide et de grande ampleur durant ces vingt dernières années. Les recherches académiques effectuées et les modèles proposés ont permis une nouvelle approche des questions liées au handicap (Campbell et Oliver, 1996; Fletcher et Zames, 2001). Les différentes façons de voir le handicap à travers la littérature peuvent être décrites comme deux modèles concurrents communément définis comme le « modèle individuel » et le « modèle social ».

La distinction entre le modèle individuel et le modèle social a été décrite pour la première fois par Oliver en 1983 (Oliver, 1983). Celui-ci s'est toutefois appuyé pour sa réflexion sur une prise de position d'une organisation de personnes handicapées de Grande-Bretagne appelée *Union of Phisically Impaired Against Segregation* (UPIAS). Selon cette dernière, « *Disability is something imposed on top of our impairments by the way we are unnecessarily isolated and excluded from full participation in society. Disabled people are therefore an oppressed group in society* » soit: « Le handicap est cette chose imposée au sommet de la déficience par le fait d'être isolé et exclu de la participation sociale » (*Union of Physically Impaired Against Segregation*, 1976, p. 3). Traditionnellement, le modèle individuel caractérisait l'approche qui dominait la notion de handicap telle que comprise par les milieux médicaux et thérapeutiques. Aujourd'hui, c'est principalement le modèle social qui est utilisé pour définir les frontières actuelles des études sur le handicap (Albrecht, Seelman et Bury, 2001). Le modèle social issu des réflexions des années 70-80 est partiellement théorisé à travers la CIF et le PPH. Cette perspective se refuse à réduire la situation d'atteinte à la santé ou de handicap par les caractéristiques individuelles des personnes, et prend en compte l'ensemble des obstacles physiques ou socioculturels limitant la participation sociale et le statut de citoyen à part entière des personnes concernées (Ravaud, 2001, p. 55).

Priestley (2003, pp. 15-16), quant à lui, juge utile de prendre en compte quatre éléments principaux pour comprendre le handicap. S'appuyant sur la distinction modèle individuel/modèle social, il rajoute deux variables, à savoir une explication matérialiste, l'autre idéaliste. De manière générale, le modèle individuel tend à focaliser sur des explications physiologiques ou biologiques du handicap, et l'approche sociale repose plus sur des éléments culturels, voir structurels. Dans le modèle individuel, deux thèmes de recherche peuvent être identifiés: l'un se concentre sur les caractéristiques mesurables du corps humain et son fonctionnement physique ou cognitif (modèle biomédical), l'autre s'arrêtant sur des aspects construits et/ou négociés de l'identité (modèle psychologique). De même, le modèle social repose sur deux types d'explications : l'un se concentre sur le rôle des valeurs et représentations culturelles (modèle culturel), l'autre prenant en compte des éléments de politique économique/sociale et d'environnement (modèle structurel) (Priestley, 1998, pp. 75-94).

	Explication matérialiste	**Explication idéaliste**
Modèle individuel	Biomédical	Psychologie
Modèle social	Structure	Culture

Tableau 1. Modèles du handicap selon Priestley.

Cette vision des choses très cartésienne est toutefois réductrice et ne saurait expliquer en détail la notion de handicap. Ainsi il serait faux de considérer toutes les approches basées sur le corps comme purement biomédicales. De même les modèles sociaux ont été critiqués comme ne prenant pas suffisamment en compte les éléments liés à la relation au corps des personnes en situation de handicap (Crow, 1996, pp. 206-226), abandonnant le corps à la médecine (Hugues et Paterson, 1997, pp. 325-340).

Que ce soit dans la CIF ou le PPH, les tentatives de modéliser la notion de handicap reposent sur des composantes communes facilement identifiables, à savoir : composantes corporelles, capacités et réalisation des tâches. Ces trois éléments représentent un socle ou une base commune sur laquelle les auteurs s'accordent, aujourd'hui, pour définir les composantes du handicap. Dans chacun des modèles ont ensuite été rajoutées d'autres dimensions telles que environnement, santé, personne ou bien encore subjectivité. Ces modèles, ou théories, reposent également d'une vision commune de la notion de handicap tirant ses fondements sur une opposition ancestrale entre les notions de « normalité » et « anormalité ».

LE MODÈLE ANTHROPOLOGIQUE

Pour essayer de sortir de cette dualité réductrice, quelques auteurs, dont Gardou (1997), Stiker (2005), Blanc (2006), se sont basés sur les travaux de Murphy (1987) (anthropologue américain atteint d'une maladie incurable qui paralyse progressivement son corps, il a rédigé une étude très riche sur la condition de malade et de personne en situation de handicap). Ils s'appuient tant sur les représentations sociales du handicap que sur l'étude des rites d'intégration en usage dans différentes cultures. Les différentes approches sociologiques ont en effet en commun une tendance à nier la spécificité de la situation de handicap et, par phénomène d'amalgame, de l'assimiler à une transgression de norme, une déviance (Becker, 1985). Or de plus en plus d'auteurs s'élèvent contre ces conceptions qui cherchent plus à catégoriser et à schématiser qu'à essayer de se mettre à proximité et de comprendre. En accord avec Murphy (1987) nous soutenons que la situation de handicap se différencie totalement des autres « déviances sociales » de part son caractère non choisi. Aujourd'hui les anthropologues empruntent à Van Gennep (1909) et Caseneuve (1958) le concept de liminalité, directement lié à la notion de rite de passage, pour expliquer la situation de la personne en situation de handicap tant dans les sociétés traditionnelles que dans nos sociétés. L'être humain avance dans sa vie par le franchissement régulier de seuils qui le font évoluer et être reconnu comme appartenant à un nouveau groupe social dès le passage accompli. L'état liminaire est constitué du moment qui précède le passage, moment où l'on n'est plus tout à fait novice et pas encore reconnu comme initié. La liminalité est ce « *no man's land* » qui précède une acceptation et l'intégration dans un nouveau groupe social. Passer le seuil signifie se voir autorisé à accéder à un monde nouveau. Les personnes en situation de handicap sont selon Murphy (1987) en perpétuelle situation de passage vers un groupe qui ne les attend pas. Le rituel ne peut pas avoir lieu faute de communauté d'accueil. La cause en est variée : crainte de l'inconnu ou du différent, peur des Dieux, rejet de la faiblesse, etc. Cette variété de causes crée une diversité de comportements culturels face au handicap.

Les études menées par Elias (Elias et Scotson, 1997) sur la notion d'*outsider* mettent en lumière le fait qu'il n'est nul besoin de traits physiques marquants, stigmatisant, ni de différence économique et culturelle fondamentale, pour que s'établisse la différence. La différence se construit par le simple fait qu'un groupe prédéfini en perçoive un autre comme intrus, bizarre, non conforme voire menaçant pour l'identité. Comme le relève Stiker (2005, p. 201), « *les handicapés, (...) même quand ils ne portent pas de stigmates voyants, sont perçus comme outsiders parce qu'ils déplaisent, parce qu'ils menacent l'image que nous avons de notre bonne identité de possesseurs de nos moyens, de travailleurs rentables et utiles et quelques autres choses de ce genre...* ». Et c'est bien là que repose l'essentiel de la question liée à la notion de handicap.

VERS UNE NOUVELLE COMPRÉHENSION ANTHROPOLOGIQUE DE LA NOTION DE HANDICAP

Les difficultés rencontrées par l'ensemble des auteurs pour cerner cette notion et en donner une définition claire sont vraisemblablement liée à la relation que l'on porte à l'autre et à la différence. Dans un souci très cartésien de classification et d'organisation pour mieux comprendre et mieux contrôler, l'être humain cherche à organiser sa relation à l'autre et à la différence, dans un souci de hiérarchisation qualitative et de protection de sa propre identité.

Et si le handicap n'existait pas? Comme nous l'avons vu, toutes les approches, bien que reposant sur des bases philosophiques diverses, tendent progressivement à se rapprocher d'un modèle conceptuel humaniste qui définit le moi face à l'autre, la relation que « je », et la collectivité dont je fais partie, entretiennent avec l'altérité. Mais qui est cet autre, ce voisin, cet interlocuteur avec qui je dois m'entretenir, échanger et partager? Comment le comprendre, le respecter, sans mettre en danger ma propre personnalité et ma propre identité? Qu'est-ce qui définit l'identité d'une personne? Son origine, sa langue, son sexe, sa religion, sa profession, son statut familial. Bien sûr, aucune de ces caractéristiques sociales ou personnelles ne permet de définir une identité particulière. La notion d'identité fait référence à l'identique, au semblable, à l'appartenance à un groupe de semblables, une ethnie, par opposition à la différence, l'altérité (Taylor, 1991). Un examen critique de cette notion conduit à douter de son existence effective: elle ne serait qu'une catégorie d'analyse permettant d'appréhender une réalité sociale mouvante (Amselle et M'Bokolo, 1985). Ce qui définit l'identité c'est bel et bien la mise en commun, l'assemblage d'appartenances et de caractéristiques personnelles qui font la richesse et la diversité de l'humanité. La réduction d'une personne à une de ses caractéristiques ou appartenances conduit à la stigmatisation de la différence, voire à l'intolérance (Màlouf, 1998). L'histoire de la différence, de l'altérité liée à un statut physique ou de santé particulier est longue. C'est un terrifiant chemin pavé de rejet, d'élimination, de mise à l'écart, au banc de la société, d'internement, d'institutionnalisation ou d'utilisation sous forme de spectacle de la monstruosité, de cette différence qui fait peur. Pourtant, suivant la Déclaration Universelle des droits de l'Homme: « *Tous les êtres humains naissent libres et égaux en dignité et en droit.* ». Comment pouvons-nous naître libres et égaux en dignité et en droit alors que nous sommes tous si différents?

En abandonnant les concepts trop cartésiens de classification et en recherchant avec un regard anthropologique quelles sont les caractéristiques communes qui constituent tout être humain, il me semble possible d'appréhender la difficulté liée au concept de handicap sous un nouvel angle. Ces caractéristiques communes fondamentales que l'on retrouve dans toute culture, tout type de société peuvent être listées au nombre de quatre: une identité, un corps, une structure, une culture. Le lien entre l'identité et la psyché, la conscience de soi, la relation à l'autre, le développement psychique et mental semble clair. Ainsi, un développement incomplet, une maladie mentale, une atteinte de type psychologique auront une influence directe sur l'identité de la personne.

Le corps est, bien évidemment, composé de l'enveloppe charnelle, organique, de l'être humain. Par corps, il faut comprendre tous les aspects mesurables du fonctionnement physique et cognitif. Sont considérés dans cette notion tant les aspects anatomiques que physiologiques et fonctionnels. Ainsi, une difformité anatomique, un dérèglement physiologique ou une dysfonction de type « mécanique » ont une influence directe sur la définition du corps d'une personne. Le corps est composé aussi bien de données objectivables (nombre de cellules, quantité d'eau, poids de la masse musculaire, longueurs des os...) que de données liées à la représentation que l'on se fait du corps parfait.

Par structure il faut comprendre l'ensemble du contexte environnemental dans lequel vit l'être humain. La structure comprend non seulement des éléments objectifs tels que la géographie, le climat, les éléments naturels ou construits, mais aussi des éléments plus subjectifs comme l'organisation intrinsèque de la société ou de la communauté dans laquelle vivent les êtres humains (cadre juridique, structure politique, structure sociale et économique...).

La culture est un ensemble complexe incluant les savoirs, les croyances, l'art, les mœurs, les règles de comportement, les coutumes ainsi que toutes dispositions ou usages acquis par les hommes vivant en société. Les caractéristiques essentielles de la culture sont sa survie transgénérationnelle et sa transmissibilité. Stiker (2005, p. 205) relève que « *la difformité des corps, les troubles de l'esprit, une privation de sens, ont toujours inquiété les groupes sociaux tout comme le sexe, le pouvoir, l'échange, la mort ou la relation avec les ancêtres* ». Il n'existe vraisemblablement pas de culture qui n'ait élaboré une explication, une vision, une « anthropologie de l'infirmité ».

Ces quatre éléments sont en constante interaction les uns avec les autres. L'identité est bien entendu fortement influencée par les données corporelles, structurelles et culturelles. De même, les données culturelles sont fortement influencées par les données corporelles et la relation que l'on entretient avec celles-ci, la structure et l'identité que l'on a ou que l'on pense avoir. Un modèle schématique de l'interaction de ces quatre éléments peut être dessiné sous la forme de quatre cercles qui s'entrecroisent. Ainsi l'être idéalement équilibré, pour autant qu'il puisse exister, serait composé de quatre cercles parfaitement équilibrés de dimensions identiques et d'une courbe idéale. Cet être se situerait en un point central du croisement des quatre cercles.

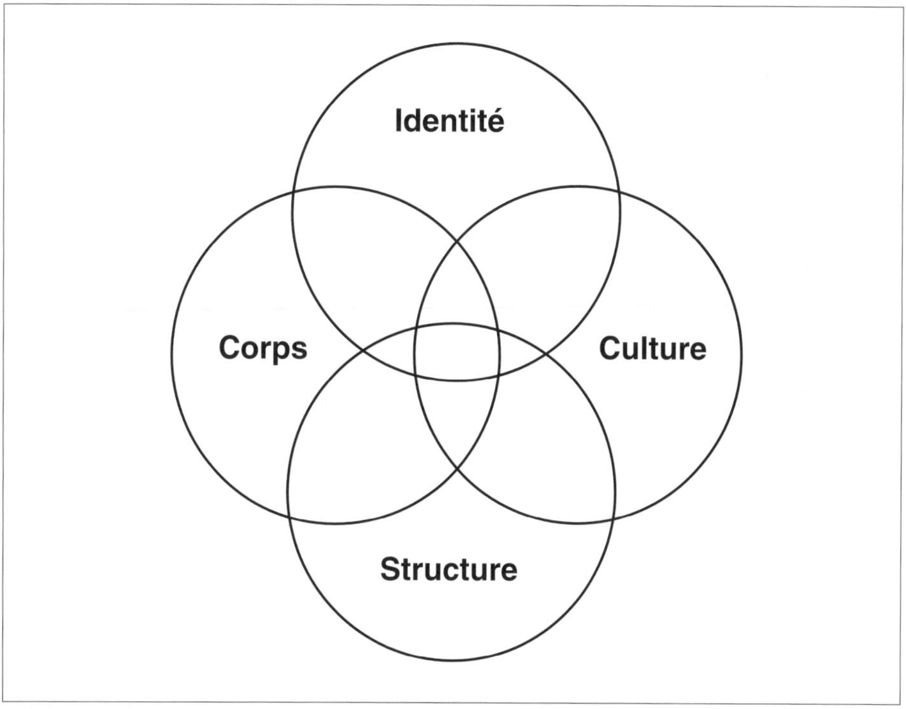

Figure 1. Modèle de « l'être idéalement équilibré » (Priestley, 2003, p. 17).

Nous le savons, l'être parfait n'existe pas. Tout être humain est composé d'éléments qui lui sont propres. Ses *cercles* sont plus ou moins égaux en taille et en rotondité. Ils sont également plus ou moins décalés les uns par rapport aux autres de telle sorte que leur croisement se fait de façon inégale. L'infinie possibilité des variantes est le reflet de la diversité de l'humanité. Or cette infinie diversité n'est pas mise en valeur et est souvent niée par notre besoin de nous confronter en permanence à notre propre image (miroir brisé) ou ce que Stiker (2005, p. 226) construit comme théorie de la « *liminalité basée sur le phénomène du Double* ». Celle-ci permet vraisemblablement d'expliquer les mécanismes qui conditionnent nos difficultés à gérer la relation à l'autre et à l'altérité, et donne une explication intéressante de la problématique liée à la place de la personne en situation de handicap dans nos collectivités. La modélisation proposée ci-dessus, que nous pourrions appeler le modèle de « *l'être idéalement équilibré* », a pour avantage de permettre de sortir du carcan imposé par l'opposition normalité/anormalité. Elle force à une relativisation des caractéristiques personnelles et à une contextualisation de celles-ci. Elle évite également l'écueil de la culpabilité collective et de la responsabilisation d'un groupe social. Elle permet finalement de ne plus parler de personnes handicapées, d'invalides ou de tous autres termes dévalorisants et focalise l'attention sur la situation handicapante.

L'ergothérapie francophone n'a, jusqu'à ce jour, que peu intégré les notions ethnologiques et culturelles, que ce soit dans le cursus de formation ou dans la pratique quotidienne. C'est donc tout un pan de la compréhension de l'être humain qui échappe à la vision « holistique » de l'ergothérapeute.

L'application du modèle de « *l'être idéalement équilibré* » pousse à une véritable révolution de paradigme en matière de prise en compte des besoins spécifiques des clients en ergothérapie. Il ne s'agit, en effet, plus seulement de rééduquer ou réadapter, mais bien plus de prendre en compte l'ensemble des caractéristiques et des besoins spécifiques du client. Pour garder sa crédibilité, l'ergothérapie de demain se doit de s'orienter vers une position au centre des interactions entre les champs de la médecine et du social. La dimension humaine doit prendre une place toujours plus importante dans le cursus de formation et dans la pratique quotidienne de l'ergothérapie. Un rapprochement des sciences humaines, et notamment de l'anthropologie favorisera une plus grande autonomie de la profession et assurera une véritable vision et compréhension holistique des besoins du client. Cette compréhension globale est à n'en point douter le garant d'une pratique de l'ergothérapie centrée sur la qualité de vie et le bien-être du client.

DE LA DISCRIMINATION POSITIVE À LA NON-DISCRIMINATION : UNE RÉVOLUTION CULTURELLE

Jean-Luc BLAISE

La profession d'ergothérapeute, par son essence même, est très dépendante, dans sa pratique, des textes de lois qui régissent les segments de populations auxquelles elle s'adresse. En ce sens, le 11 février 2005 est un moment majeur puisque la Nation se dote d'une loi « *Pour l'égalité des droits et des chances, la participation et la citoyenneté des personnes handicapées.* » (Codée, 2005, p. 102). Ce changement radical se situe dans la perspective de la construction sociale européenne et s'appuie sur les évolutions de l'OMS. Les ergothérapeutes peuvent être les fers de lance ayant la tâche ardue de maintenir la qualité de vie des personnes et d'établir les ponts entre le secteur du soin et de la réparation et les milieux de vie ordinaires des personnes handicapées ou âgées.

LA PLACE ET LA PARTICIPATION DES CITOYENS HANDICAPÉS

Chaque année, le 3 décembre est déclaré « *Journée internationale des personnes handicapées* ». Chaque année, pendant un week-end, le *Téléthon* attire l'attention du public sur les maladies neuromusculaires et, par là, sur l'ensemble des personnes handicapées. Chaque année, une semaine de novembre est consacrée à l'emploi des personnes handicapées. Pour beaucoup de Français, ces actions de communication médiatiques ne sont que des opérations ponctuelles de bonne conscience et de dédouanement. Elles ne doivent pas faire écran en occultant, dans l'esprit du public, les multiples déficiences et situations de handicap. La loi 2005-102 prône un changement de regard que nous sommes collectivement et individuellement invités à faire.

Collectivement, nous élevons un nombre considérable de barrières sociales, qui gênent la participation pleine et entière des personnes handicapées à la vie commune. Depuis la non-accessibilité physique de nos espaces communs, jusqu'au refus conscient de certains parents d'enfants valides de voir l'école fréquentée par des enfants handicapés : « *je suis pour l'intégration des enfants handicapés, mais pas dans la classe de mes enfants, ils risqueraient de prendre du retard !* » entend-on parfois.

LA CITOYENNETÉ

Le combat pour la pleine citoyenneté des personnes handicapées rejoint le combat pour la pleine citoyenneté des habitants de notre pays, en application des valeurs essentielles de la République. Le triptyque républicain prend un relief particulier dès lors que l'on parle des personnes handicapées. Ces valeurs servent de révélateur à la qualité de vie ensemble :

- *Liberté*, pour libération des contraintes nées de situations de handicap ;
- *Egalité*, pour l'égalisation des conditions de vie ;
- *Fraternité* car l'aléa de la vie qu'est le handicap a un caractère universel, il peut toucher chacun.

La citoyenneté est l'association de tous les citoyens, égaux et dissemblables tout à la fois. La citoyenneté s'exprime au travers du droit de participer et d'intervenir dans la vie de la Cité, *a fortiori* sur les décisions qui concernent la personne elle-même. Ce droit et ce devoir de prendre part à la vie sociale et d'agir comme les autres sont un fondement de la démocratie

D'ailleurs, la pratique effective de la citoyenneté par tous et pour tous est le moyen essentiel de remettre en cause la notion de « norme » justifiant toutes les inégalités. L'homme existe en tant qu'être social. Avec ses différences, il peut exister en tant que citoyen, même si cette existence le conduit à un combat sans cesse renouvelé pour faire valoir ses droits et ses particularités : « *Je suis comme tout le monde, je ne ressemble à personne* » écrivait Paul Valéry.

Alors, quelle place les personnes handicapées doivent-elles avoir dans la société ? A cette question, il est habituel de répondre : la même que les personnes valides. Pourtant, on constate que la société tend à ranger les personnes dites « handicapées » dans une catégorie à part, et à les considérer, le plus souvent, en termes négatifs. Le parallèle est d'ailleurs saisissant avec la situation faite aux personnes âgées, quand elles n'ont plus l'âge de travailler, c'est-à-dire quand elles n'ont plus leur place dans le système économique productif. La tendance à lier les deux problématiques apparaît toutefois plus nettement depuis la catastrophe caniculaire de l'été 2003.

1975, 1987, 2002, 2005 : ces dates importantes signent un intérêt périodique de la représentation nationale, toutes tendances politiques confondues, pour la question du Handicap, élevée par un Président de la République au rang de grand chantier de son quinquennat. C'est à une réflexion cyclique sur le sens de la vie commune qu'est invitée la Communauté nationale, ainsi qu'à une refondation du pacte démocratique conçu comme une citoyenneté partagée.

Pour que cette intention et ce choix politiques pénètrent tous les niveaux de la Nation, Julia Kristeva (2003) suggérait de développer des actions qui permettraient de sensibiliser, informer, former chaque citoyen. Dès lors, un grand mouvement de communication est lancé en direction de la population, l'article 22 de la loi nouvelle prévoyant même que *l'enseignement d'éducation civique (du primaire au collège) comporte une formation consacrée à la connaissance et au respect des problèmes des personnes handicapées et à leur intégration dans la société.* A lui seul cet article est un fait porteur d'avenir puisqu'il invite à éduquer le regard des jeunes citoyens.

DISCRIMINATION POSITIVE ET NON-DISCRIMINATION : DES CHOIX POLITIQUES DIFFÉRENTS

La notion de discrimination positive, médiatiquement et politiquement surexploitée parfois au sujet de minorités dites visibles, désigne les politiques publiques concernant les personnes handicapées en matière d'insertion professionnelle. Depuis une trentaine d'années, elle s'est imposée aux Etats-Unis comme traitement spécifique destiné aux minorités (Blanc, 1999, p. 25).

A la fin de la première Guerre Mondiale le droit français introduit la notion d'« *emplois réservés* » destinés à des personnes dûment étiquetées par des commissions idoines. Une telle reconnaissance officialise leur sortie du droit commun et leur ouvre l'accès à des mesures appropriées, constituant ainsi un droit particulier. Ce faisant, on met effectivement à part, mais pour traiter mieux.

Employer cette expression « discriminations positives », pour désigner l'ensemble des droits, avantages ou compensations dont les personnes handicapées sont seules à bénéficier, pourrait conduire à envisager leur constitution en une sorte de caste. Craignant cette improbable dérive et afin d'y parer, Pierre Turpin (1996), lui-même tétraplégique, propose l'expression « *discriminations compensatoires* », qui désigne particulièrement bien les stratégies consistant à exercer des coercitions pour atténuer des effets d'exclusion inhérents au handicap, ou à d'autres situations.

Par définition, la discrimination consiste à opérer de manière coercitive, sur des critères et caractéristiques précis, une distinction entre des groupes envers lesquels on adopte, en conséquence, une attitude particulière. Qualifiée de positive, elle vise à favoriser l'intégration dans la société globale du groupe considéré, en élaborant des lois contrecarrant l'exclusion « naturelle » dont il souffre. La discrimination positive en direction des personnes handicapées leur procure donc un certain nombre de droits, juridiquement établis, qui reposent, non pas sur une volonté d'exclure, mais de contrer les effets d'une situation engendrant l'exclusion. C'est, par exemple, un traitement préférentiel compensatoire sur le marché du travail.

Tout un ensemble de règles et de dispositions législatives ont donc pour mission de parer l'état d'exclusion ou la tendance à l'exclusion sociale dont pâtissent les personnes handicapées. L'*Allocation Compensatrice Tierce Personne* relève d'une démarche de discrimination compensatoire, il s'agit d'aides destinées à compenser certaines difficultés en vue de favoriser la socialisation des personnes concernées.

Pour définir ce mode de traitement, Henri-Jacques Stiker (2000, 2005) parle de modèle intégratif. Ce modèle tend à rendre ordinaire l'individu atteint d'une déficience et à le fondre dans le lot commun. C'est une réelle démarche de réadaptation. L'acceptation de l'individu est subordonnée à sa prédisposition à s'adapter, à se réadapter et à être comme tout le monde en exerçant les mêmes rôles sociaux. Un tel modèle vise la normalisation de l'infirme, pour reprendre l'expression de Serge Ebersold (1992). Le terme d'intégration est porteur de cette idée puisque étymologiquement il suggère le seul rétablissement de la personne dans son intégrité en l'adaptant à son environnement avant d'ambitionner l'acceptation de la différence.

A cette fin, les personnes handicapées ont bénéficié de mesures de discrimination positive construisant une obligation d'emploi: les quotas de la loi de 1987, conservés dans celle de 2005 et étendue aux fonctions publiques. Constituant un droit spécifique, il ne peut s'appliquer à tous: son accès est donc conditionné par une reconnaissance administrative. Il faudrait, ici, parler des procédures d'étiquetage (Becker, 1985) que l'on voyait déjà se matérialiser dès la loi du 2 août 1949 relative à l'attribution de l'aide sociale « aux aveugles et grands infirmes », par la délivrance d'une carte d'invalidité à ses bénéficiaires : l'étiquetage y prend là un sens littéral. Circonscrire la population relevant de la loi constituait la première mission de la Cotorep et maintenant de la *Commission départementale des droits et de l'autonomie*. La compensation s'adresse à ceux qui ont des titres pour y avoir droit, il faut donc être reconnu et classé.

Lors du vote de la loi d'orientation de 1975, certains soulignaient qu'un droit aussi vaste et complet créait, *de facto*, un statut du handicapé. Marquer pour mieux compenser introduit, en effet, une logique de population. On peut y voir *« un statut de la différence »,* plus qu'un vecteur d'intégration. Ces observateurs appréhendaient, légitimement, un glissement vers la stigmatisation des personnes ainsi désignées, étiquetées, mises à part, et s'interrogeaient alors sur l'efficacité intégrative de mesures fondées sur la discrimination, fût-elle qualifiée de positive.

Discriminer positivement c'est, aussi, soutenir un secteur spécialisé constitué par les établissements et les services créés, développés et gérés le plus souvent par les associations. Se constitue et s'organise à part, un monde, un secteur ou un champ, fort de l'ancrage du handicap dans la lésion ou la maladie, donc du droit à compensation, fort aussi d'être comme une sorte d'Etat-providence parallèle. Séparés physiquement et symboliquement du corps social, spécialisés et homogènes, ils sont plus ou moins centrés sur une déficience unique (Blanc, 1999, p. 22). Les effets secondaires sont assez évidents : les autres secteurs, du droit et de la vie sociale, se sentent exemptés de prendre des dispositions pour intégrer les personnes handicapées.

La non-discrimination constitue un autre choix politique, simple dans son principe : tout ce qui est proposé à une personne valide doit l'être à une personne handicapée. C'est une tendance lourde au sein de l'Union Européenne. Lorsqu'il était Premier ministre de la Suède, Olof Palme résumait ainsi ce principe : *« La communauté doit être organisée de telle manière qu'elle convienne à tous. Les besoins des personnes handicapées doivent être pris en compte dans l'organisation de nos sociétés, non parce que nous devons accorder une attention particulière aux personnes handicapées, mais parce qu'elles sont des citoyens, comme tous les autres membres de la société »* (Labregère, 1989).

Pointons un paradoxe : cette loi rompt avec la discrimination positive au moment où ce principe est choisi pour traiter socialement des minorités visibles, disséminant soudain cette notion !

L'EUROPE S'ANCRE DANS LA NON-DISCRIMINATION ET LE « MAINSTREAMING »

Un mouvement de convergence apparaît en Europe concernant les différentes politiques mises en œuvre par les Etats. Elles s'appuient toutes sur les concepts de non-discrimination et de « mainstreaming ». Ce terme est utilisé dans toute l'Union Européenne. Il désigne la prise en compte des besoins des personnes handicapées, le plus en amont possible et de façon transversale. Il nomme ainsi l'attention portée dans le processus de décision concernant l'ensemble de la population, et une égale responsabilité de chacun des acteurs décisionnels, partant du principe que ce qui est bon pour les personnes ayant le plus de difficultés sera nécessairement bon pour tous! Le « mainstreaming » vise donc l'inclusion dans le courant de la vie ordinaire.

Ces concepts ont été repris partout en Europe sous une triple influence:

1. Des grands textes législatifs internationaux: Déclaration Universelle des Droits de l'Homme (1948), la déclaration des Droits des personnes handicapés (ONU, 1975), Règles standard pour l'Egalisation des chances des personnes handicapées (ONU, 1993), Déclaration de Salamanque, art. 3 (UNESCO, 1993), Convention internationale relative aux droits des personnes handicapées (ONU, 2006).
2. Des textes législatifs majeurs, en Europe: Résolution du Conseil de l'Europe sur l'intégration sociale des personnes handicapées (1981), Résolution sur l'intégration scolaire en milieu ordinaire (1990), Résolution concernant l'égalité des chances des personnes handicapées (1996), Traité d'Amsterdam, art.13; Charte sociale européenne, art.15: Participation des personnes handicapées associées à toutes décisions les concernant (1997), Directive européenne sur l'égalité de traitement dans le domaine de l'emploi (2000), Charte des droits fondamentaux, art. 21 (2000).
3. Des mouvements des personnes handicapées et de leurs familles: Mouvement du « Community living » (~1970), Création de l'organisation mondiale des personnes handicapées (DPI/OMPH) (1983), Forum Européen des personnes handicapées (1997).

Lorsqu'en 1997, les organisations européennes et nationales de personnes handicapées s'unissent pour fonder le Forum Européen des personnes handicapées, elles intègrent les associations de *familles de personnes handicapées ne pouvant se représenter elles-mêmes*. La mobilisation de ce Forum est déterminante dans l'adoption de l'article 13 du traité d'Amsterdam relatif à la non-discrimination. C'est aussi la première fois qu'il est fait mention du handicap dans un traité de l'Union européenne. Cet article établit la base légale des mesures de protection des personnes handicapées contre la discrimination. Le lobbying des organisations des personnes handicapées compte beaucoup dans l'action en faveur de la reconnaissance de leurs droits. La représentation politique des personnes handicapées s'amplifie aussi, nettement. Personnes handicapées et familles sont liées par cette dynamique. Conséquence de cette tendance nouvelle, pour la première fois en France, la loi 2005-102 fait une place explicite aux familles ainsi d'ailleurs qu'aux associations représentatives (art.1, L312-1). L'évolution historique des représentations sociales du handicap fait basculer et passer d'une approche réadaptative à l'égalité des droits et des chances. Le handicap devient aussi une affaire de droit de l'homme.

Dès 1992, le ton était donné par le Conseil de l'Europe dans sa Recommandation R. 1 185. Il exprimait alors une définition du handicap **envisagé en terme de situation** et avançait la notion de vie autonome: « *Le handicap est une limitation née d'une confrontation à des obstacles physiques, psychiques, sensoriels, sociaux, culturels, juridiques ou autres, qui empêchent la personne handicapée de s'intégrer dans la vie familiale, la société, et d'y participer au même titre que tout un chacun.* » et continue ainsi: « *Nos sociétés* *ont le devoir d'adapter leurs normes aux besoins spécifiques des personnes handicapées pour leur* ***garantir une vie autonome.*** » et pour conclure « *Etre autonome c'est, pour les hommes et les femmes ayant un handicap, pouvoir vivre sans être passifs et assistés, disposer d'une gamme de possibilités et être acteurs de leur propre vie.* »

LA LOI 2005-102 MET LA FRANCE AU DIAPASON DE L'EUROPE

Loi ambitieuse de transformation radicale : plus de 100 articles, 140 décrets ou mesures réglementaires ! Au tout début de cette loi, le législateur pose clairement le principe de non-discrimination comme socle (chapitre 2 et article 9). L'option précédente restait un point d'achoppement avec les autres pays de l'Union. Le vote de cette loi mettait la France au diapason de l'Europe. Dans une telle démarche, on l'a vu, tout ce qui est proposé à une personne valide, doit l'être à une personne handicapée : « *accès de tous à tout* ». Ce modèle participatif ne se limite pas au seul reclassement des populations dites handicapées, mais ambitionne leur implication dans le corps social.

Il s'agit maintenant de doter les personnes en situation de handicap, d'une égalité de traitement afin qu'elles détiennent, au même titre que les valides, des ressources leur permettant de faire des choix, de mener une vie aussi indépendante que possible et de participer à la vie de la cité. La société devient alors un système de coopération qu'il importe de construire et chacun de ses membres est un coopérateur contribuant activement au développement du corps social. L'intégration scolaire, l'insertion professionnelle en milieu ordinaire, le maintien à domicile sont identifiés comme autant d'opportunités à promouvoir, afin que tout membre de la communauté, indépendamment de sa particularité physique ou sociale, ait les mêmes chances d'appartenir et de participer à la vie collective.

Une telle législation implique donc l'organisation systématique de l'accès des personnes handicapées au droit commun. Celui-ci peut être adapté ou complété par des dispositifs spécifiques afin de garantir, en toutes circonstances, une réelle égalité d'accès et de reconnaître ainsi la pleine citoyenneté des personnes handicapées.

On voit poindre en effet une démarche nouvelle. Une rupture culturelle s'amorce. Sont pris en compte les intérêts individuels des **personnes** handicapées dont les particularités engendrent des besoins spécifiques à considérer et à respecter, par rapport aux intérêts catégoriels d'un groupe de population, plus vaste, « *les handicapés* ». La mutation majeure proposée, c'est le passage du modèle intégratif, jugé trop passif et trop délégataire, à un modèle d'appartenance plus actif, plus individuel, personnalisé et mieux maîtrisé par chacun. L'attribution de compensations suppose une évaluation précise. La question reste de savoir qui peut bénéficier, qui est handicapé. A ces interrogations, les lois précédentes étaient restées évasives dans leurs réponses : « *Sera considérée comme handicapée toute personne désignée comme telle par une commission ayant pouvoir de le faire.* » avait répondu la ministre lors des débats parlementaires précédant le vote de la loi de 1975, justifiant ainsi la création de la Cotorep.

Cette fois le législateur considère que l'évolution des sciences et techniques ouvre indubitablement de nouvelles perspectives de vie en même temps que les mentalités se modifient et portent une plus grande attention à tous ceux qui, handicapés ou non, paraissent exclus du mode de vie ordinaire de la société. Il prend donc soin de préciser ce qui constitue un handicap : « *Toute limitation d'activité ou restriction de participation à la vie en société subie dans son environnement par une personne en raison d'une altération substantielle, durable ou définitive d'une ou plusieurs fonctions physiques, sensorielles, mentales, cognitives ou psychiques, d'un polyhandicap ou d'un trouble de santé invalidant* » (article 2).

Cette définition légale est teintée de la modification de la notion de handicap impulsée par l'organisation mondiale de la santé (OMS) en particulier dans sa nouvelle Classification internationale du fonctionnement, du handicap et de la santé (CIF).

La philosophie des droits de l'homme constitue l'arrière-plan de la démarche nouvelle. En passant du modèle de réadaptation à celui de non-discrimination on postule qu'améliorer la situation des personnes atteintes d'une déficience contribue à améliorer la situation de l'ensemble des membres du corps social.

A la culture du guichet administratif se substituent l'accueil et le dialogue avec l'usager et ses représentants ; la notion centrale de projet de vie prend le pas sur l'approche fragmentée des demandes de la personne. Des mutations s'annoncent : passage d'une logique administrative à une logique personnalisée, d'une logique de prise en charge à une logique d'accompagnement, d'une logique de segmentation publique à une logique de globalisation. Les demandes sont analysées et évaluées dans leurs environnements. Les mêmes institutions traitent de toutes les sollicitations quels que soient l'âge ou la catégorie de la personne.

Les titres des lois peuvent apparaître comme des indicateurs importants de mutation. *Loi d'orientation en faveur des personnes handicapées (1975), Loi en faveur de l'emploi des personnes handicapées (1987)* puis, en 2005, *Loi pour l'égalité des droits et des chances, la participation et la citoyenneté des personnes handicapées.* La faveur appelle reconnaissance ! Mais « *Rien sur nous sans nous !* » clament-ils ; « *La personne est experte de sa propre situation* » défendent-ils ; alors la collectivité nationale s'oblige autrement et vote une loi *pour.*

Cependant, le législateur reste vigilant et prudent. Il se souvient que certains décrets d'application de lois précédentes ne sont jamais parus ! Deux ans après la promulgation de la loi, le sénateur Blanc a présenté un rapport soulignant qu'elle avait soulevé un immense espoir chez les personnes handicapées et leur famille : celui d'une compensation enfin effective des conséquences de leur handicap et leur intégration pleine et entière à la vie de la cité (Blanc, 2007). « *Il ne faudrait pas les décevoir.* » conclut-il. Même si les progrès des sciences et techniques ouvrent indubitablement de nouvelles perspectives de vie, même si une certaine évolution conduit à porter une plus grande attention à tous ceux qui paraissent exclus du mode de vie ordinaire de la société, handicapés ou non, malgré tout, les mentalités changent lentement. Et jamais par décret ! A l'évidence, la volonté politique ne suffit pas.

Alors, resteront-ils dans les limbes sociaux? (Blaise, 2002; Stiker, 2005, pp. 202-206). L'Etat s'est engagé à garantir les conditions de l'égalité des droits et des chances aux personnes handicapées, quelle que soit la nature de leur handicap. Il doit s'en donner les moyens.

A droit nouveau, institutions nouvelles! Construites dans une architecture inédite, elles reposent, dans chaque département, sur les Maisons départementales des personnes handicapées. Dans le concert pluridisciplinaire, les ergothérapeutes ont une partition importante à jouer. Experts et sapiteurs des habitudes de vie, ils évaluent les barrières potentielles, préconisent des solutions techniques et/ou humaines. Puisque le handicap implique deux axes d'évaluation des situations, l'individu et l'environnement, ils identifient les causes individuelles et environnementales des restrictions de participation sociale. Ils ont le souci constant d'envisager de manière systémique les inégalités sociales liées aux situations de handicap.

Malgré tout, il reste toujours inacceptable de se vivre malade ou handicapé dans une société de la performance...

Gageons cependant que la [r]évolution culturelle engagée aboutira et que la vie ensemble finira par s'organiser autrement et peut-être de façon harmonieuse, dans le respect de la différence et l'acceptation des personnes handicapées comme faisant partie de la diversité humaine et de l'humanité (ONU, 2006).

Pour qualifier d'un mot l'ambition de ce texte ainsi que les mouvements européens et internationaux créés autour des personnes handicapées, je propose un terme forgé en 2004 par les académiciens! Un mot moins étriqué que cohabitation, moins festif que convivialité, moins vaste et abstrait que coexistence, moins sévère et plus spontané que tolérance. Puisqu'il est question du vivre ensemble, c'est de convivance dont il faut parler, pour exprimer tout simplement la vie, les uns avec les autres, *cum vivere*. La convivance est un processus dynamique d'apprentissage et d'exercice de la vie en commun. Chaque citoyen y est invité. L'ergothérapeute se propose comme médiateur!

FAMILLES ET HANDICAP À L'HÔPITAL : UNE PRÉOCCUPATION ÉMERGENTE ?

Marie-Christine PIPÉRINI, Christian BELIO

Les familles accompagnent toujours celui ou celle qui, du fait de la maladie, du handicap, doit se rendre dans ces institutions étranges que sont les institutions de soin ou les maisons d'accueil spécialisé. Ils viennent rendre visite à leur proche, passent du temps, s'informent, cherchent du soutien. Dans ces institutions travaillent des professionnels dont le métier est d'accueillir, de s'occuper, de soigner les malades. Qu'y a-t-il dans la rencontre, de différent entre les uns et les autres, entre les soignants et ces malades, entre les malades et les familles, entre les familles et les soignants ?

En fait, ce qui est à l'origine de leur rencontre est justement ce qui les différencie : le handicap, la maladie, le besoin. Ce qui les rapproche est qu'ils font tous les deux partie d'un ensemble humain qui porte le même nom : la famille.

Pour un soignant, en quoi un savoir personnel sur sa propre famille est-il aidant pour aborder les familles des patients qu'il rencontre ? En quoi son savoir professionnel de soignant est-il aidant ?

Comment une connaissance plus précise des représentations à l'œuvre dans cette rencontre peut-elle favoriser une collaboration éclairée, pertinente, juste et profitable pour les deux parties ?

Comment et pourquoi les institutions sont-elles obligées d'intégrer, de se préoccuper des familles pour mieux accomplir leur mission de soin, de soutien ?

C'est un sujet de préoccupation émergent et, un certain nombre de réponses issues du champ de la recherche psycho-sociale permettent d'éclairer peu à peu les mécanismes sous-jacents qui sont en jeu. Au sein d'un domaine aussi vaste que celui des sciences humaines et sociales, nous avons choisi de rapporter quelques recherches qui peuvent s'avérer utiles pour le lecteur soucieux de mieux comprendre les concepts de handicap, de « personne-handicapée », de « famille-handicapée ».

COMPRENDRE LE HANDICAP, C'EST COMPRENDRE LES FAMILLES POUR POUVOIR LES AIDER

Techniquement, le concept de handicap est surtout utile aux professionnels chercheurs ou cliniciens. Les familles n'ont pas besoin de concepts. Ce que vivent les familles ne peut être partagé, vécu par les professionnels. Tout juste peuvent-ils essayer de les comprendre et c'est à cette fonction que doivent servir les concepts. Cependant, que valent ces concepts s'ils ne sont pas reliés à la réalité quotidienne ? Etudier le quotidien des familles permet de comprendre, de (re)construire un savoir sur le handicap afin de le transmettre aux professionnels pour en retour aider les familles qui y sont confrontées.

Par exemple, Marabet et Demarquez (2003), dans une étude réalisée pour l'APF, observent que :

* Le choix de vie à domicile ne s'accompagne pas toujours de la mise en place immédiate d'aides extérieures spécialisées.

* Les actes réalisés sont assurés presque exclusivement par l'aidant naturel (dans une proportion de 54 % des cas selon leur échantillon).

Il y a une situation de dépendance d'une personne handicapée motrice vis-à-vis de l'aidant et dans de nombreux cas, la fatigue, l'usure, la maladie, ou l'hospitalisation de ce proche provoquent une demande d'aide extérieure. L'oscillation entre la gratitude et la rancune, la culpabilité et le déni, l'ambiguïté cognitive et l'ambivalence affective peut devenir caractéristique de ces relations familiales autour des personnes handicapées.

Charzt (2002) rapporte que toutes les associations de famille se plaignent de la trop lourde charge morale et aussi matérielle qu'elles sont souvent seules à porter en ressentant douloureusement des « manques » (manque de financement, de formation, de soutien technique), et cela sans reconnaissance sociale. Au contraire, elles subissent elles aussi les effets de la stigmatisation qui s'attache au handicap. Il note: « *La situation des familles, c'est aussi la confrontation avec l'insupportable, le conflit et les risques de maltraitance réciproque.* »

Pearlin et Zarit (2002) constatent comme caractéristique de la charge des aidants que l'aliénation dans cette situation n'est pas due au fait qu'un modèle relationnel serait préférable ou plus sain qu'un autre. C'est la rigidité du modèle relationnel familial – autrement dit, l'absence de jeu, de « souplesse », d'évolution et de changement possible d'un modèle à l'autre suivant les événements et le temps qui passe – qui enferme les individus dans une interprétation donnée de leurs rôles respectifs: celui qui apporte son aide et celui qui est assisté, dépendant. La position de tiers des soignants doit pouvoir permettre de sauvegarder ou restaurer ce jeu adaptatif.

ÊTRE PROFESSIONNEL ET SOIGNANT: UN RÔLE DIFFICILE À ASSUMER

En effet, les relations soignants/familles s'inscrivent elles aussi dans une durée et ont une histoire, avec des premiers moments qui se révèlent déterminants pour la suite. Les familles peuvent éprouver le calme professionnel des équipes de soignants comme de l'incompréhension ou de l'indifférence, d'autant que trouver une voie de décharge à leur agressivité contenue dans des reproches peut alléger leur blessure. Cet accompagnement, est source d'ambiguïtés et génère incompréhension et reproches.

VERS UN ACCOMPAGNEMENT, VOIRE UNE COLLABORATION ENTRE PROFESSIONNELS ET FAMILLES: DES FREINS À CETTE ÉVOLUTION

Esnar (1998) relève qu'il y a contradictions, ambivalences, paradoxes et malentendus dans les interactions négociées à partir des situations de handicap dans le travail d'accompagnement. L'auteur avance que l'intervention professionnelle ne trouve essentiellement son ancrage et sa légitimité que dans le négatif et dans le manque. Ce qui renvoie à la représentation sociale dominante où la notion de handicap est attachée à des aspects négatifs. Les soignants et leurs actes sont ainsi perçus et associés à ces manques. Rohmer et Louvet (2000) observent que:

* Le jugement des familles de personnes handicapées s'oppose à celui des professionnels du handicap.
* Quel que soit le degré de familiarité, une personne handicapée prise individuellement est jugée plus positivement que le groupe des personnes auquel elle serait référée. Ainsi, là où le professionnel voit dans la personne handicapée qu'il rencontre, avant tout un « élément » appartenant à un ensemble plus vaste (le groupe des personnes handicapées), la famille y voit avant tout le proche et l'histoire de leur relation.
* Cette différence individuelle s'estompe quand le professionnel « percevant » a lui-même un proche handicapé.

Il y a donc une différence entre familiarité avec le handicap et familiarité avec les personnes handicapées. Ce type d'accompagnement requiert de la disponibilité et du temps de la part des soignants et par conséquent des structures qui les emploient. Il y a une grande distance entre le rôle de prévention, d'écoute et de soutien que peut avoir le professionnel et la prise en compte dans le temps de ces actions au niveau institutionnel.

UNE (RE)MISE EN PERSPECTIVE

Ville et Ravaud (1994) notent que les représentations de soi des personnes handicapées éclairent tout autant sur les pratiques à leur égard que sur leurs fonctionnements individuels. Fassiaux (2003) explique que les personnes handicapées se voient attribuer une image d'enfance à vie, sans jeu et sans variation possible de cette image. Il y a évacuation de la dimension symbolique contenue dans toute relation : lors du retour à domicile, les changements de comportement, les modifications cognitives liées à une lésion cérébrale par exemple, l'appareillage, le fauteuil roulant induisent un deuil, un renoncement à l'image de normalité. Le sujet handicapé peut se retrouver sans contrôle de son espace, de son temps et de son réseau social, enfermé dans ce seul rôle social. Or l'estime de soi des personnes handicapées est fonction des critères sociaux et des liens de confiance et d'initiation que ses proches renvoient, dans leurs regards, attitudes et discours. Adoucir la réalité en anticipant et prévenant l'incapacité, faire semblant, ou encore faire violence au corps – objet et moyen thérapeutique – sont autant d'attitudes aliénantes.

Le personnel hospitalier devrait être formé à l'écoute des relations familiales pour repérer les vraies difficultés vécues à la maison. Assouly, Piquet, Berthier Vittoz et Schneider (1994) soulignent la nécessité que, chez les soignants eux-mêmes, ne soit pas déniée la dimension traumatique de la confrontation au handicap (pouvoir approcher et nommer leurs peurs intérieures ainsi que l'angoisse renvoyée en miroir de leur propre vulnérabilité), pour prendre acte de ce qui se joue dans la rencontre et y être vraiment disponible.

Comme le notent Stiker et Ewald (1999), nous sommes passés successivement par : une morale de bienfaisance, puis une solidarité due à une dette sociale au sortir des guerres, pour entrer dans une logique de droit. Ainsi la loi de 1975 (et ses déclinaisons) donnait un statut social aux personnes handicapées et orientait les politiques sociales du handicap vers une « institutionnalisation du handicap » (caractériser une personne par un seul trait permettait d'impliquer une adéquation possible entre une personne et un établissement ou un service). Nous sommes aujourd'hui dans une logique de gestion collective de l'assurance et de l'assistance.

Giraud (2004) présente au Sénat un rapport d'évaluation des politiques de santé où il explique que : « *Les professionnels qui prennent en charge les troubles psychoaffectifs des enfants, les dépressions maternelles et les désordres familiaux post-natals recueillent depuis longtemps les témoignages de parents porteurs de séquelles traumatiques liées à la non-prise en compte de leurs émotions. (...) L'association des familles commence par la reconnaissance de la place naturelle des parents : Il est impératif qu'ils ne soient pas tenus à l'écart et des réponses doivent être apportées à leurs besoins spécifiques face au handicap.* »

Les premiers effets positifs de leur implication se mesurent :

* à la diminution des effets pathogènes liés au stress,
* à l'établissement d'une meilleure relation avec l'enfant,
* à la moindre atteinte de l'équilibre familial.

Par exemple, la co-stimulation favorise le développement cognitif de l'enfant et la qualité de la relation mère-enfant, surtout chez les mères ayant un faible niveau d'études.

LA COMPLEXITÉ DES SITUATIONS D'INTERACTIONS ENTRE SOIGNANTS ET FAMILLES

Les exemples présentés dans cette partie, soulignent la complexité des situations relationnelles au sein des familles et la nécessaire prudence quant à leur interprétation. Ces exemples sont tirés de groupes d'analyse de pratiques auprès des étudiants de l'école d'Ergothérapie de Bordeaux lors de leur retour de stage.

> Madame B., 69 ans, est hospitalisée en service de gériatrie, en chambre seule, avec une fracture de la hanche et un gros hématome, dus à une chute dans ses toilettes. Le projet, construit avec l'accord de la fille et du gendre, très coopératifs, est un retour à domicile. Médecin et bricoleur, le gendre a déjà équipé la salle de bain d'un tapis et d'une barre ad hoc. Mais Madame C. n'a pas confiance, elle paraît déprimée, elle se braque et répète avec insistance aux ergothérapeutes (dont une qu'elle appelle « jeunette »), que sa fille veut précipiter un départ en maison de retraite. Comment comprendre que Madame C. dise sa peur que ses enfants la mettent en maison de retraite alors que ce n'est pas leur projet ?

> Madame M., 64 ans, après un AVC, a une hémiplégie droite et reste très ralentie. Son mari, professeur des écoles comme elle, partageait la même vie sociale : activités culturelles, voyages, maison, amis. Il montre un optimisme solide, répétant à sa femme pour la rassurer que « *tout va s'arranger* » et se montre très impliqué et actif. Il s'est renseigné sur les possibilités d'aménagement de leur habitation et les équipements destinés à faciliter les transferts. Ainsi tout devrait se passer pour le mieux ! Mais il rapporte aux ergothérapeutes que lorsque Madame G. vient passer le week-end à la maison, elle « *manifeste de la colère* » envers lui et « *se montre méchante* » avec le chat de la maison.

Cela laisse-t-il présager des difficultés ? Une remise en questions de ce qui a été fait doit-elle avoir lieu ? Comment comprendre le lien qui peut exister entre les anecdotes rapportées, les événements observés et la complexité sous-jacente des relations humaines, révélée par le handicap et les représentations en jeu ?

C'est à ce travail délicat et subtil de mise en questions que nous nous efforçons de sensibiliser les étudiants comme les professionnels réunis dans leur projet d'aide aux familles.

Par ailleurs, prendre soin d'une personne handicapée renvoie inévitablement à la peur de l'être soi-même un jour, ce qui fait que la tendance spontanée n'est pas l'envie de s'attarder sur l'analyse de ce qui se passe dans cette situation.

En utilisant les situations relationnelles entre familles et soignants rapportées par les étudiants au retour de leur stage, des mécanismes apparaissent comme prédominants au sein de ces interactions :

L'AMBIVALENCE

W. est le deuxième jumeau, né après un accouchement très long, avec pour conséquence une infirmité motrice d'origine cérébrale. Il a actuellement 24 ans, se déplace en fauteuil roulant et plus difficilement avec une béquille. Il présente un tableau neurologique complexe associant dyspraxie, troubles d'apprentissages et une grande émotivité. Dépressif à l'adolescence, il suit (depuis cette période !) un traitement, ajouté à de la relaxation et de la sophrologie. Son frère est aujourd'hui indépendant et vit avec une compagne. W., depuis le divorce de ses parents, a vécu un temps avec sa mère, mais le nouveau compagnon de celle-ci, sans ressources, violent, a entraîné un placement en famille d'accueil. A l'âge adulte une tentative de « rapprochement » est faite à la demande de la mère. Le beau-père est de nouveau maltraitant et violent. W. décide alors de rompre tout contact avec sa mère et essaie de vivre seul, autonome en appartement thérapeutique. Mais il subit une pression importante de la part de son beau-père qui ne le croit pas apte à vivre seul et le lui dit chaque fois qu'il le voit. Il utilise un vocabulaire très dépréciatif et paraît toujours très ironique…

... ET PARFOIS LA VIOLENCE...

Vexations, agressivité, humiliation, souffrances infligées à l'autre en situation de victime…

* La violence physique, la brutalité comme les gifles, les poussées ou les coups, les contraintes physiques et aussi le mauvais usage de médicaments (privation ou surdose),
* La violence psychologique par les critiques, les menaces, les humiliations, les cris ou l'isolement,
* La violence sexuelle : attouchements, baisers, et relations sexuelles non voulus,
* La négligence : le manque de soin ou d'attention envers un adulte handicapé ou une personne âgée incapable de pourvoir à ses propres besoins, négligence délibérée ou inconsciente.

Cette violence se rencontre incontestablement dans certaines familles, mais également chez les soignants! Sobsey et Wolbring (1993, étude canadienne) montraient que les soignants sont 1,7 fois plus susceptibles d'abuser d'enfants handicapés que d'enfants qui ne le sont pas. Sobsey (1994) encore, montrait que les risques de violence envers les personnes handicapées pouvaient être jusqu'à 5 fois plus élevés que dans l'ensemble de la population.

Ensuite, les parents de personnes handicapées comme tous les autres citoyens peuvent entretenir, consciemment ou non, des préjugés dévalorisants au sujet de leur proche et de ses limites. En fonction de la culture et pour certains groupes familiaux, les sentiments de honte et de refus, de ce qui est vécu comme une « anormalité », peuvent être assez forts pour que les membres de la famille cachent le handicap de leur parent. Ainsi, tel enfant peut se voir refuser des occasions de développement normales, tel adulte peut être isolé et d'une certaine façon comme « neutralisé » lors d'événements et réunions familiaux qui se veulent festifs (les mariages ou les baptêmes).

Attente d'implication dans le soutien et le soin, mais aussi surveillance et jugement peuvent ainsi être renvoyés en miroir entre soignants et familles. Selon M. Cavey (2005), la tendance du soignant à « *se poser en gardien de la morale (...) est en réalité une réaction de souffrance liée à la peur de se trouver débordé* » (id., p. 2). Le fantasme opérant pourrait être formulé ainsi : « si les familles jouaient mieux leur rôle, la charge de travail serait moins lourde ». Or, l'attente des familles pourrait être posée en termes inverses... D'où les risques de surveillance et jugement réciproques.

L'IMPATIENCE

Elle fait partie des réactions banales des familles. Elle se manifeste presque toujours lorsque les évolutions se font lentement. La famille, en posant la question en apparence naturelle du terme et des échéances, peut être perçue par le soignant comme ambiguë ou ambivalente. La question part d'un légitime besoin de prévoir ce qui va se passer et d'organiser son quotidien en conséquence. Mais elle peut inclure en même temps l'agacement devant une situation pénible qui dure, stresse ou épuise. Et la prise de conscience par la famille de ce vécu de l'accompagnement comme d'une corvée va nourrir son sentiment de culpabilité, relié à son impatience envers les soignants... Enfin, celui qui demande au soignant si cela va durer encore longtemps, lui demande, du même coup, s'il a encore un pouvoir sur la situation. La question demande à être entendue, c'est-à-dire comprise ou interprétée avant de penser la satisfaire par une réponse. Ricœur nous disait déjà : « *la réponse à la question ne saurait épuiser la question car il reste toujours la question de la question qui est une attente* ».

LE DEUIL, LA SOUFFRANCE ET... LA MALTRAITANCE

La crispation de la famille sur des attentes ou des solutions irréalistes peut n'être qu'une étape préalable à une prise de conscience. Cependant la vigilance des soignants peut aussi être nécessaire lorsque le refus de l'entrée en institution, ou les retards pris dans les commandes d'équipements ou des travaux pour l'accessibilité du domicile s'expliquent parce que la famille « âpre au gain » ne veut pas payer ou écorner l'héritage.

Pourtant derrière cette explication, une autre interprétation est souvent possible : l'argent n'est qu'un symbole, il sert souvent à dire l'indicible, un sentiment de dette affective, le moyen de faire payer !

> T. a 79 ans et son mari 83. Ils vivent près de leur fille âgée de 40 ans (et de ses deux fils), de leur fils adoptif (et de son enfant). Ils possèdent à eux tous, la totalité du lieu-dit où ils habitent. Un AVC gauche a provoqué une hémiplégie droite et le diabète a entraîné une amputation. Le médecin lui a parlé d'une prothèse, « *pour remarcher* » croit-elle, et le médecin le lui laisse croire. Elle vient également d'être opérée d'une cataracte. Lors de son retour à domicile, angoissée, elle pleure. Sa famille ne veut pas qu'elle paye pour faire venir une tierce personne. Ils ont pris un fauteuil coquille prêté gracieusement par la pharmacienne de leur village, mais qui est inadapté pour T., elle ne peut se déplacer avec...

LA CULPABILITÉ

C'est un élément fondamental du deuil normal. Elle est l'autre face de la colère : la colère fait porter la faute sur les autres, la culpabilité la reporte sur soi-même. « *La colère est le début de l'acceptation. Par elle on prend acte de la situation, tout en prétendant qu'elle pouvait être évitée* » (M. Cavey, 2005, p. 3).

La notion de handicap est une représentation marquée par les tensions, des contradictions et un flou d'attitude. Et cette ambiguïté, on l'a vu, traverse les familles, les soignants, mais aussi les politiques (et les psychosociologues et sociologues qui écrivent sur la question). Nous avons vu qu'il y a ceux qui voient un risque lié à l'évolution actuelle, et ceux qui rationalisent la remise en cause des protections sociales en pointant des effets pervers de cette démarche de protection. Là où Rodriguez (1995) fait le constat d'une société à deux vitesses : celle des adaptés et celle des autres (assistés ou exclus), la conception de la solidarité se limitant à panser les blessures, à « faire du social », Stiker (2002) voit deux modèles de démocratie sous-jacents : la solidarité républicaine à la française et la tendance libérale à l'américaine. Pour Denormandie (2000) : « *la maîtrise des handicaps* » illustre ce choix de société : « *La maîtrise du handicap passe par une organisation coordonnée autour de la personne handicapée. C'est aussi la maîtrise du regard de chacun d'entre nous vis-à-vis d'une personne dite handicapée.* » L'idéal sociétal qui apparaît ici est le même que celui des progrès technologique et de l'arrêt Perruche qui tendent vers une société plus égalitaire en tentant d'éliminer le handicap et/ou le trouble qu'il suscite autour de lui. Le souci d'efficacité et de maîtrise ne s'accorde guère avec l'acceptation d'un espace commun où chaque particularité peut s'exprimer. Mais ce modèle rencontre aussi des résistances.

La spécificité de la prise en compte de l'accompagnement de la famille des patients, est qu'elle conduit le soignant non seulement à se centrer sur la personne du patient et ses besoins, mais en découvrant le modèle d'accompagnement opéré par la famille, à réfléchir à son propre style d'accompagnement. Comme si l'observation, l'écoute des relations familles-patients tendaient un miroir aux soignants. Et les résistances ou au contraire les curiosités intellectuelles pour cet accompagnement thérapeutique prenant en compte la dynamique du soutien familial auraient évidemment à voir avec la façon avec laquelle chacun a plus ou moins résolu ses « vieux » conflits familiaux personnels : refuge dans l'appartenance à un groupe, restauration de son ego en étant celui qui aide les autres, soumission à la morale et à la normalité pour ne plus affronter ni critique ni reproche, ou ascèse protectrice, un peu hors de la vie mais sans tourment, ni tentation, ni risque.

La relation d'aide que l'on s'attend à voir se développer entre soignants et usagers de l'hôpital (patients et accompagnants) n'implique donc pas d'emblée une disponibilité à ce que l'autre est en train de vivre, sans l'acquisition d'une culture spécifique, sans une formation et un engagement de la part des soignants.

BIBLIOGRAPHIE

Albrecht, G., Seelman, K.D., Bury, M. (2001). *The handbook of disability studies.* London : Sag.

Allemandou, B. (2001). *Histoire du handicap : enjeux scientifiques, enjeux politiques.* Bordeaux : Les études hospitalières.

Amselle, J.-L., M'Bokolo, E. (1985). *Au cœur de l'ethnie.* Paris : La Découverte.

Assouly Piquet, C., Berthier Vittoz, F., Scheider, M. (1994). *Regards sur le handicap.* Marseille : Hommes et perspectives, EPI.

Barral, C., Paterson, F., Stiker, H.-J., Chauvière, M. (2000). *L'institution du handicap : le rôle des associations.* Rennes : PUR.

Barreyre, J.-Y., et Peintre, C. (2004). *Evaluer les besoins des personnes en action sociale, Enjeux, Méthodologie, Outils.* Paris : Dunod.

Becker, H.S. (1985). *Outsiders : Etudes de sociologie de la déviance.* Paris : Metaillé.

Belio, C., Destaillats, J.-M. (1993). Pour un changement de paradigme en ergothérapie : à propos de la prise en charge des traumatisés crâniens. In *Expériences en Ergothérapie* (pp. 20-28). Paris : Masson.

Blaise, J.-L. (2001). L'identité stigmatisée : retour à la vie sociale et regard de l'autre. *ErgOThérapie, 1*, 5-10.

Blaise, J.-L., (2002). *Liminarité et limbes sociaux, une approche anthropologique du handicap*, Thèse d'anthropologie historique, Univ. Paris 7. Lille : Anrt.

Blanc, A. (1999). Les aléas de la discrimination positive. *Esprit, Quelle place pour les personnes handicapées, 259*, 17-32.

Blanc, A. (2006). *Le handicap ou le désordre des apparences.* Paris : Armand Colin.

Blanc, P. (2007). Rapport d'information fait au nom de la commission des affaires sociales du Sénat sur l'application de la Loi 2005-102, n° 359.

Boutinet, J.-P. (1990-2004). *Anthropologie du projet.* Paris : PUF.

Caire, J.-M., Joubert, C. (0000). Le cadre de santé, un facilitateur de la démarche interprofessionnelle? Expériences de deux pratiques en milieu pédagogique et milieu psychiatrique. In *Expérience en ergothérapie,* 18e série. Montpellier : Sauramps Médical.

Campbell, J., Oliver, M. (1996). *Disability Politics: Understanding our past, changing our future.* London : Routledge.

Caseveuve, J. (1958). *Les rites et la condition humaine.* Paris : PUF.

Cavey, M. (2005). Relations avec les familles. *Rocles, Ass. Famidoc, 539.*

Charzt, M. (2002). *Les difficultés des personnes en situation de handicap du fait de troubles psychiques et les moyens d'améliorer leur vie et celle de leurs proches,* Rapport pour le Ministère de l'emploi et de la solidarité, mars 2002.

Crow L. (1996). Including all of our lives: renewing the social model of disability. In Morris, J. (Ed.), *Encounters with Strangers: Feminism and Disability* (pp. 206-226). London : Women's Press.

Denormandie, P. (2000). *La maîtrise des handicaps, Qu'est-ce que l'humain?*, 2, pp. 526-538. Paris : Odile Jacob.

Destaillats, J.-M., Belio, C. (1999). L'abord systémique du handicap: plaidoyer pour la prise en compte de la dimension familiale et institutionnelle. In *Expériences en Ergothérapie* (pp. 148-156). Montpellier : Sauramps Médical.

Doriguzzi, P. (1994). *L'histoire politique du handicap: de l'infirme au travailleur handicapé.* Paris : L'Harmattan.

Ébersold, S. (1992). *L'invention du handicap: la normalisation de l'infirme.* Paris : Ctnerhi.

Ébersold, S. (2005). *Le temps des servitudes.* Rennes : PUR.

Ebersold, S. (2002). « Le champ du handicap, ses enjeux et ses mutations: du désavantage à la participation sociale ». *Handicap-Revue de sciences humaines et sociales, 94-95,* avril-septembre, 149-164.

Elias, N., Scotson, J.L. (1997). *Logiques de l'exclusion.* Paris : Fayard.

Esnar, C. (1998). Les représentations sociales du handicap mental chez les professionnels médico-sociaux. *Revue européenne du handicap mental, 5,* 10-23.

Fassiaux, P. (2003). Handicap et image de soi: Psychologie du corps à l'image de soi. *Soins pédiatrie – puériculture, 211,* 16-19.

Fletcher, D., Zames, F. (2001). *The disability Rights Movement: from charity to confrontation.* Philadelphia : Temple University Press.

Fougeyrollas, P. (2001). Le processus de production du handicap: l'expérience québécoise. In De Fougeyrollas, P. (2002). *L'évolution conceptuelle internationale dans le champ du handicap. Enjeux socio-politiques et contributions québécoises* », *Pistes,* vol.4, n° 2, nov.

Gardou, Ch. (1997). Les handicapés exilés sur le seuil. *Revue européenne du handicap mental, 4*(14), 6-17.

Gardou, C. (2005). *Fragments sur le handicap et la vulnérabilité.* Ramonvilles St-Agne : Erès.

Giraud, F. (2004). *Rapport d'évaluation des politiques de santé*, présenté au Sénat le 21 juin 2004, OPEPS, n° 363.

Girard, R. (1972). *La violence et le sacré.* Paris : Grasset.

Goffman, E. (1975). *Stigmate.* Paris : Editions de Minuit.

Howarth, A., Jones, D. (1999). Transcultural Occupational Therapy in the United Kingdom: Concepts and Research. *British Journal of Occupational Therapy, 62*(10).

Hughes, B., Paterson, K. (1997). « The social model of disability and the disappearing body: towards a sociology of impairment ». *Disability & Society, 12*(3), 325-340.

Kristeva, J. (2003). *Lettre au Président de la République sur les citoyens en situation de Handicap, à l'usage de ceux qui le sont et de ceux qui ne le sont pas.* Paris : Fayard.

Màlouf, A. (1998) *Les idées meurtrières.* Paris : Grasset.

Margot-Catin, P. (2003). Autonomie et Environnement: de l'accessibilité au Design Universel, in *Actes du 2e Symposium Romand d'Ergothérapie*, Puzzle Consulting Sarl, Bollion.

Memery, L. (2003). *L'insertion: plaidoyer pour une clinique anthropologique.* Paris : L'Harmattan.

Morvan, J.-S., Paicheler, H. (1993). *Représentations et handicaps: vers une clarification des concepts et des méthodes.* Paris : CTNERHI.

Morin, E. (1990). *Introduction à la pensée complexe.* Paris : ESF.

Murphy R., (1987). *Vivre à corps perdu*, Paris, Plon.

Nagi, S. (1965). « Some conceptual issues in disability and rehabilitation ». In Sussman, M. (Ed.), *Sociology and Rehabilitation* (pp. 000-000). Washington DC : American Sociological Association.

Neuburger, R. (1984). *L'autre demande.* Paris : ESF.

Oliver, M. (1983). *Social Work and Disabled People.* Basingstoke : Macmillan.

ONU (1982). *Programme mondial d'action pour les personnes handicapées,* Résolution 37/52.1/, Assemblée générale des Nations Unies, 3 déc.

ONU (1993). *Règles standard d'égalisation des chances des handicapés,* Résolution 48/96 du 20 décembre.

Pearlin, L.I., Zarit, S.H. (2002). *Personal control in social and life course contexts.* Ed. Springer Pub.

Priestley, M. (1998). Constructions and creations: idealism, materialism and disability theory. *Disability & Society, 13*(1), 75-94.

Priestley, M. (2003). *Disability: A Life COurse Approch.* Oxford : Blackwell.

Ravaud, J.-F., Didier, J.P., Aussilloux, C., Aymes, S. (1997). *De la différence à la réinsertion: recherches sur les handicaps et les personnes handicapées.* Paris : Inserm.

Ravaud, J-F. (2001). Vers un modèle social du handicap. In De Riedmatten, R. (dir.), *Une nouvelle approche de la différence : comment repenser le handicap* (pp. 55-68). Genève : Médecine et Hygiène.

Riedmatten, R. (2001). *Une nouvelle approche de la différence : comment repenser le handicap* (pp. 101-122). Genève : Médecine et Hygiène.

Rodriguez, P. (1995). La solidarité contre l'exclusion. *Journal des psychologues, 130*, 21-25.

Rohmer, O., Louvet, E. (2000). Juger des personnes handicapées physiques : le rôle de la familiarité avec le handicap. *Journal d'Ergothérapie, 22,* 3, 125-130.

Servais, P. (2001). *Handicap et famille : à la recherche du sens.* Louvain La Neuve.

Spicher, C. (2001). Le processus de production du handicap en Suisse. In De Riedmatten, R. (dir.), *Une nouvelle approche de la différence : comment repenser le handicap* (pp. 155-169). Genève : Médecine et Hygiène.

Sobsey, D. (1994). *Violence and Abuse in the lives of People with Disabilities : The End of Silent Acceptance ?* Baltimore : Paul H. Brookes Publishing Co.

Sobsey, D., Wolbring, G. (1993). U.S. National Center on Child Abuse and Neglect. *Child Abuse and Disability, Rehabilitation Digest,* Toronto, mars 1996, 11.

Sontag, S. (1979). *La maladie comme métaphore/Essai.* Paris : Seuil.

Stiker, H.-J. (2000). *Pour le débat démocratique : la question du handicap.* Paris : Ctnerhi.

Stiker, H.-J. (2005) [2002]. *Corps infirmes et société : essais d'anthropologie historique.* Paris : Dunod.

Taylor, A.-C. (1991). Ethnie. In Bonté, P., Isard, M. (Eds.), *Dictionnaire de l'ethnologie et de l'anthropologie* (pp. 242-244). Paris : PUF.

Turpin, P. (1996). Discriminations compensatoires, discriminations dites « positives » & politiques d'intégration. *Handicaps & inadaptations, les cahiers du Ctnerhi, 71*, 80-88.

UPIAS. Union of Physically Impaired Against Segregation/Disability Alliance, (1976). *Fundamental Principles of Disability.* London : UPIAS/Disability Alliance.

Van Gennep, A. (1909). *Les rites de passage. Etude systématique des rites.* Paris : Picard.

Ville, I., Ravaud, J.F. (1994). Représentation de soi et traitement social du handicap : l'intérêt d'une approche socio-constructiviste. *Sciences sociales et santé, 12*, 1, 7-30.

Ville, I., Ravaud, J.-F. (2003). Personnes handicapées et situations de handicap. *Problèmes politiques et sociaux, 892.* Paris : La documentation Française.

Wagner, C. (2006). *Profession ergothérapeute.* Paris : L'Harmattan.

Collection ergothérapies
Nouveau guide de pratique en ergothérapie : entre concepts et réalités
Coordonnateur : J.-M. CAIRE
Solal, éditeur, Marseille - 2008.

E. TROUVÉ
A. DEFAQUE
G. GABLE
N. SÈVE-FERRIEU

CHAPITRE 3

HISTOIRE DE L'ERGOTHÉRAPIE

INTRODUCTION

Au moment où l'ergothérapie assume ses cinquante années d'existence en France et devant de grands changements sociaux et sociétaux, il est intéressant de reconsidérer nos origines, d'apprécier le chemin accompli et de mesurer l'existant afin de déterminer avec le plus d'objectivité possible les changements réalisables et construire une ergothérapie moderne, répondant aux besoins de santé de la population, l'histoire nous permettant peut-être de mieux construire l'avenir.

LES PRÉMICES DE L'ERGOTHÉRAPIE

Nicole SÈVE-FERRIEU, Gabriel GABLE

« *Les vertus de l'activité sont reconnues et utilisées bien avant la naissance de l'art ergothérapique. Dans l'Antiquité, les Chinois en l'an 2600 avant J.-C. pensent que la maladie est causée par l'inactivité et préconisent l'exercice physique pour maintenir la santé* » (Hopkins, 1983). « *Les Egyptiens en l'an 2000 avant J.-C. reconnaissent que l'occupation est bienfaisante pour les malades mentaux, ils organisent dans leurs temples des jeux pour les malades atteints de mélancolie* » (Tosquelles, 1967; Dubochet., Fragniére, 1979). « *En 776 avant J.-C., l'entraînement physique est considéré comme indispensable à l'épanouissement de l'individu chez les Grecs. Hippocrate (460-377 av J.-C.), père de la médecine, souligne le lien entre « corps et esprit » dans tout traitement, traite des malades et non des maladies, décrit les vertus de l'exercice qui maintient la mobilité articulaire, redonne la puissance au muscle affaibli, accélère la convalescence et améliore le psychisme* » (Delorme, 1985 ; Dubochet,

Fragniére, 1979). Au Moyen Age « *Cette longue période où le "savoir" ne se distingue pas du "croire" reste l'âge de la Chrétienté et a donné pour longtemps à la médecine son aspect "d'Ars caritativa". (L'idéal chrétien est de travailler dans l'humilité...) La charité devient la priorité du chrétien. L'éveil évangélique du* XIIe *siècle (Chaunu) édifie en grand nombre d'hôpitaux, qui s'entourent souvent d'une ferme agricole, ferme modèle où saint Bernard de Clervaux (1090 -1153) applique la règle de saint Benoît de Nurcie (480-547) : hospitalité et travail manuel.* » (Defer *et al.*, 1975). Au XVIe siècle, la population des pauvres ne cesse de croître (1/5 de la population). « *Après la création de l'hôpital général à Paris en 1656, les institutions vont se multiplier ; 5 à 10 pour cent des séquestrés à la fin de l'ancien régime le sont pour maladie mentale. C'est à l'hôpital que « le travail devient la forme principale de l'éducation sociale et de l'insertion des individus.* » (Geremek, 1987 ; Defer *et al.*, 1975). Pour la première fois en 1780, Tissot, chirurgien de Louis XVI, écrit dans son *Manuel de gymnastique médicinale et chirurgicale* que les indications et modalités de rééducation des déficiences de l'appareil locomoteur sont « *mille jeux, occupations ou métiers* ». Qui plus est, il spécifie que « *ce n'est jamais que d'après la connaissance approfondie des symptômes et des accidents, qu'il (le chirurgien) peut faire son choix ou imaginer son moyen* » (Mosey, 1971). En 1809, Pinel, médecin chef à la Salpêtrière, condamne tout d'abord les pratiques de maltraitance des malades dans les hospices, ironise sur les moyens de répression et pense qu'« *il importe surtout que les aliénés soient dirigés par des principes d'humanité et les résultats d'une expérience éclairée* ». Mais il préconise surtout, dans son *Traité médico-philosophique sur l'aliénation mentale*, « *les exercices du corps variés (qui peuvent être "un mouvement récréatif") ou application à un travail mécanique, loi fondamentale de tout hospice d'Aliénés* ». Alors que les recommandations de Tissot ne seront suivies d'aucun effet, les responsables des asiles psychiatriques, tel Jean-Martin Charcot à l'hôpital de la Salpêtrière en 1848 (Pierquin *et al.*, 1956), traduiront celles de Pinel par le désenchaînement des aliénés et par la participation des malades aux travaux d'entretiens (Delorme, 1985).

NAISSANCE DE L'ERGOTHÉRAPIE

Gabriel GABLE

A partir de 1900, plusieurs individus s'inspirent des principes de base du traitement moral, introduit en France par Pinel. Ainsi, par leur travail et leur réflexion, ils donnent naissance à une nouvelle profession : l'ergothérapie. Plusieurs médecins, J. Hall, A. Meyer et W. Rush Dunton Jr, mécontents du modèle utilisé en psychiatrie à cette époque, renouent avec l'activité comme modalité thérapeutique. Par ailleurs, Susan E. Tracy, Herbert, Eleanor Clarke Slagle et George Edward Barton, de formations différentes, reconnaissent et utilisent les bienfaits de l'activité dans différents contextes. La pratique ergothérapique voit le jour et s'exerce principalement en psychiatrie (Therriault, Collard, 1987). J. Hall, médecin psychiatre, reçoit l'accord en 1906 du « Fonds de protection de l'université d'Harvard » d'initier une étude pour le traitement de la neurasthénie par l'utilisation d'activités manuelles graduées et progressives (Reed, 1984). En 1910, il développe un programme thérapeutique appelé « cure de travail », en lieu et place de l'alitement communément prescrit pour les patients chroniques (Driessen, 1997). Dans un sanatorium à Marblehead dans le Massachusetts, il développe, utilise et commence à valider avec succès son traitement par « cure de travail ». Adolph Meyer, médecin et professeur de psychiatrie, est considéré comme un des fondateurs de la profession. Il s'oppose très fortement à la médecine réductionniste de son époque et aussi à sa conception de la maladie. Meyer considère la personne humaine comme un être global, il étudie l'homme en fonction de ses rythmes et de ses activités et de l'équilibre qui existe entre ces éléments (Hopkins, 1984). Il écrit en 1922 que l'organisme humain possède un fonctionnement occupationnel et celui-ci réfère à une unité essentielle du corps et de l'esprit. Kielhofner et Burke (Kielhofner, 1977; 1980) rapportent que Meyer a formulé une théorie selon laquelle l'homme est un organisme psychologique et biologique interagissant avec l'environnement social. Sa vision de l'utilisation de l'activité auprès du malade mental est très globale. « *Le plaisir propre de l'activité, le sentiment d'accomplir quelque chose de constructif et la sensation de ses mains au travail stimulent l'intérêt et amènent chez le patient une meilleure prise de conscience de la réalité* » (Meyer, 1977). William Rush Dunton Jr, médecin psychiatre, reconnaît les bienfaits de l'activité auprès de ses patients. Il est également considéré comme un des fondateurs de la profession. Il publie de très nombreux ouvrages, plus de cent vingts, sur l'ergothérapie et édite le journal officiel de la profession pendant vingt et un ans (Bing, 1981). En 1915 il écrit le livre *Occupational Therapy - A Manual for Nurses* qui est considéré comme le plus complet de son époque (Hopkins, 1984). Pour Dunton, l'activité a pour but de divertir l'attention, de rééduquer les processus mentaux, de concentrer son intérêt sur un passe-temps qui sert d'échappatoire à la maladie et permet d'expérimenter des situations de compétence (Bing, 1981 ; Hopkins, 1984). Il encourage l'activité autant pour les malades mentaux que pour ceux atteints d'une déficience physique. Susan E. Tracy, lors de sa formation d'infirmière en 1905, observe les effets bénéfiques de l'activité sur ses patients. Elle est considérée comme la première ergothérapeute. Son expérience débute en psychiatrie et rapidement elle instaure un cours pour former des professeurs d'activités artisanales sélectionnés parmi des artisans. Plus tard, il s'avère que les infirmières qui possèdent déjà une formation médicale sont les plus aptes à répondre à tous les besoins du malade (Hopkins, 1984). A la suite de son travail avec plusieurs types de clientèle, Tracy publie en 1918 un livre décrivant son expérience de la thérapie par l'occupation (Bing, 1981). Eleanor Clarke Slagle a reçu une formation de travailleuse sociale. Très rapidement elle s'intéresse à la thérapie par l'occupation. Elle développe une méthode de traitement basée sur l'activité appelée « L'entraînement aux habitudes », qui se structure à partir de l'idée que notre vie est faite en très grande partie d'habitudes. Cette démarche repose sur la philosophie de Meyer qui tend à créer un équilibre entre le travail, le repos et le jeu. Ayant d'abord expérimenté l'activité auprès des malades mentaux, Eleanor Clarke Slagle suggère à l'armée américaine « *d'instaurer des programmes d'activité dans les hôpitaux militaires, afin de permettre aux blessés d'occuper leur temps lors de leur convalescence* » (Hopkins, 1984 ; Therriault *et al.*, 1987). George Edward Barton est architecte et devient un des grands défenseurs de la thérapie par l'activité suite à une tuberculose et une longue convalescence. Il s'implique dans l'organisation d'une institution pour convalescents située à New York. Il publie de nombreux textes et donne plusieurs conférences. Bing et Hopkins (Bing, 1981 ; Hopkins, 1984) rapportent que sa plus grande contribution à la réémergence du traitement moral fut sa conscience des effets thérapeutiques de l'activité pour la reconstruction et la rééducation des facultés physiques. Des idées de ces personnes, sont nées et se sont développées les principaux concepts de base de l'ergothérapie en psychiatrie puis ensuite en médecine physique.

Eleanor Clarke Slagle poursuit son action en dirigeant la première école d'ergothérapie à Chicago en 1914. Susan Tracy (Bing, 2001), s'occupe des blessés de guerre à l'hôpital des Invalides à Paris. Elle montre dans un ouvrage publié en 1918 que l'activité permet à l'homme blessé dans sa chair et son esprit de retrouver sa dignité. Elle forme les infirmières à la thérapie par l'occupation. « *La première guerre mondiale, la sévère épidémie de poliomyélite en 1916, les accidentés du travail et l'utilisation sauvage de l'automobile contribuent au besoin de nouvelles méthodes d'entraînement des séquelles de ces nouveaux malades ou blessés... Le concept de l'Ergothérapie en réadaptation est un des moyens utilisés pour réactiver le mental, la motivation des malades, les "membres" du vétéran, les plaçant sur le chemin du réentraînement professionnel* » (Pierquin *et al.*, 1980).

En France, en 1917, le Dr Koindjy à l'Hôpital Salpêtrière ouvre un service de rééducation fonctionnelle par le travail pour les blessés militaires (Gauthier et Tardif, 1996). Ces terribles années de guerre ont été aussi marquées par le développement de nouvelles techniques et des connaissances dans le domaine du traitement des dysfonctions physiques. La valeur de l'ergothérapie en rééducation fonctionnelle est reconnue. Elle prend alors une orientation scientifique en tenant compte des connaissances anatomopathologiques et neurophysiologiques (Pibarot, 1978 ; Therriault, Collard, 1987).

« La naissance de la réadaptation... se situe après la première guerre mondiale, devant l'afflux des mutilés et autres victimes... Héros et invalides à la fois, ils méritent le respect et la considération... ils ont le droit de bénéficier d'une nouvelle chance, [celle] de se "re-adapter" » (De Jouvencel, Hamonet, 2003).

Si la naissance de l'ergothérapie se situe aux Etat-Unis à partir des années 1900, si la première guerre mondiale lui permet de dépasser la psychiatrie, l'entre-deux-guerres est l'occasion pour elle d'asseoir son existence et sa formation. En 1920, Mme Jean Hampsen, médecin, crée au Canada un programme de rééducation destiné aux enfants infirmes moteurs cérébraux. En 1923, l'association américaine des ergothérapeutes établit les standards minimum de formation « *afin d'uniformiser l'enseignement et de structurer les nouveaux programmes* ». Entre 1928 et 1930, sept écoles s'ouvrent aux USA, au Canada et en Angleterre. En France, *« ce n'est plus la pauvreté qui déclanche l'assistance, mais la maladie, l'âge... Le médecin devient un expert de plus en plus fréquemment sollicité... L'assistance nouvelle accorde à la santé et à ceux qui sont censés la rétablir, une place centrale... Plus que jamais, la médecine paraît la science la plus apte à gérer le social. »* (Gueslin, Guillaume, 1992). *« Le gonflement des infirmes et des incurables... traduit le drame d'une médecine qui sait empêcher la mort, sans toujours guérir complètement... Les malades occupent incontestablement la seconde place »* (Gueslin, Guillaume, 1992).

Entre 1940 et 1945, les entreprises développent leur rentabilité par une « discipline du travail [qui] passe par la mise en place d'un système complexe de récompenses/sanctions » (Gueslin, Guillaume, 1992). La seconde guerre mondiale verra rejaillir le spectre de la représentation du handicapé comme véhicule d'une image péjorative de la société, inférieure physiquement ou psychologiquement. Bien que dans les textes, le gouvernement de Vichy n'ait pas laminé la situation des personnes handicapées, il en sera tout autrement dans la réalité. Michel Chauvière souligne que la politique publique de l'enfance inadaptée débutera réellement en 1943 sous l'impulsion du gouvernement de Vichy (Chauvière, 2000). Le docteur Lucien Bonafé écrit que 40 000 malades mentaux *« furent exterminés dans les hôpitaux psychiatriques par la faim et le froid ».* A cette époque naît *« l'idée que de toutes les machines de l'industrie, la machine humaine est la plus coûteuse et par conséquent celle dont l'entretien demande le maximum de soin »* (Gueslin, Guillaume, 1992).

En 1945, la création de la sécurité sociale et le développement de l'hygiène vont apporter une protection sociale pour tous, et dans le même temps, les secteurs de rééducation commencent à se développer. En 1947, Hellen S. Willard et Clare S. Spackmann publient le premier livre écrit sur l'ergothérapie par des ergothérapeutes. Spackman fournit dans cet ouvrage des informations sur l'évaluation et le traitement des patients présentant une dysfonction physique. Il retrace l'histoire de la pratique en médecine physique et mentionne : *« l'ergothérapie traite les patients par l'utilisation d'une activité constructive qui place le patient dans une situation semblable à une activité de travail ou de la vie quotidienne* » (Spackmann, 1978). Durant les années 1942 à 1960, les ergothérapeutes élargissent leur technique. Ils sont impliqués dans l'entraînement à l'utilisation des prothèses, dans la fabrication d'orthèses, l'entraînement aux activités de vie quotidienne, l'entraînement à l'effort, l'évaluation, les expériences avec les techniques de facilitation (Mosey, 1971). L'accent est mis sur le rôle technique de l'ergothérapie plutôt que sur l'aspect théorique.

« ... *Au lendemain de la guerre la volonté des médecins des hôpitaux psychiatriques de traiter le malade sans qu'il soit retranché pour un temps indéfini de la société dont il est membre, nécessite d'abord une prise de conscience.* » La grande misère des hôpitaux psychiatriques est exposée dans le quotidien *Le Monde* du 10 février 1948. « Misère de la psychiatrie » est le thème de la revue *Esprit* de décembre 1952. Tosquelles y rédige un article intitulé « La société vécue par les malades psychiques » et souhaite la transformation de l'institution en véritable instrument thérapeutique.

Peu à peu la relation au travail change dans la société, la pénibilité physique diminue du fait des progrès technologiques et scientifiques et du fait que les entreprises attribuent les travaux les plus difficiles à une main-d'œuvre étrangère voire délocalisent vers les pays les plus pauvres. Le secteur tertiaire se développe et requiert d'autres formes de travail qui sont investies massivement par les femmes d'autant qu'elles gagnent une plus grande maîtrise de leur fécondité. L'espérance de vie augmente, accompagnée d'un meilleur état de santé de manière générale.

En revanche, après le taylorisme et son organisation scientifique du travail, le fordisme et sa production de masse, le toyotisme prône les flux tendus, les 5 zéros (zéro stock, zéro défaut, zéro papier, zéro panne, zéro délai) et la qualité. Apparaît en contrepoint l'accroissement des troubles musculo-squelettiques, des troubles mentaux et du burn-out (Thébaud-Mony, 2007). Au même moment, les courants écologiques apportent la réflexion sur la qualité et la pérennité de l'environnement. Jamais ne furent autant associées les notions de santé, de travail et d'environnement, alors que « *Le travail et le concept de santé sont au cœur de la conception de l'ergothérapie* » (Botokro, 2006).

Les sciences médicales se développent et trois approches se dessinent.

L'approche biomécanique considère que la performance dépend de l'intégrité du système corporel (appareil musculo-squelettique, système nerveux, organes des sens...) et que la mécanique est le support de l'activité motrice et fonctionnelle. Développée particulièrement par les kinésithérapeutes pour son objectif de réparation, la prise en charge thérapeutique s'oriente également vers la globalité et l'acquisition de l'indépendance. Puisque l'activité implique le geste et met en œuvre la mécanique du mouvement, il convient que, « *grâce à ses études et à son expérience, l'ergothérapeute connai(sse) l'effet des activités sur le fonctionnement physique* ». « *Le choix de l'activité thérapeutique par confrontation (entre)... l'examen du handicapé... (et) la connaissance du travail ou de l'occupation* » permet la rééducation du système déficitaire de façon pragmatique (Pierquin *et al.*, 1980). S'il reste des séquelles, il convient de trouver des compensations. Cette approche poursuivra son avancée scientifique et prouvera son efficacité dans de nombreuses publications.

L'approche neurophysiologique, avec les sciences cognitives, s'intéresse au traitement de l'information, apparaissant dans les années 50 avec la naissance de l'informatique et de l'intelligence artificielle. Elles modifient la compréhension du fonctionnement de l'homme qui devient *« un être structuré et actif formé par son propre programme générique et l'auto-organisation de ses catégories mentales en interaction avec l'environnement »* (Gauthier, Tardif, 1996). Les connaissances neurophysiologiques permettent de poser les liens entre le comportement occupationnel de l'homme, qu'il s'agisse d'activités de la vie quotidienne, de loisirs ou d'activités professionnelles, et l'activité cérébrale. L'ergothérapie y développera sa place puisqu'*« il s'agit d'une rééducation allant au-delà des troubles moteurs, car le geste traduit la qualité ou l'insuffisance de toutes nos fonctions nerveuses et psychiques »* (Pierquin *et al.*, 1980).

L'approche psychodynamique : jusque dans les années 50, l'objectif de l'ergothérapie en psychiatrie est la mise au travail. Les ateliers sont à visée occupationnelle et proposent des activités manuelles, artisanales et professionnelles. Le but est que les patients « fassent quelque chose », qu'ils s'occupent et qu'ils « arrivent à travailler » puisque telle est leur incapacité. L'apparition des neuroleptiques et l'apport psychanalytique permettent une modification du regard porté sur les aliénés, et progressivement celle de l'objectif général des prises en charge qui devient thérapeutique : le monde de la psychiatrie recherche le maintien des capacités relationnelles et des acquis en terme d'activité. La sectorisation, dans les années 70, préconise par ailleurs que ces objectifs soient réalisés au plus près du lieu de vie. Dès cet instant, trois données transforment ce secteur professionnel. L'activité devient tout d'abord un médiateur, un support pour atteindre un objectif, et non une fin en soi. Ensuite, le dispositif d'intervention se modifie : les ateliers polyvalents tendent à disparaître au profit de la création de groupes thérapeutiques et de suivis individuels. Enfin, le processus d'intervention s'élabore : les médiateurs se diversifient et la médiation s'envisage comme un processus thérapeutique à travers l'objet et la relation.

Quelle que soit l'approche thérapeutique, l'ergothérapeute prend place dans les services de rééducation fonctionnelle et dans les hôpitaux psychiatriques. Se dégageant de la seule notion de travail, l'ergothérapie s'oriente vers la réparation et la compensation des déficits. En devenant progressivement la spécialiste de l'analyse de l'activité, elle passe du « faire » [produire] à « l'agir » [être en action] dans un objectif d'indépendance et d'autonomie. *« C'est l'activité en elle-même qui devient thérapeutique »* (Botokro, 2006). Le besoin d'ergothérapie en réadaptation émerge en France au point que les écoles de Nancy et de Paris sont créées en 1954 à l'initiative des professeurs Pierquin, Hindermeyer et Fèvre. C'est à cette époque (1952) que l'ergothérapie devient officielle grâce à la fondation de la World Federation of Occupational Therapy (WFOT), que la France rejoindra en 1964.

L'ERGOTHÉRAPIE EN FRANCE À PARTIR DES ANNÉES 60

Nicole SÈVE-FERRIEU, Eric TROUVÉ

L'évolution de l'ergothérapie se poursuit à travers un double chemin, le premier étant conceptuel, le second, contractuel.

LE CHEMIN CONCEPTUEL

L'histoire de l'ergothérapie en France ne peut pas être dissociée de son développement mondial. Les gouvernements français successifs accordent peu d'attention aux ergothérapeutes qui s'interrogent sur la traduction francophone du terme « Occupational therapy ». « Occupational » évoque spontanément « occupation », or pour nous Français, « occuper un malade » est synonyme d'occuper un lieu et de le paralyser (Barta, 1976). L'étymologie grecque εργου (action) semble plus appropriée pour parler de l'action de l'ergothérapie dans la santé. La fin des années 1970 est marquée par la remise en cause de la pratique de l'ergothérapie selon le modèle biomédical. Plusieurs auteurs reconnaissent sans équivoque un malaise au sein de la profession à travers leurs écrits (Barris, 1984; Christiansen, 1981; Kielhofner et Burke, 1977 et 1983; Shannon, 1977). Kielhofner et Burke (1977) rappellent que ce n'est pas le manque de connaissances qui est contesté, mais plutôt l'absence d'un cadre théorique permettant l'intégration et l'organisation de l'ensemble des connaissances en un tout cohérent... Le modèle réductionniste est délaissé pour l'adoption d'un modèle systémique fondé sur la théorie des systèmes généraux (Forget, 1983). Comme le souligne Etienne, *« En analysant nous perdons le sens de la nature de l'être humain. Nous avons cru qu'en disséquant l'homme et l'univers en parties analysables, nous saurions mieux comprendre le tout. Nous avons tout simplement oublié qu'il y a un tout »* (1984). L'adoption d'un modèle systémique plutôt qu'atomiste suscite donc l'émergence de plusieurs autres modèles ergothérapiques. Comme le souligne Forget (1983), c'est ainsi qu'apparaissent le modèle écologique (Howe et Briggs, 1982), le modèle des réponses adaptatives (King, 1978), le modèle de l'adaptation temporelle (Kielhofner, 1977), le modèle travail-jeu (Shannon, 1977), le modèle du comportement occupationnel (Clark, 1979), et le modèle de l'occupation humaine (Kielhofner, 1985). L'Organisation Mondiale de la Santé travaille dès 1970 pour proposer en 1988 et 1997 des travaux qui aboutissent en 2001 à la Classification internationale du fonctionnement, du handicap et de la santé (OMS, 1988; 1997; 2201). Patrick Fougeyrollas, anthropologue canadien, s'empare de la double conception du handicap (individuel et social) pour publier, en 1996, le Processus de Production de Handicap où le point fort est mis sur l'interaction entre la personne (déficiences et incapacités), ses habitudes de vie et son environnement (Fougeyrollas, 1996). En parallèle, Kielhofner propose en 1995 le Modèle de l'Occupation Humaine (Morel-Bracq, 2005), permettant de comprendre que *« l'activité humaine est à la fois le produit et le processus résultant de l'équilibre dynamique généré par (trois) sous-systèmes »*, ceux de la volition, de l'habituation et des capacités de rendement, eux-mêmes en phase avec l'environnement. Dès lors les modèles font leur apparition dans le cheminement thérapeutique des ergothérapeutes français. Elaborés sur la base des écoles de pensée, ils se déclinent en modèles généraux dans lesquels peuvent s'insérer des modèles appliqués (Morel-Bracq, 2005). Ils permettent aux professionnels d'organiser leur recueil de données en des « *tout* » signifiants pour mettre en place des projets d'accompagnement adaptés.

Initiée dans les années 60, l'évolution de l'hôpital demandera 30 ans pour que la réforme hospitalière[1] voie le jour. L'Agence Nationale d'Accréditation et de l'Evaluation de la Santé (ANAES) créée en octobre 97, puis la Haute Autorité de Santé (HAS), conduisent une démarche visant l'amélioration des exercices professionnels et des soins prodigués aux patients *« tout en augmentant la transparence du système de santé »*. L'émergence de *l'evidence based medecine* (médecine fondée sur des preuves)[2] nécessite de poursuivre le travail de conceptualisation de nos pratiques et techniques afin de les valider, ce qui implique une série de mesures dont l'évaluation et la recherche sont au centre. La mise en place d'une comptabilité analytique de l'activité des établissements de soins cherche à rationaliser les coûts de santé dans un contexte d'augmentation continuelle de ceux-ci. Comme toutes les professions paramédicales, l'ergothérapie est bien sûr concernée par ces changements. Ces évolutions induites par la recherche d'une plus grande qualité des prestations et de l'efficience de notre système de santé, entraîneront de profondes mutations dans le secteur de la santé, tant au niveau du fonctionnement des établissements, que de son organisation, de ses pratiques et de sa culture. Elles devraient permettre d'accroître la responsabilité des professionnels et parvenir à des niveaux de compétences supérieurs. Il s'agit sans nul doute d'une opportunité pour l'affirmation professionnelle et scientifique de l'ergothérapie.

LE CHEMIN CONTRACTUEL

L'Association Nationale des Ergothérapeutes (ANFE) est fondée en 1961 à l'initiative de Jacqueline Roux † qui sera sa première Présidente. Longtemps seul organisme représentant les professionnels en France, sa structure en « comités » et « instances » permet aux ergothérapeutes d'être à l'initiative de la majorité des avancées de l'ergothérapie.

Après l'ouverture des écoles de Nancy et Paris en 1954, puis de Lyon en 1965, la création du diplôme d'Etat accompagné d'un programme d'enseignement officiel en 1971, permet celle de cinq nouveaux Instituts. Les ergothérapeutes directeurs techniques (jusqu'en 1998, seul un médecin peut diriger une école) participent au sein du Comité d'Enseignement à la structuration de la

1. Loi n° 91-748 du 31/07/91
2. La lettre d'information de la Haute Autorité de Santé, numéro 7, mai/juin 2007

formation initiale et par là-même à l'orientation de la profession. La pédagogie de Paul Farcy, directeur technique de l'école de Nancy de 1963 à 1990, fondée sur sa connaissance du monde du travail et ses expériences des désadaptés, son bon sens « d'homme de la terre », sa croyance profonde dans les ressources d'adaptation de l'homme influencent le regard de réadaptation porté sur la profession. Marguerite Lemarchand, d'origine anglaise et formatrice à l'école de Paris dès 1958, et Gundvor Houlez, suédoise et responsable de l'école de Montpellier aux côtés du Professeur Simon, apportent leurs connaissances nord-européennes de l'ergothérapie. Maddy Champion†, adjointe du Professeur Hamonet à l'école de Créteil, développe le rôle de la profession en psychiatrie. Marcelle Ridel (Berck), François Lecomte (Paris), Jean-Yves Bausson et Michèle Murie (Rennes) laisseront également leur empreinte sur le développement de la profession. Les réformes du programme s'effectueront en 1990 et 2004. D'autres professionnels initient, au sein de l'ANFE, la formation continue et l'écriture. Le *Journal français d'ergothérapie* voit le jour en 1962. L'Instance Formation Continue, créée en 1978, est suffisamment structurée pour que, outre des stages, Isabelle Pibarot alors responsable, organise le premier Colloque National qui se tiendra à Lyon en novembre 1982. Son thème, « L'activité et la personne âgée », est toujours d'actualité. Cette ergothérapeute, actuellement psychanalyste, et Philippe Vaur, alimenteront par leur pensée et leurs écrits la conception de l'ergothérapie française. La formation continue est à l'heure actuelle développée par la majorité des Instituts de Formation dont en particulier celui de Montpellier qui organise chaque année depuis 1988, le congrès « Expériences en Ergothérapie », dont elle publie les communications chaque année.

C'est en 1973 qu'est créé le Conseil Supérieur des Professions Para-Médicales (CSPPM). Les ergothérapeutes y participent grâce à la représentation de l'ANFE et d'ergothérapeutes syndiqués.

L'ANFE adhère au Concil of Occupational Therapist for the European Countries (COTEC), fédération des associations européennes, en 1986 et participe ainsi au développement de l'ergothérapie en Europe à travers l'uniformisation des pratiques et des formations.

Depuis ses débuts, l'ANFE travaille au développement et à la reconnaissance de la profession et prend part aux principaux travaux conduisant à la réglementation de la profession : le décret d'actes en 1986, le diplôme d'ergothérapeute Moniteur Cadre en 1980, devenu diplôme unique de Cadre de Santé en 1995.

En 1992, l'ANFE s'associe aux associations professionnelles des Masseurs kinésithérapeutes, des Manipulateurs en Electroradiologie et Préparateurs en Pharmacie pour fonder l'UIPARM (Union Inter-Professionnelle des Rééducateurs et Médico-Techniques). Cette fédération, vite rejointe par d'autres associations, répond à la logique de mutualiser les efforts dans le secteur paramédical. Elle répond également à la constitution d'un contrepoids face au lobbying infirmier dans les négociations auprès des tutelles. Ce choix politique a permis à la profession quelques victoires, comme l'inscription des ergothérapeutes au code de la Santé. C'est ainsi que le titre d'ergothérapeute est maintenant protégé.

Dans le cadre de l'activité de ses délégations régionales, l'ANFE initie en 1995 les premières publications d'éducation thérapeutique à destination du grand public (*Vivre son dos au quotidien* et *Vivre son âge au quotidien*). L'association édite en 2000 « Ergothérapie: guide de pratique », recueil de textes posant les bases historiques, conceptuelles et législatives de l'ergothérapie en France. Jusqu'à présent, les livres traitant de l'ergothérapie étaient écrits ou coordonnés par des médecins. *Les modèles conceptuels en ergothérapie* paraissent en 2004. Mais c'est en 2005 que l'ANFE crée un pôle édition au sein de l'association chargé de développer les écrits professionnels en France. Un partenariat avec la société d'édition Solal (Marseille) permet la publication du livre *Ergothérapie en psychiatrie* en 2007 et inaugure une nouvelle ère dans la littérature ergothérapique. Le *Journal d'ergothérapie* se transforme en *ErgOThérapie* en 2001, actuellement édité avec les éditions Solal également.

En 1996, l'ANFE est choisie pour le congrès européen du COTEC qu'elle organisera en 2000 à Paris. Grand succès, cet événement rassemblera plus de 2000 professionnels venus de toute l'Europe et contribuera au positionnement de la pratique française dans une dimension internationale, avec ses valeurs et sa pratique propres.

L'ANFE est aujourd'hui accompagnée d'autres organisations comme le Syndicat des Instituts de Formation en Ergothérapie Français (SIFEF) créé en 1990, celui des ergothérapeutes libéraux (SYNFEL) en 2001, l'Association Française des Ergothérapeutes en Gériatrie (AFEG) en 2002, l'Union Nationale des Associations Etudiantes en Ergothérapie (UNAEE) en 2006.

Le chemin contractuel implique maintenant que les ergothérapeutes œuvrent à réduire autant qu'il est possible la fracture qui se creuse entre la France et les pays nord-américains et européens. Là ou l'accès à l'université et de ce fait à la recherche, existe, la reconnaissance et la nécessité de l'ergothérapie sont des réalités fortes. Ces mêmes revendications émergent en France. La Fédération Mondiale des Ergothérapeutes (WFOT), le réseau Européen des Instituts de Formation en Ergothérapie (ENOTHE) et le Comité Européen des Ergothérapeutes (COTEC) sont des instances avec lesquelles nous devrons collaborer plus que jamais.

L'ERGOTHÉRAPIE AUJOURD'HUI EN FRANCE

Eric TROUVÉ

Les enquêtes réalisées depuis les débuts de l'ergothérapie en France ne permettent pas toujours de lecture comparée, celles-ci étant toutes construites de manière différente et ne développant pas nécessairement les mêmes items. Les chiffres communiqués par la Direction de la Recherche, des Etudes, de l'Evaluation et des Statistiques (DREES) ne permettent de suivre l'évolution de la profession que depuis 2000 grâce au fichier « ADELI » (Automatisation DEs LIstes) du Ministère. Les données de ce fichier sont souvent remises en question, tant il est difficile de s'assurer que tous les ergothérapeutes remplissent leur obligation d'inscription. Le lecteur doit être averti que les données transmises par la DRESS en 2007 et développées ici concernent l'année 2006.

DÉMOGRAPHIE DES ERGOTHÉRAPEUTES

Avec l'augmentation des agréments des instituts de formation en 2001, et la création continue de postes de travail, la population des ergothérapeutes augmente de manière assez conséquente et la profession enregistre l'un des plus forts taux de développement. Ainsi le nombre de professionnels a doublé depuis l'an 2000. On dénombre au 1er janvier 2007, 6155 ergothérapeutes en France (métropole et DOM TOM). Le pourcentage de jeunes professionnels rend l'âge moyen des ergothérapeutes relativement bas, celui-ci s'élevant à 37,4 ans en 2007 (DRESS, 2007).

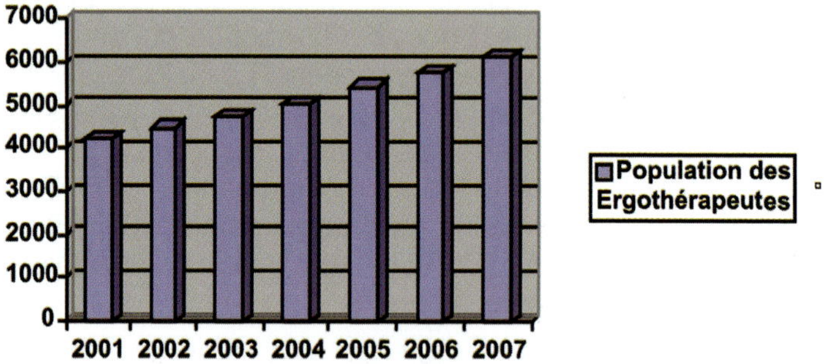

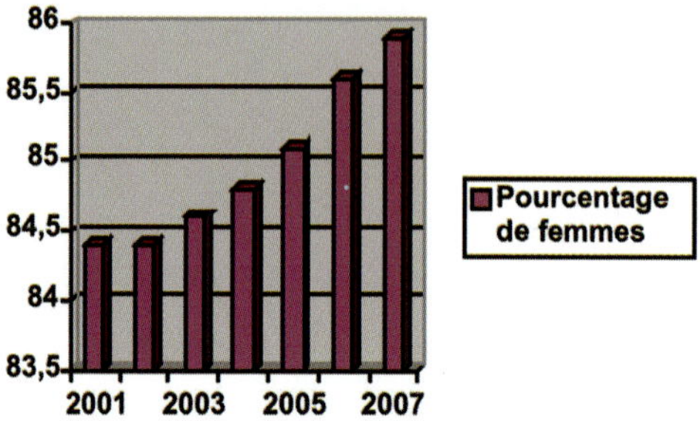

Jusqu'à présent, 350 personnes sont diplômées tous les ans en moyenne en France et une centaine de français sont diplômés en Belgique. Cependant, le changement de législation dans ce pays occasionne une baisse brutale du nombre d'ergothérapeutes français formés, ce qui entraîne une diminution du nombre global de nouveaux professionnels disponibles pour le marché français (Trouve, 2006). De plus, l'étude de la démographie professionnelle nous montre qu'un nombre non négligeable d'ergothérapeutes commence à partir à la retraite, phénomène qui va bien sûr s'intensifier d'année en année. Parallèlement, le nombre de créations de postes ne fléchissant pas pour autant, une pénurie dont l'intensité est plus forte dans certaines régions commence à se faire ressentir (Trouve, 2006). L'assouplissement des règles de libre circulation dans l'espace européen permet à certains établissements de recruter davantage d'ergothérapeutes étrangers, sans que l'ampleur atteigne le phénomène constaté chez nos collègues infirmiers et masseurs kinésithérapeutes.

Comme dans toutes les professions paramédicales, l'ergothérapie se féminise tous les ans davantage. En 2007 le taux avoisine les 86 %. Notons que le pourcentage est plus faible en exercice libéral (83 %) mais plus fort dans les établissements pour personnes âgées (93 %).

La densité des ergothérapeutes a atteint en 2007 les 10 pour 100 000 habitants. La comparaison avec les autres professions paramédicales révèle une disproportion flagrante, difficilement acceptable au regard des besoins de la population handicapée (DRESS, 2007).

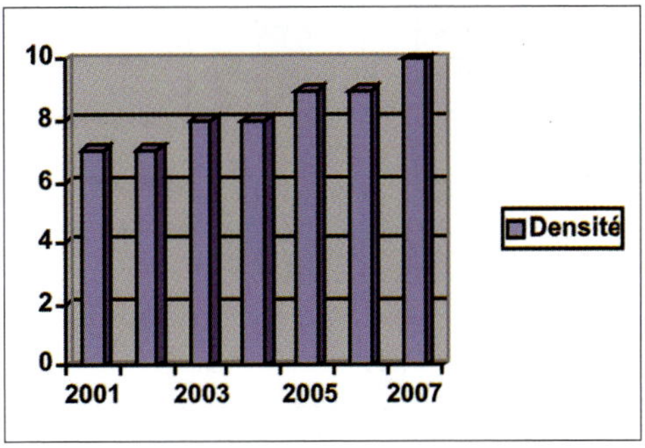

Professions	Densité France Métropolitaine
Infirmiers	785
Masseurs-kinésithérapeutes	102
Manipulateurs radio	42
Orthophonistes	28
Opticiens lunetiers	28
Pédicures podologues	18
Psychomotriciens	11
Ergothérapeutes	10
Orthoptistes	5
Audioprothésistes	3

Le rapport 2005 de l'Observatoire National de la Démographie des Professions de Santé met en évidence que l'ergothérapie est une des professions de santé se développant le plus en France (ONDPS, 2005). Pourtant, la densité des ergothérapeutes présente toujours des variations très importantes selon les pays de l'union européenne. La densité des ergothérapeutes français reste minime au regard des pays européens, notamment la Belgique et les pays nordiques.

Quant à l'implantation géographique, 19 % travaillent en région parisienne, 36 % dans des villes de plus de 100 000 habitants et seulement 9,5 % dans des communes rurales. Cette répartition n'est pas le fait des professionnels, mais de l'implantation des établissements employant des ergothérapeutes. La répartition selon les départements n'est pas homogène, puisque certains sont largement supérieurs à la moyenne nationale et d'autres bien en deçà.

Données 2005	Nombre	Densité
Danemark	5 700	100
Suède	9 400	85
Belgique	6 000	60
Norvège	Non communiqué	45
Allemagne	35 000	42,4
Grande-Bretagne	21 000	35
Luxembourg	139	30
Suisse	2 200	30
Portugal	1 020	10,2
France	5 441	9
Espagne	2 500	7,5
Grèce	770	7
Italie	500	1,15

Densités départementales :

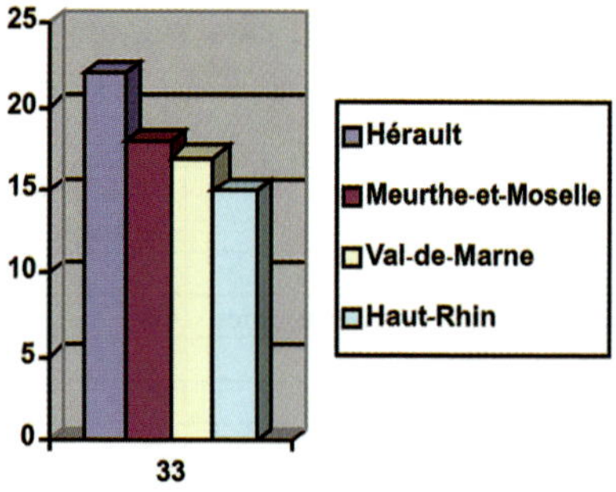

Densités régionales :

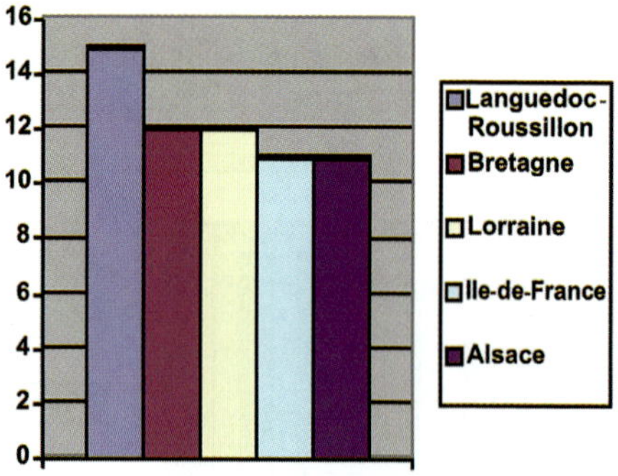

LES SECTEURS D'ACTIVITÉ DES ERGOTHÉRAPEUTES

Les ergothérapeutes travaillent principalement en établissement. Ils sont employés davantage dans des structures de statut public ou participant au service public hospitalier (PSPH). Paradoxalement, peu travaillent en centre hospitalier. On dénombre 147 personnes en exercice libéral inscrites sur les listes ADELI en 2007. Ce chiffre ne reflète sans doute pas la réalité car de nombreux professionnels ne peuvent s'y inscrire pour des raisons techniques. L'apparition de nouvelles catégories dans le répertoire « ADELI » succède à l'augmentation d'ergothérapeutes dans un secteur qu'il devient alors nécessaire de différencier pour plus de visibilité. Ces changements reflètent l'évolution des pratiques. Ainsi apparaissait en 2001 une nouvelle rubrique intitulée « établissement de soins et prévention » ; la rubrique « établissements gériatriques » vient tout juste d'être identifiée. Cependant, il est toujours difficile de savoir ce que ces appellations recouvrent véritablement. Bien que la catégorisation adoptée dans le fichier ADELI ne soit pas complètement explicite, nous pouvons observer depuis sa

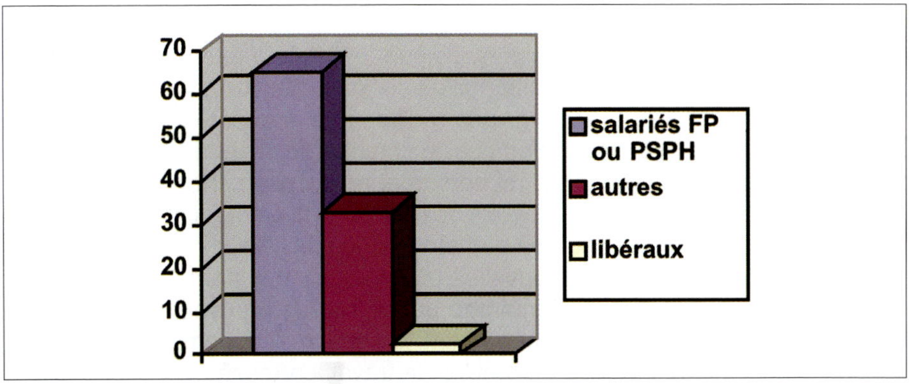

création une augmentation du nombre des ergothérapeutes travaillant auprès des personnes adultes et âgées et une diminution du nombre de ceux intervenant auprès d'enfants. Les données « ADELI » ne permettent pas non plus de mesurer la part d'ergothérapeutes travaillant en santé mentale. Une enquête d'ergothérapeutes nous précisait en 1990 que cette part représentait alors 18 %. Nous sommes convaincus que les postes en psychiatrie augmentent progressivement, mais il est difficile de savoir si la croissance est aussi forte que celle du nombre d'ergothérapeutes en France.

Secteurs d'activité	Estimations ANFE 2007
Rééducation Réadaptation de l'adulte en établissement	40%
Psychiatrie	15%
Gériatrie	15%
Services de soins à domicile	6%
Cadres de santé ou responsables de structure	4,2%
Libéral	3,8
MDPH	1,1%
Technico-commercial	1%

Le développement de nouvelles problématiques dans le domaine de la santé, le rapprochement entre l'action sanitaire et sociale et la reconnaissance de nouveaux besoins nous permettent d'envisager une action de plus en plus importante des ergothérapeutes dans notre société : développement de la psychogériatrie, progrès de la réanimation, augmentation de l'espérance de vie et donc des 3e et 4e âges, intégration scolaire, professionnelle et en milieu ordinaire de vie des personnes handicapées, conception d'une société plus juste pour tous, lutte contre les discriminations… Les ergothérapeutes accompagnent ces évolutions et mettent leurs compétences au service des usagers.

De nouveaux secteurs d'intervention sont explorés actuellement par les professionnels. Ils travaillent dans des lieux de plus en plus diversifiés : hôpitaux, cliniques et centres de réadaptation, hôpitaux de jour, CMP, CATTP, centres pénitentiaires, services de soins à domicile, équipes mobiles, collectivités territoriales, structures d'évaluation et de conseil, centres d'hébergement, fabricants et distributeurs de matériel, associations, libéral, réseaux de soins. Avec satisfaction, nous constatons qu'ils sont amenés à intervenir de plus en plus en milieu ordinaire de vie : cité, milieu scolaire, domicile, travail...

Ses missions peuvent recouvrir des réalités très différentes : thérapie, évaluation, conseil, encadrement d'équipe, animation de réseau, direction d'établissement, formation, expertise, recherche et développement.

Son exercice nécessite des savoirs de plus en plus étendus et demande des compétences très variées : sur les pathologies, les techniques d'évaluation, les techniques d'intervention, les nouvelles technologies, les normes d'hygiène et de sécurité, la pédagogie, la démarche basée sur les preuves, la santé communautaire, la prévention, le management, la gestion, l'économie, l'éducation à la santé, l'accompagnement des familles, le travail en réseau...

Ses modalités d'intervention sont plurielles : salariat, portage salarial, libéral, prestation de services, vacation. Les populations prises en charge sont devenues très disparates : tous les âges de la vie sont représentés. Tous les types de déficiences aussi, qu'ils soient physiques, psychiques, cognitifs, sensoriels et mêmes sociaux. Il convient également de rajouter toutes les personnes à risque dans le cadre des actions de prévention.

L'ERGOTHÉRAPIE EN EUROPE

Annick DEFAQUE

Chaque année, le COTEC (Council of Occupational Therapists for the European Countries) établit un profil de la profession pour chacun des pays membres. Le document, appelé « Summary », est élaboré à partir des renseignements des délégués COTEC nationaux et se présente sous la forme de tableaux. Très utile, il permet de mesurer le développement et les évolutions de la profession en Europe et de procéder à comparaison. Les pays représentés sont au nombre de 27 : Autriche, Belgique, Croatie, Chypre, Tchéquie, Danemark, Estonie, Finlande, France, Allemagne, Grèce, Hongrie, Islande, République d'Irlande, Italie, Lituanie, Luxembourg, Malte, Pays-Bas, Norvège, Portugal, Serbie, Slovénie, Espagne, Suède, Suisse, Royaume-Uni. Nous proposons une lecture comparée à travers plusieurs critères.

DENSITÉ DES ERGOTHÉRAPEUTES

Nous pouvons remarquer que les pays suivants ont une densité très importante (entre 100 et 24 pour 100 000 personnes) : Danemark, Suède, Belgique, Islande, Norvège, Allemagne, Royaume-Uni, Luxembourg, Suisse, Finlande. En revanche force est de constater que les pays latins sont plutôt à la traîne (entre 20 et 3 pour 100 000 personnes). Ils sont accompagnés de quelques autres : Autriche, Irlande, Pays-Bas, Portugal, **France,** Espagne, Grèce, Chypre, Lettonie. La République Tchèque, l'Estonie, l'Italie, la Hongrie, la Serbie, Malte et la Croatie présentent une densité très faible (2 et 0,0001 pour 100 000 personnes) en partie expliquée par une naissance très récente de la profession.

Répartition des ergothérapeutes (OT) pour 100 000 habitants en Europe

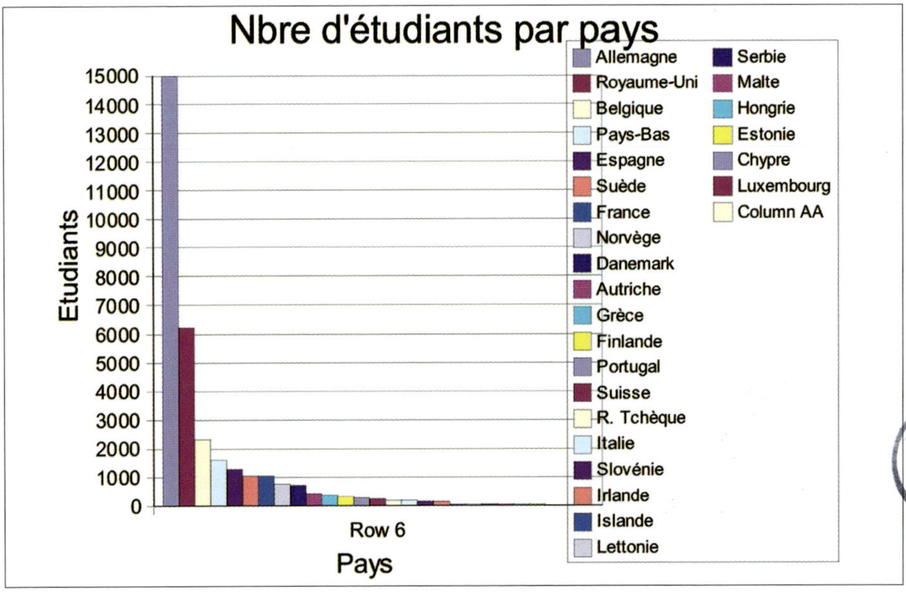

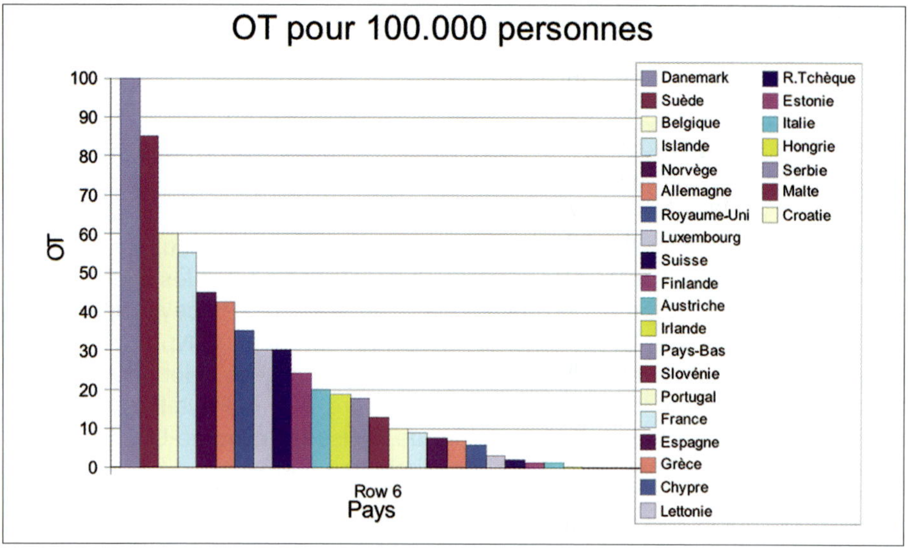

PRATIQUE LIBÉRALE DE L'ERGOTHÉRAPIE

Sans pour autant posséder les pourcentages d'ergothérapeutes exerçant en libéral pour chaque pays, nous pouvons toutefois remarquer que l'Allemagne, la Suisse, la Suède, l'Autriche et le Royaume-Uni possèdent une très forte activité libérale. Il faut également apprécier que de nombreux pays ne présentent pas d'activité libérale.

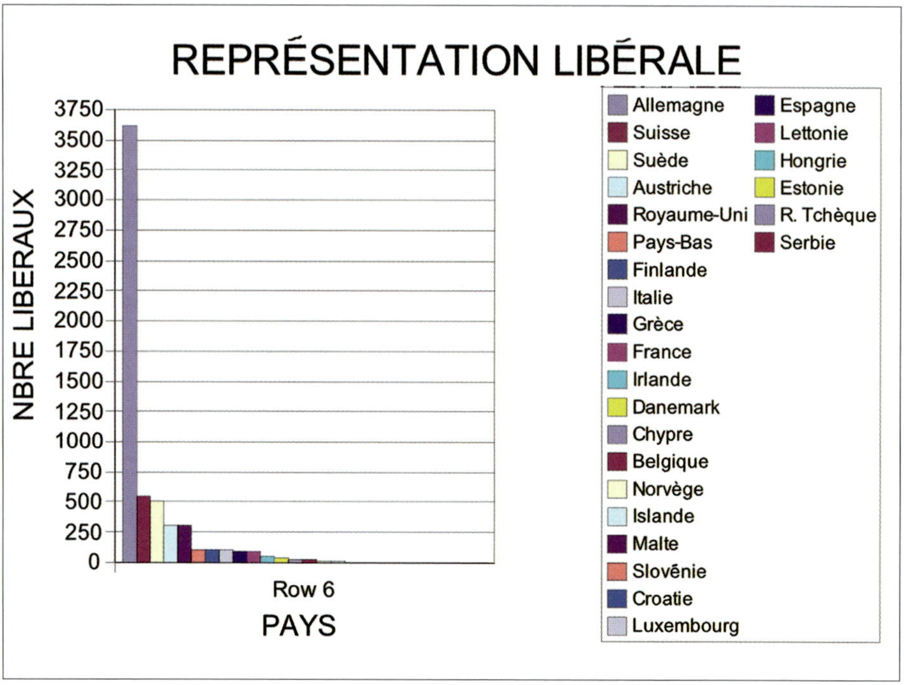

FORMATION

Les chiffres présentés dans le graphique sont un cumul du nombre de tous les étudiants en cours de formation et non le nombre d'étudiants sortant tous les ans. L'Allemagne et le Royaume-Uni sortent nettement du lot (entre 15 000 et 435 étudiants). La Belgique, les Pays-Bas, l'Espagne, la Suède, la France, la Norvège, le Danemark et l'Autriche sont dans une moyenne de 400 à 63 étudiants. Ces chiffres sont bien sûr à rapprocher du nombre d'ergothérapeutes dans chacun de ces pays et du développement de la profession propre à chaque situation.

Le nombre d'années d'études est en général de 3 ans, sauf pour le Portugal et le Royaume-Uni où il peut atteindre 4 ans. La formation clinique est d'au moins 1 000 heures, sauf en Espagne où elle est de 350 heures. L'Allemagne, la France et l'Italie ont une exigence supérieure, puisque les programmes présentent environ 1 600 heures. Un extrait de « Casier judiciaire » est exigé au début de la formation en Allemagne, Belgique et Royaume-Uni. En Allemagne, Belgique, Italie et Royaume-Uni, les ergothérapeutes ont la possibilité d'accéder à un master en ergothérapie. A noter qu'il y a une absence de reconnaissance légale du diplôme d'Etat à Chypre.

RÉGLEMENTATION DE L'EXERCICE DE LA PROFESSION

Un enregistrement est obligatoire en **France (Répertoire ADELI)**, au Portugal, en Suisse et au Royaume-Uni.

Tous les pays reconnaissent le Code Ethique élaboré par COTEC, sauf la France, la Hongrie et le Luxembourg.

Il existe une description officielle des actes en Belgique, France, Italie, Luxembourg, Portugal et Suisse, mais pas en Espagne et au Royaume-Uni. En Allemagne, elle dépend de l'employeur.

Des grilles de salaires normées existent en Belgique, France, Luxembourg, Portugal et Royaume-Uni, mais pas en Italie, Espagne et Suisse. En Allemagne, cela dépend de l'employeur.

SPÉCIFICITÉS

Presque tous les pays situés en Europe du Nord présentent une ergothérapie plus développée. En effet, ils partagent une conception commune de la santé et du handicap très nettement favorable au développement de l'ergothérapie. L'Allemagne présente une situation marginale par rapport aux autres pays. Un grand nombre d'ergothérapeutes y travaillent avec des qualifications très différentes. Les formations ne sont agréées que pour la moitié d'entre elles par la WFOT. Un statut fédéral pour la santé et la formation donne à chaque « région » une certaine autonomie. Sur le plan professionnel, les employeurs ont une certaine liberté quant à la grille des salaires et les prestations. Il est intéressant de remarquer que le Luxembourg, qui a une très bonne représentation, ne possède pour autant pas d'institut de formation, les ergothérapeutes étant formés à l'étranger. La Slovénie est le seul pays de l'Europe de l'Est se situant dans la moyenne des critères de densité, de nombre de libéraux et d'étudiants. Pour conclure, la France semble se situer dans une position moyenne en Europe, distancée par les pays nordiques, mais légèrement devant les autres pays latins et d'Europe de l'Est. Elle est au 16e rang pour la densité, au 10e rang pour l'exercice libéral, et au 7e rang pour le nombre d'étudiants en formation.

CONCLUSION

L'évolution de l'ergothérapie en France est liée aux événements historiques, à l'évolution de l'aide sociale, aux changements de l'organisation du système de soins et aux représentations du handicap et de la santé.

La conception d'une restriction de l'activité (facteur de santé) et de la participation par incapacité du sujet à s'adapter vient aujourd'hui modifier le regard de la société et les contextes réglementaires. Limite de la médecine de réparation et législation pour « *assurer (à la personne en situation de handicap) l'accès... et le maintien dans un cadre ordinaire de scolarité, de travail et de vie* »[3]. Cela modifie notre contexte d'exercice. Mais que sont ces événements et ces lois, si ce n'est les témoins de la désadaptation de l'homme au cours de son histoire, et aux tentatives de réponses sociales successives? Le « baby boom » des années 45-65 se transforme en « papy boom ». Si le temps de travail est remis en question, si le financement des retraites est un dossier ouvert, si la médecine sait aujourd'hui reculer l'heure de la mort, l'inconnu perdure face à certains problèmes de santé et le système de soins ne répond pas aux nombreux besoins de la dépendance. Les ergothérapeutes, à la frontière entre le médical et le social, doivent affirmer la place de l'activité dans une conception de la santé élargie et revendiquer haut et fort leur rôle dans la lutte contre l'exclusion, leur compétence pour accompagner l'autre dans le maintien de son autonomie et de son indépendance, et prendre ainsi leur place dans les situations de rupture.

3. Loi n° 2005-102 du 11/02/05 pour l'égalité des droits et des chances, la participation et la citoyenneté des personnes handicapées.

Les grandes dates de l'ergothérapie en France

1954 - Création des deux premières écoles d'ergothérapie (Nancy et Paris)
1961 - Création de l'ANFE
1962 - Création du *Journal d'ergothérapie* par l'ANFE
1965 - Création de l'école de Lyon
1964 - Adhésion de l'ANFE à la World Federation of Occupational Therapist (WFOT)
1970 - Création de l'école de Montpellier
1971 - Décret instituant le Diplôme d'Etat d'ergothérapeute accompagné d'un programme de formation officiel
1973 - Participation des ergothérapeutes (dont des représentants de l'ANFE) au Conseil Supérieur des Professions Para-Médicales (CSPPM) nouvellement créé
1973 - Création des écoles de Créteil, Rennes et Berck
1974 - Création de l'école de Bordeaux
1978 - Création au sein de l'ANFE du premier Service de Formation Continue pour les ergothérapeutes
1980 - Création du Diplôme de Moniteur Cadre Ergothérapeute
1982 - 1er colloque national des ergothérapeutes organisé par l'ANFE à Lyon
1986 - Adhésion de l'ANFE au Concil of Occupational Therapist for the European Countries (COTEC)
1986 - Publication du Décret d'actes des ergothérapeutes
1988 - Organisation des 1ères Journées « Expériences en ergothérapie » de La Grande-Motte, organisées par l'IFE de Montpellier
1990 - 2e réforme du programme de formation
1992 - L'ANFE fonde avec 3 autres associations l'UIPARM (Union Inter-Professionnelle des Rééducateurs et Médico-Techniques)
1993 - Premières installations d'ergothérapeutes en exercice libéral
1995 - Inscription de l'ergothérapie au Code de la Santé Publique
1995 - Création du Diplôme de Cadre de Santé (remplaçant celui de MCE)
1995 - L'ANFE initie des publications à destination du grand public
1996 - Création du Syndicat National des Directeurs d'Ecoles d'Ergothérapie (SNDEE)
1997 - Proposition par l'ANFE d'un nouveau décret d'actes mais refusé par le ministère
1998 - Création de l'Instance Exercice Libéral au sein de l'ANFE
2000 - Organisation par l'ANFE du congrès européen d'ergothérapie « Ergo 2000 » à Paris
2000 - Création de la « Charte des ergothérapeutes libéraux », signée aujourd'hui par les membres du SYNFEL et de l'ANFE
2000 - Réalisation et édition par l'ANFE de l'ouvrage *Ergothérapie : guide de pratique*
2001 - Transformation du *Journal d'ergothérapie* en une nouvelle revue *ergOThérapies*
2001 - Validation par l'ANAES du « dossier du patient en ergothérapie » présenté par l'ANFE
2001 - Création du syndicat des ergothérapeutes libéraux (SYNFEL)
2002 - Création de l'Association Française des Ergothérapeutes en Gériatrie (AFEG)
2004 - Edition par l'ANFE de l'ouvrage *Les modèles conceptuels en ergothérapie*
2004 - 3e réforme du programme de formation (mise en place du mémoire de fin d'études)
2004 - Passage du SNDEE au Syndicat des Instituts de Formation en Ergothérapie Français (SIFEF)
2006 - Création de l'Union Nationale des Associations d'Etudiants en Ergothérapie (UNAEE)

2006 - Création des associations CAP ERGO, ARFEHGA et APRES

2006 - Politique de développement de nouveaux Instituts de Formation par l'ANFE

2007 - Premières Manifestations étudiantes et professionnelles des ergothérapeutes organisées par l'UNAEE et l'ANFE

2007 - Premières Journées européennes et francophones d'ergothérapie organisées par l'ADERE

2007 - Décret instituant les indemnités de stages et décret portant sur la nouvelle gouvernance des Instituts de Formation

2007 - Décret sur la mise en place du Haut Conseil des Professions Paramédicales

2007 - Mise en place du groupe de travail sur la définition du référentiel métier d'ergothérapeute

2007 - Passage du *Bulletin de Liaison*, outil d'information des adhérents de l'ANFE au *Monde de l'Ergothérapie*

2007 - Signature d'un partenariat avec les éditions Solal

2008 - Premières Assises Nationales de l'Ergothérapie organisées par l'ANFE avec le partenariat des SIFEF, SYNFEL, AFEG, UNAEE, AFEG, CAP ERGO, ARFEHGA et APRES

BIBLIOGRAPHIE

ANFE (2000). *Ergothérapie : guide de pratique.* Arcueil : TMS-ANFE.

ANFE (sous la direction) (1983). *L'activité et la personne âgée.* Lyon : Chronique sociale.

Barris, R. (1984). Toward an image of one's own : sources of variation in the role of occupational therapists in psychosocial practice. *Occup. Ther. J. Res., 4*, 1 : 3.

Barta. (1976). L'Archive Internet des Marxistes, Section française, 19 octobre 1914 - 6 septembre 1976, http://www.marxists.org/francais/barta/index.htm

Berland, Y. (2002). *Rapport sur la démographie des professions de santé*

Bing, R.K., Clarke Slagle, E. (1981). Lectureship – 1981 Occupational therapy revisited a paraphrastic journey. *Am. J. Occup. Ther., 35*, 84 : 99.

Botokro, R. (2006). A travers ses lieux d'exercices et modèles de pratiques, une histoire de l'ergothérapie pour poser les bases de son épistémologie. *ergOThérapies, 21*, TMS-ANFE, 5-13.

Bourrellis, C. (2006). Développement de l'ergothérapie en France de 1780 à 1998 ou des précurseurs aux écrits professionnels d'aujourd'hui. *ergOThérapies, 21,* TMS-ANFE, 33-40.

Chauvière, M. (2000). L'école et le secteur médico-social, naissance d'un contentieux. *L'école face aux Handicaps, éducation spéciale ou éducation intégrative ?* Paris : PUF.

Christiansen, C. (1981). Toward resolution of crisis : research requisites in occupational therapy. *Occup. Ther. J. Res., 1*, 2 : 115.

Clark, P.N. (1979). Human development through occupation : theoretical framework in contemporary occupational therapy practice - Part I. *Am. J. Occup. Ther, 33*, 504.

Collard, F., Therriault, P.-Y. (1999). Ergothérapie : je me souviens. *Journal d'Ergothérapie, 21*, 4 : 47-149, Paris : Masson.

COTEC (2006). *Summary of the occupationnal therapy profession in Europe.*

De Jouvencel, M., Hamonet, C. (2005). Naissance de la réadaptation, Centre de réadaptation fonctionnelle de Richebourg, Université Paris 5. http://claude.hamonet.free.fr/fr/art.htm

Décret n° 90-856 du 24/09/1990 portant création du diplôme d'Etat d'ergothérapeute, Arrêté du 24/09/1990 relatif aux études préparatoires au DE d'ergothérapeute, Arrêté du 25/02/2004 modifiant l'arrêté du 24/09/1990.

Defer, R., Thérond, D., D'Amore, M., Pupeschi, G. (0000). Ergothérapie. *Encycl. Med. Chir.*, 37-876 - A-75.

Delorme, J. (1985). Olympie – Les compétitions. *Encyclopedia Universalis,* Corpus 13, 458-460.

Didier, M. (2006) *Dans la nuit de Bicêtre.* Paris : Gallimard.

Driessen, H.J. (1997). *Occupational Therapy in Hospital Base care in The Netherlands,* chap. 2, p. 7-14. Amsterdam : Proefschrift Vrije Universiteit.

Driver, M.F. (1968). A philosophic view of the history of occupational therapy in Canada. *Can. J. Occup. Ther, 35,* 2-53.

Dubochet, M., Fragniére, J.P. (1979). *Les ergothérapeutes - Problèmes des professions paramédicales.* Paris : Edilloris Delta.

Etienne, A.L. (1984). Des paradoxes de l'Ergothérapie – Chronique II. *Le Transfert, 8,* 1-17.

Forget, A. (1983). Application d'un paradigme systèmique à l'évaluation ergothérapique des personnes âgées. *Can. J. Occup. Ther, 50,* 4-107.

Fougeyrollas, P., Cloutier, R., Bergeron, H., St Michel, G. (1996). *Révision de la proposition Québécoise de classification : Processus de Production de Handicap,* RIPPH, Québec.

Gauthier, Tardif (1996). *La pédagogie, Théorie et pratiques de l'Antiquité à nos jours,* p. 235.

Geremek, B. (1987). *La potence ou la pitié.* Paris : Gallimard.

Gilfoyle, E.M. (1980). A philosophy for practice. *Am. J. Occup. Ther., 34,* 517.

Gilfoyle, E.M., Clarke Slagle, E. (1984). *Lectureship*

Gueslin, A., Guillaume, P. (1992). *De la charité médiévale à la Sécurité Sociale.* Paris : Les Editions Ouvrières, Collection Patrimoine.

Held, J.P., Dizier, O. (1998). Stratégies et méthodes en médecine physique et réadaptation. *Traité de Médecine Physique et Réadaptation,* Chap. 1, 3-13.

Hernandez, H. (2006). Les professions de santé au 1er janvier 2006. *Bulletin de liaison de l'ANFE, 2,* TMS-ANFE, p. 36.

Home, M.C., Briggs, A.K. (1982). Ecological systems model for occupational therapy. *Am. J. Occup. Ther., 36,* 322.

Hopkins, H.L. (1983). An historical perspective on occupational therapy. *Willard and Spackman's occupational therapy* (6° Edition, pp. 3-23). Philadelphia : Lippincott.

http://www.ch-charcot56.fr/histoire/biograph/pinel.htm ; consulter Hist. Psychiatrie

Kielhofner, G. (1977). Temporal adaptation : a conceptual framwork for occupational therapy. *Am. J. Occup. Ther, 31*, 235.

Kielhofner, G., Burke, J.P. (1980). Occupational therapy after 60 - model of human occupation, Part 1, Conceptual framework and content for occupational therapy. *Am. J. Occup. Ther, 34,* 572.

Kielhofner, G., Burke, J.P. (1983). The evolution of knowledge and practice in occupational therapy : past, present and future, *Health through occupation theory and practice occupational therapy* (pp. 3-54). Philadelphia : FA Davis Company.

Kielhofner, G. (1985). *A model of human occupation – Theory and Application.* Baltimore : Williams and Wilkins.

King, J.L. (1978). Toward a science of adaptive reponses. *Am. J. Occup. Ther., 32*, 429.

Le Vesconte, H.P. (1935). Expanding fields of occupational therapy. *Can. J. Occup. Ther, 3*, 4.

Lefort, F. (2006). L'évolution de l'ergothérapie : vers des identités multiples et cohérentes, *Mémoire de fin d'études pour l'obtention du diplôme d'état d'ergothérapeute,* Rennes.

Macdonald, E.M. (1961). *Occupational Therapy in Rehabilitation.* Reprinted, Part I, Chap. 1, p. 2-11. London : Baillière Tindall and Cox.

Meyer, A. (1922). The philosophy of occupational therapy. *Am. J. Occup. Ther.*

Morel-Bracq, M.C. (2004). *Approche des modèles conceptuels en ergothérapie,* TMS-ANFE.

Mosey, A.C. (1971). Involvement in the rehabilitation movement, 1942-1950. *Am. J. Occup. Ther., 25*, 5 : 234.

Mosey, A.C. (1986). *Psychosocial components of occupational therapy.* New York : Raven Press.

OMS (1998). *Classification Internationale des handicaps : déficiences, incapacités et désavantages.* Un manuel de classification des conséquences des maladies. CTNERHI-INSERM. 202 p, 1988.

OMS (1997). *Classification Internationale du Handicap 2,* Genève.

OMS (2001). *Classification Internationale du fonctionnement du handicap et de la santé*, Genève.

ONDPS (2006). *Rapport 2005.* Paris : La documentation française.

Pibarot, I. (1979). Contribution of human sciences to occupational therapy. *World Federation of Occupational Therapist -Bulletin, 3*, 8.

Pierquin, L., Roche, A. (1958). La Thérapeutique des traumatisés du travail. *Annales de Médecine Physique*, tome 1, n° 3, juillet, septembre.

Pierquin, L., André, J.M., Farcy, P. (1980). *L'Ergothérapie.* Paris : Masson.

Pierquin, L., Lambert, P., Boisseau, J. (1956). La réadaptation et ses problèmes à Nancy et Gondreville. *Le Médecin d'usine, 4.*

Pinel, P. (1809-2005). *Traité médico-philosaphique de l'aliénation mentale, seconde édition, entièrement refondue et très argumentée (1809).* Paris : Ed du Seuil.

Probst, M., Van de Vliet, P. (2003). La thérapie psychomotrice appliquée aux patients psychiatriques adultes dans une perspective flamande, Faculty of Kinesiology and Rehabilitation Sciences. *European Bulletin of Adapted Physical Activity, 2,* Issue 1.Leuven : Katholieke Universiteit. www.bulletin-apa.com

Reed, K.L. (1984). *Models of practice in occupational therapy.* Baltimore : Williams and Wilkins.

Shannon, P.D. (1977). The derailment of occupational therapy. *Am. J. Occup. Ther., 31,* 229.

Sicart, D. (2007). Les professions de santé au 1er janvier 2007. *Document de la DRESS.*

Sinclair, J. (1806). *A Collection of Papers on the Subject of Athletic Exercise et The Code of Health and Longevity.* Londres.

Spackman, C.S. (1968). A history of the practice of occupational therapy for restoration of physical fonction: 1917-1967. *American Journal of Occupational Therapy, 22,* 2-67.

Thébaud-Mony, A. (2007). *Travailler peut nuire gravement à votre santé.* Paris : La Découverte.

Therriault, P.Y., Collard, F. (1987). Ergothérapie: je me souviens. *Journal d'Ergothérapie, 9,* 2 : 41-49. Paris : Masson.

Tissot, M. *Gymnastique médicinale et chirurgicale, ou essai sur l'utilité du mouvement et des différents exercices du corps et du repos dans la cure des différentes maladies,* docteur en médecine et chirurgien major du 4e régiment des chevaux légers (1780, in-8°, pp 12, 54, 63, 305), Paris. L'encyclopédie de l'Agora, 2005 : *Le sport et les mœurs au XVIIIe*, www.agora.qc.ca; Recherche « agora » puis « Tissot ».

Tosquelles, F. (1967). *Le travail thérapeutique à l'hôpital psychiatrique.* Paris : Editions du Scarabée.

Trouvé, E. (2006). Emploi, chômage et formation: pourquoi l'ANFE soutient la création de nouveaux IFE? *Bulletin de liaison de l'ANFE, 2,* TMS-ANFE, p. 36.

Trouvé, E. (2006). Quelques statistiques. *Bulletin de liaison de l'ANFE, 2,* TMS-ANFE, p. 36.

Trouvé, E. (2007). Quelle avenir pour l'ergothérapie? Quelle ergothérapie pour l'avenir? *ergOThérapies,* Marseille : Solal.

Villermé, L.R. (1971). *Tableau de l'état physique et moral des ouvriers employés dans les manufactures de coton, de laine et de soie,* Textes choisis et présentés par Tyl Y. Paris : Union générale d'éditions, Coll. 10-18, n° 582.

Wagner, C. (2006). *Profession ergothérapeute.* Paris : L'Harmattan.

West W. L. (1984) A reaffirmed philosophy and practice of occupational therapy for the 80's. *Am. J. Occup. Ther., 38,* 1 : 15.

Xenakis, M. (2004). *Les folles d'enfer de la Salpêtrière.* Arles : Actes Sud.

Collection ergothérapies

Nouveau guide de pratique
en ergothérapie : entre concepts et réalités
Coordonnateur : J.-M. CAIRE
Solal, éditeur, Marseille - 2008.

M.-C. MOREL-BRACQ
J.-M. DESTAILLATS
F. PLATZ

CHAPITRE 4

LES FONDEMENTS CONCEPTUELS EN ERGOTHÉRAPIE

INTRODUCTION

L'ergothérapie s'inscrit dans un contexte médical et médico-social en évolution. Les concepts et fondements de la profession ont évolué et se sont précisés, permettant à l'ergothérapie de prendre une place spécifique dans le monde de la santé. Une meilleure connaissance des concepts et fondements de l'ergothérapie est utile pour argumenter la place de l'ergothérapie et développer une identité professionnelle forte.

Jean-Marc Destaillats envisage la question des modèles du point de vue scientifique et du point de vue institutionnel, retraçant les difficultés de l'ergothérapie à se positionner et à se faire reconnaître en tant que soin en position « méta ». Différents modèles sont à la disposition des ergothérapeutes, certains sont transversaux aux différentes catégories professionnelles comme la Classification Internationale du Fonctionnement (CIF), d'autres ont été élaborés spécifiquement par des ergothérapeutes comme le modèle Canadien de la Performance Occupationnelle (MCPO) et le modèle de l'Occupation Humaine (MOH). Marie-Chantal Morel-Bracq compare ces différents modèles dans une perspective historique. Il est alors intéressant de se questionner sur l'impact des modèles dans la pratique professionnelle. Frédéric Platz décrit la façon dont les ergothérapeutes peuvent s'approprier certains modèles dans la pratique professionnelle.

CONCEPTS ET FONDEMENTS DE LA PROFESSION

Jean-Marc DESTAILLATS

L'existence d'une réflexion autour des modèles conceptuels en ergothérapie est une bonne nouvelle pour la profession. C'est un signe de maturation professionnelle et historique, mais il semble que tout ce processus s'organise selon deux grands axes qui sont concomitants et ne doivent pas être oubliés dans la réflexion sur les modèles conceptuels. Le premier axe est celui de la recherche d'une dimension scientifique, le second est centré sur la profession et l'institution au sens large du terme. La conjonction de ces deux dimensions contribue enfin à l'émergence d'une position de méta-analyse sur l'ergothérapie qui ouvre sur le sens de ce soin particulier.

L'AXE SCIENTIFIQUE

En partant de l'activité des ergothérapeutes comme base de construction de sa méthodologie, la profession s'est définie comme une forme de science de l'ingénierie. C'est en observant ce qu'elle fait qu'elle a essayé de réfléchir au corpus théorique qui sous-tendait les choix et les décisions des professionnels et le cadre général dans lequel elle s'inscrit. Toutefois, les ergothérapeutes n'ont pas fonctionné par empirisme depuis le début de l'identification de cette profession, ils se sont inscrits dans des grands courants de pensée depuis toujours à l'œuvre et ont bénéficié d'apports multiples qui n'étaient pas centrés uniquement sur la profession de l'ergothérapeute. La première démarche qui apparaît est que l'ergothérapie est une discipline transversale qui s'adresse à plusieurs champs de la pathologie, plusieurs âges de la vie. A l'inverse de certaines disciplines médicales, qui sont soit la gériatrie soit la pédiatrie, disciplines de l'âge, ou des disciplines de fonctions (pneumologie, cardiologie, etc.) l'ergothérapie peut se retrouver chez les enfants, chez les adultes, chez les personnes âgées dans différents problèmes fonctionnels. L'ergothérapie a d'emblée défini deux champs d'intervention, celui de la psychiatrie et celui des pathologies organiques fonctionnelles (neurologie, rhumatologie, cardiologie, réanimation, cancérologie...). Cette transversalité est un des grands fondements de l'ergothérapie, et elle se construit, ainsi qu'il a été noté par de très nombreux auteurs, sur un socle de spécificités qui est l'intérêt qu'elle a d'emblée porté au rapport homme-activité-environnement. En cela, on peut dire qu'elle a d'une certaine façon précédé l'évolution de la C.I.H. vers la C.I.F. en passant par les modèles de l'occupation humaine, modèles plus répandus en Amérique du Nord. On voit ainsi qu'elle a dans son exercice fait référence, de près, à des modèles conceptuels qui s'étendaient bien au-delà de son champ de discipline professionnelle, mais restaient dans son champ d'application.

La deuxième caractéristique qui me semble fondamentale est que l'ergothérapie est une profession de la curiosité. Elle s'est définie d'emblée comme sortant du champ de la pathologie pure pour se poser la question, depuis le point de vue du patient, de la finalité de telle ou telle compétence et des répercussions de telle ou telle incapacité. Cette curiosité, cette décentration du point de vue, c'est-à-dire celle d'essayer de penser le monde depuis la position de la personne « handicapée » (c'est-à-dire confrontée à des séquelles dans le cas de pathologies diverses, ou marginalisée ou invalidée par des problèmes psychiatriques), a servi de fondement à la réflexion et à l'action des ergothérapeutes. En termes cognitifs, on dirait que cette profession est fortement dotée de neurones miroirs, pour faire référence à la théorie de l'esprit. Cette curiosité sur le fonctionnement du point de vue des patients permettait d'intégrer tout à fait les difficultés rencontrées par eux, de les conceptualiser pour chaque situation individuelle. Cela permet à l'ergothérapie de quitter des cas généraux pour s'orienter vers les cas particuliers.

C'est donc la troisième caractéristique importante de l'ergothérapie : par son action centrée sur le rapport homme-activité-environnement, elle a d'emblée été une pratique spécifique du « single case », plus qu'une pratique de grands protocoles systématisés par pathologie ou par méthodologie.

La question centrale devient donc celle de l'observation. Celle-ci ne sera réellement une évaluation qu'à partir du moment où un corpus épistémologique orientera le regard de l'observateur le transformant en évaluateur : que veut-il voir ? Que comprend-il de ce qu'il voit ? Qu'est-ce qu'il en fait ? En référence à quoi ?

Ainsi, cette étape des modèles conceptuels, est une étape transitoire, un chemin vers l'épistémologie. En effet, les différents modèles conceptuels en ergothérapie ne relèvent que de méthodologies différentes, et la clarification philosophique qui sous-tend ces méthodologies mérite d'être affinée. Globalement, il semble que l'ensemble des méthodologies proposées s'articule à partir du niveau des phénomènes connaissables, c'est-à-dire les expériences de pratique des ergothérapeutes confrontés à différents modes d'intervention, et des clarifications de méthode qui ont été proposées. Ils ont aussi, dans le cas d'autres modèles présentés, la caractéristique d'être conscients de découler de grands courants de pensée.

Epistémologiquement enfin, ils se structurent autour des deux grands paradigmes où, soit l'idéologie est celle du réalisme ontologique, ce qui entraîne un niveau méthodologique de réductionnisme positiviste, soit l'idéologie est celle du réalisme phénoménologique et la méthodologie est le constructivisme téléologique. Le fait d'avoir posé l'activité comme support de l'ergothérapie place directement un certain nombre de ces modèles conceptuels du côté du réalisme ontologique et les modèles de l'occupation humaine par exemple sont plus marqués par une méthodologie positiviste et réductionniste que par un réel constructivisme téléologique. Toutefois, aucune des méthodologies n'est totalement dans l'un ou l'autre des deux paradigmes, et cette cohérence incomplète en référence au niveau idéologique semble générale. Des études ont montré que les thérapeutes n'utilisent jamais totalement une seule méthodologie et que 40 % de leurs actions sont référés à des modèles autres que ceux desquels ils disent se réclamer. Les plages des disciplines scientifiques, de toutes les manières, sont supportées par les deux épistémologies paradigmatiques que nous venons d'évoquer. Si l'on regarde les fonctionnements de la réflexion ergothérapique pour prendre une analogie avec certains fonctionnements de la cognition, l'ergothérapie se présente d'abord comme une science du faire, qui se questionne ensuite sur la méthode qui sous-tend son faire, et qui se questionnera sans doute, enfin, sur l'épistémologie paradigmatique qui sous-tend sa méthode, et donc son faire.

La place de la cognition est devenue centrale pour l'ergothérapie car nous sommes passés à une conception où le traitement de l'information est constitutif de l'action, quittant en cela les représentations issues du XIXe siècle, où l'énergie était au centre de la compréhension du fonctionnement du cerveau. L'activité peut être vue, soit à travers des modèles énergétiques (motivations, pulsions, volition, *flow)*, soit à travers des modèles informatifs (résultats des traitements des informations). L'observation de la cognition dans l'activité devient donc un des champs de recherche de l'évaluation en ergothérapie, en passant par l'aspect écologique (environnement) de ce fonctionnement. Ce travail est donc éminemment ergothérapique.

L'AXE INSTITUTIONNEL

L'ergothérapie a subi, depuis la création du diplôme d'Etat, en tant que nouveau corps professionnel, une curiosité critique et ironique de la part des autres corps professionnels constitués depuis bien plus longtemps qu'elle, l'interrogeant sur ce qu'était le métier, ses pratiques et ses fondements théoriques. Il est donc plaisant de constater, avec un peu de recul, que c'est à partir de l'activité des ergothérapeutes que les autres professionnels de la santé se sont questionnés sur l'identité des ergothérapeutes (identité professionnelle, identité scientifique), les renvoyant sans arrêt à des questions sur leur corpus théorique.

On peut y voir un humour de l'histoire en constatant que, si l'activité des ergothérapeutes suscitait tant de questions, plusieurs modèles conceptuels présentés par les ergothérapeutes ont choisi de mettre l'activité au centre de la réflexion de l'ergothérapie, créant une similitude entre une réflexion sur l'activité et la réflexion sur une identité professionnelle. Quand les autres professionnels voyaient faire les ergothérapeutes, ils se demandaient ce qu'était la logique scientifique qui sous-tendait leurs décisions et leurs actions, avec souvent une intention disqualifiante ou perçue comme telle. Cette question est institutionnellement et scientifiquement fondée. Je veux évoquer dans cet axe institutionnel (ministères, hôpital, autres professions paramédicales et médicales) l'ambition par les modèles conceptuels d'une part d'une reconnaissance par nos interlocuteurs et pairs, et d'autre part d'une réflexion centrée sur le patient et sur l'apport de l'ergothérapie dans les différents domaines que recouvre le fait de s'intéresser à la pathologie.

Bien sûr, on peut dire que tous les modèles conceptuels sont pensés d'abord dans l'intérêt du patient, en étant centrés sur le patient. Cependant, il ne faut pas méconnaître le fait que la question de l'identité professionnelle est aussi fortement présente dans cette démarche de conceptualisation. C'est un processus autocentré sur la profession. Pour être tout à fait clair, il faut considérer que tout ce qui relève d'un support scientifique, relève de cette dimension centrée sur le patient, car la science est ce qui permet d'avancer dans la compréhension du monde. Il ne saurait donc être question de remettre en cause les modèles conceptuels du fait qu'ils serviraient aussi à la construction d'une identité professionnelle, à une reconnaissance de la profession par les autres. Il s'agit simplement de souligner que cette démarche a deux finalités, qui semblent liées entre elles, mais qui peuvent être tout à fait disjointes, ainsi que l'ergothérapie a pu le prouver. En effet, pendant des années l'ergothérapie a pu apporter une aide réelle et concrète auprès des patients, sans se préoccuper beaucoup des modèles conceptuels, en cherchant à trouver des réponses aux problèmes posés par des pathologies et les séquelles qu'elles pouvaient entraîner pour des patients qui y étaient confrontés. On voit donc là qu'un modèle de pratique semble avoir préexisté à un modèle conceptuel.

A un niveau institutionnel, peut-être que cette démarche de recherche de modèles conceptuels en ergothérapie répond à deux pressions du milieu. La première est d'entrer dans un cadre conceptuel partagé par beaucoup de professions paramédicales et médicales basées sur leur organisation scientifique. Il s'agit d'une tentative d'appartenance visant à être adopté avec une égalité de droit. Ce conformisme idéologique est sans doute nécessaire mais ne doit pas être limitatif. Ainsi, en se différenciant dans son épistémologie, l'ergothérapie construira une identité plus grande et forte, en ne se limitant pas aux critères définis par d'autres professions soignantes. La seconde est celle de l'adaptation évolutive. On trouve là une forme de darwinisme professionnel qui a pour but d'aider la profession à survivre en s'adaptant pour ne pas être anonyme et créer une originalité et une force propres, et éviter de « mourir » dans le milieu hospitalier dans lequel elle évolue.

Cet objectif ne saurait être la seule nécessité des modèles conceptuels, car si la profession disparaissait, ce ne serait que parce qu'elle n'aurait pas fait la preuve de sa pertinence par rapport à d'autres professions qui auront été plus efficaces dans le même champ. Là encore, la pertinence ne se jugera que sur les résultats auprès des patients, même si la cohérence interne des modèles est fondamentale. Peut-être que le modèle conceptuel propre référé à des épistémologies partagées, dans le cadre de l'hôpital, est une des armes importantes de la profession, mais d'autres épistémologies, issues d'autres domaines que ceux du soin, ne doivent pas être négligées par l'ergothérapie. L'ergothérapie est une discipline de carrefour entre sociologie, anthropologie, cognition et écologie.

L'objectif institutionnalo-centré des modèles conceptuels doit être pris en compte et mis en balance avec les besoins réels des patients. Cela est particulièrement vrai en psychiatrie par exemple, où l'ergothérapie est née, mais où elle servait surtout à justifier le maintien des patients dans l'institution en leur offrant des activités de type « Canada Dry » de la vraie vie (colonies agricoles par exemple). Ceci autorisait ces mêmes patients à être ghettoïsés entre l'hôpital et leur lieu d'activité. De ce fait, elle a été considérée à l'époque comme le plus grand outil de chronicisation des patients, lorsqu'elle a été l'objet d'un regard critique de la part de l'anti-psychiatrie de Laing et Cooper ou de Foucault par exemple. Beaucoup de rationalisations de la méthodologie centrée sur l'activité pouvaient alors donner lieu à des modèles de prise en charge en oubliant le sens profond de ces modèles et les conséquences sociales pour les malades.

L'ERGOTHÉRAPIE COMME SOIN EN POSITION « MÉTA »

LE SENS ET L'ERGOTHÉRAPIE

Globalement, deux grands courants s'affrontent dans cette tentative de représentation du contenu scientifique à travers les méthodologies qui sont proposées. D'un côté les méthodologies qui ouvrent sur des protocoles, de l'autre côté des méthodologies qui ouvrent sur des processus. Derrière cette distinction qui nous paraît fondamentale, il y a toute la place que l'on accorde au patient, et toute la place que l'on accorde à l'institution ou au concept. Est-ce que le patient doit rentrer dans le concept – protocole –, ou est-ce que le concept reste à découvrir avec le patient – processus ? Le protocole tend à la prédictibilité, le processus est la découverte de l'imprévisibilité, de la stratégie compréhensive et adaptative de l'être humain.

En repartant de l'observation de l'activité des ergothérapeutes, l'ergothérapie apparaît comme une **science de l'autonomisation** des patients confrontés à des pathologies invalidantes. Mais bien plus qu'une science de l'activité, l'ergothérapie dans sa pratique pourrait être une science d'élaboration et d'accompagnement d'un projet. De ce projet de vie, formulé par le patient, découle un projet de soins, mais le projet de soins ne peut préexister sans la connaissance du projet de vie et du contexte où il se réalise. C'est une autre formulation du rapport homme-activité-environnement. Autrement dit, c'est la question de la complexité irréductible qui est au centre de l'enjeu des modèles conceptuels. Selon notre avis, seule une méthodologie de la complexité, faisant référence à l'épistémologie de la complexité, peut rendre compte de la diversité et des multiples niveaux logiques que pose la contextualisation d'une pathologie et d'un parcours de vie. Ces liens sont multidimensionnels, et on voit que la C.I.F. a du mal à qualifier tous ces niveaux, du fait de leur aspect multifactoriel. On retrouve là, par exemple, ce qui s'était passé au niveau de l'étude de l'atome quand Niels Bohr avait proposé de changer de paradigme. L'ergothérapie doit être une discipline ouverte sur la complexité. Comment y parviendra-t-elle sans être totalement réductrice ?

L'ERGOTHÉRAPIE ET LE SOIN

La question posée est donc celle, non pas de l'ergothérapie, mais du rapport entre l'ergothérapie et le patient, ce même patient étant placé dans un environnement original et complexe. L'ergothérapie serait donc une science de l'ingénierie, une science de la relation, une science de la complexité.

L'ergothérapie est avant tout une pratique du soin, et le modèle conceptuel ne peut être qu'en rapport avec l'objectif du soin. Les déterminants de l'objectif du soin sont éminemment individuels et personnels (rapport entre l'identité et l'appartenance), ce qui crée un niveau de complexité supplémentaire par rapport à la restauration de la fonction, par exemple. Ces interrogations apparaissent beaucoup plus dans la réadaptation que dans la rééducation, même si elles y sont toujours présentes.

L'ergothérapie ne saurait être une discipline qui ne se préoccupe pas du sens. Or le sens est au centre de la construction de tout projet de vie qui le construit, donc de tout projet de soin. Le modèle conceptuel doit aborder la recherche de cette définition du sens, sinon le modèle n'est qu'une technique et non pas un processus créateur de sens pour l'ergothérapeute comme pour le patient.

Dès lors, on voit bien que le sens est toujours une co-construction (« la vérité commence à deux », disait Karl Jaspers), que la place de l'ergothérapie dans cette co-construction se doit d'être réfléchie car elle est fondamentale. Elle pose la question d'un positionnement de l'ergothérapie par rapport aux patients. C'est ce que nous avons appelé par ailleurs « l'alliance thérapeutique » : l'ergothérapeute est au service du projet du patient avant d'être au service de l'ergothérapie. En faisant ainsi, il le devient aussi.

Cette alliance est une alliance sans doute basée sur des phénomènes sous-jacents, que l'on retrouve à l'intérieur même de l'ergothérapie confrontée à l'institution. Face à la pathologie, le patient doit lutter pour pouvoir construire les conditions de sa sortie de l'établissement hospitalier dans lequel il est admis, ou de l'institution de soins dans laquelle il est pris en charge. Mais que dire, dans l'institution soignante, de la difficulté parallèle, et donc fort similaire, que l'ergothérapeute peut trouver à vouloir sortir des murs de l'institution soignante, à sortir des modèles conceptuels qui y sont à l'œuvre, pour poser la question de la complexité du monde extérieur dont l'hôpital tente de faire une réduction compliquée.

Cette difficulté de la contrainte de la pathologie ou de l'institution est génératrice de stratégies créatives, pour le patient et l'ergothérapeute, qui portent en elles des méthodologies, des concepts, des modèles. Ce sont eux qu'il convient de repérer, décrire, comprendre. Ils sont le paradigme de la complexité à l'œuvre dans le soin.

ÉTUDE COMPARATIVE DES DIFFÉRENTS MODÈLES

Marie-Chantal MOREL-BRACQ

Un modèle conceptuel est une représentation mentale simplifiée d'un processus qui intègre la théorie, les idées philosophiques sous-jacentes, l'épistémologie et la pratique (Morel-Bracq, 2004). Les théories, les valeurs, les modes de raisonnement, la pratique évoluent et donc les modèles évoluent aussi.

Il est intéressant de voir qu'actuellement, dans le monde de la santé, les modèles se complexifient pour intégrer le médical et le social. L'ergothérapie, située à la charnière entre le médical et le social, profite de cette évolution pour une meilleure compréhension des situations de handicap.

Selon Rabow (1994) cité par Duncan (2006), nous assistons à une évolution du paradigme de l'ergothérapie. Au début du xxe siècle, le premier paradigme de l'ergothérapie mettait l'accent sur l'importance de l'activité pour l'être humain, l'objectif étant d'améliorer le fonctionnement de la personne par sa mise en activité. Au milieu du xxe siècle, avec l'évolution de la médecine et des connaissances en physiologie et pathologie, le deuxième paradigme de l'ergothérapie a mis en évidence l'importance du fonctionnement des systèmes internes (intra-psychique, nerveux, musculo-squelettique...) et la nécessité d'améliorer ces systèmes pour permettre l'activité.

Actuellement, nous voyons apparaître un troisième paradigme en lien avec l'importance de l'environnement dans le fonctionnement de l'être humain et la prise en compte de la complexité, l'objectif pour l'ergothérapie étant alors d'améliorer l'interaction personne-activité-environnement, dans une dynamique intégrant le sens.

La question fondamentale lorsqu'on s'intéresse aux modèles est la suivante : « *Qu'est-ce que les ergothérapeutes évaluent et traitent ? Et pourquoi ?* » (Krefting, 1985), en lien avec l'évolution de la théorie, des idées philosophiques sous-jacentes, de l'épistémologie et de la pratique.

En ergothérapie, nous rencontrons deux grandes familles de modèles : d'un côté, les modèles de la santé et du handicap élaborés par des médecins, des psychologues... et assimilés par les ergothérapeutes, et de l'autre, les modèles élaborés par des ergothérapeutes spécifiquement pour l'ergothérapie. Dans la première famille de modèles, nous pouvons citer la Classification Internationale du Handicap (CIH) qui est devenue la Classification Internationale du Fonctionnement (CIF) en 2001, le Processus de Production du Handicap (PPH), le Système d'Identification et de Mesure du Handicap (SIMH), les modèles humaniste, interactif, systémique... Dans la deuxième famille de modèles, nous pouvons citer le Modèle Canadien de la Performance Occupationnelle (MCPO), le Modèle de l'Occupation Humaine (MOH), le modèle Australien *Occupational Performance Model, Australia* (OPM : A), le modèle japonais *Kawa* (Rivière)...

ÉVOLUTION DU MODÈLE DE LA RÉÉDUCATION-RÉADAPTATION

Nous allons d'abord nous intéresser au modèle de la rééducation - réadaptation dans son évolution au niveau international. En 1988, l'Organisation Mondiale de la Santé a publié la Classification Internationale du Handicap (CIH) suite aux travaux de Philipp Wood proposant un schéma assez linéaire :

La maladie ou le traumatisme (problème de santé) va occasionner une déficience (aspect lésionnel du handicap) qui entraîne des incapacités (aspect fonctionnel du handicap), ce qui sera source de désavantages (aspect situationnel du handicap).

L'évaluation et le traitement des déficiences paraissent ici primordiaux car influant directement sur les incapacités puis les désavantages, mettant en évidence l'importance de la rééducation et correspondant à notre deuxième paradigme.

La CIH a été contestée par les associations de personnes handicapées et par certains experts, en particulier québécois. Le modèle du Processus de Production du Handicap (PPH) a été élaboré en réaction à cette contestation et a été publié en 1998. Les experts de l'OMS ont aussi travaillé sur l'aménagement de la CIH et ont publié la Classification Internationale du Fonctionnement (CIF) en 2001.

Le PPH (1998) est centré sur l'interaction entre les facteurs personnels, les facteurs environnementaux et les habitudes de vie. Il est particulièrement intéressant pour les ergothérapeutes qui se situent à cette interaction et sert d'ailleurs de fondement au Dossier du Patient en Ergothérapie validé par l'ANAES (agence nationale d'accréditation et d'évaluation en santé) début 2001.

Le PPH prend en compte l'environnement humain et matériel et les habitudes de vie de la personne handicapée dans un esprit systémique et donc plus proche du troisième paradigme de l'ergothérapie. Il permet de comprendre la dynamique des situations de handicap, mais il n'a pas été retenu par l'OMS.

La Classification Internationale du Fonctionnement, du handicap et de la santé (CIF, 2001) cherche à intégrer deux modèles contradictoires : le modèle médical attribuant le handicap à la personne et le modèle social estimant que le handicap est un problème créé par la société. La CIF propose un schéma plus complexe mettant en interaction le problème de santé de la personne (trouble ou maladie), ses fonctions organiques et ses structures anatomiques, ses activités et sa participation sociale, ses facteurs environnementaux et personnels. Les termes employés sont volontairement positifs en lien avec la santé, l'activité et la participation.

La CIF liste ces différents éléments à l'exception des facteurs personnels. Par exemple, les activités et la participation sont décrites dans neuf domaines : apprentissage et application des connaissances, tâches et exigences générales, communication, mobilité, entretien personnel, activités domestiques, activités et relations avec autrui, grands domaines de la vie, vie communautaire, sociale et civique.

L'évaluation cherche à repérer à un moment donné la situation d'une personne donnée dans son contexte et en particulier ses limitations d'activité et restrictions de participation.

L'avantage de cette classification et modèle est de permettre un langage commun avec l'équipe médicale et médico-sociale ainsi que de communiquer dans le milieu de la recherche de par sa portée internationale. Toutefois, si l'évolution au niveau théorique paraît sensible, les pratiques professionnelles sont encore loin d'avoir intégré la complexité des situations de handicap.

ÉVOLUTION DES MODÈLES SPÉCIFIQUES À L'ERGOTHÉRAPIE

Au-delà des modèles médico-sociaux qui se sont élaborés en dehors du champ de l'ergothérapie, de nombreux ergothérapeutes travaillent à l'émergence de modèles spécifiques à notre domaine, qui puissent expliciter les fondements de la pratique en ergothérapie. La plupart de ces modèles prennent en compte la complexité de l'interaction personne-activité-environnement. Ils sont fondés sur des travaux de recherche en ergothérapie et dans le cadre de la science de l'activité humaine.

Nous allons évoquer ici quatre modèles qui ont fait l'objet de publications en anglais. Le problème de la terminologie est important car les traductions ne sont pas évidentes, en particulier le terme central en ergothérapie de « *occupation* » que nous ne pouvons guère traduire littéralement comme le font les québécois, du fait de la connotation négative de ce terme en français. Ce terme est toutefois maintenu tel quel dans le titre des modèles conceptuels mais sera plutôt traduit par « activité » ou « activité signifiante et significative » dans la présentation des modèles (Morel *et al.*, 2006).

Le Modèle Canadien de la Performance Occupationnelle (MCPO, 1997) est centré sur les activités qui sont importantes pour la personne afin de développer ses performances et sa satisfaction. C'est un modèle fondamentalement humaniste qui encourage une pratique centrée sur le client. De ce fait, l'évaluation est subjective et porte sur les secteurs problématiques des activités de soins personnels, productives et de loisirs de la personne. La mesure canadienne de la performance occupationnelle permet de solliciter la personne dans sa spécificité et pas seulement par l'intermédiaire de la pathologie. Elle aide à établir des objectifs pour améliorer la performance occupationnelle et à mesurer le changement survenu au cours du traitement. Le processus d'intervention reprend les étapes du modèle de résolution de problème: mise en évidence des difficultés en matière de performance occupationnelle, sélection des approches théoriques en fonction des difficultés perçues, analyse des difficultés et influence de l'environnement, détermination des forces et des ressources des partenaires, négociation des résultats visés et élaboration des plans d'intervention, mise en œuvre à travers l'activité, enfin évaluation des résultats (ACE, 1997).

Le Modèle de l'Occupation Humaine (MOH) de Gary Kielhofner (2002, 2008) est centré sur l'engagement dans l'activité. Pour Kielhofner, l'être humain est constitué de trois sous-systèmes: la volition, l'habituation et les capacités de rendement. Ces sous-systèmes sont interdépendants et inséparables de l'environnement humain et matériel. La volition concerne la motivation, la conscience de ses capacités, les valeurs personnelles qui contribuent au processus d'anticipation, de choix, d'engagement et d'interprétation de l'activité. L'habituation permet d'organiser et simplifier la vie quotidienne par la définition des habitudes et des rôles. Les capacités de rendement sont liées aux systèmes organiques dans leur aspect objectif et subjectif : capacités motrices, procédurales, d'interaction et de communication. L'environnement apporte des opportunités et des ressources mais aussi des exigences et des contraintes. L'évaluation portera sur ces éléments et sur l'histoire de la personne dans ses activités. De nombreuses évaluations ont été élaborées afin d'investiguer les différents éléments du modèle : MOHOST (*model of human occupation screening tool*), OQ (*occupational questionnaire*), OPHI-II (*occupational performance history review* II), OCAIRS (*occupational circumstances assessment : interview and rating scale*), AMPS (*assessment of motor and process skills*), ACIS (*assessment of communication and interaction skills*)... Certaines ont été traduites en français mais n'ont pas encore été validées. La thérapie vise un processus de changement en modifiant la conscience personnelle des capacités, l'identité et les capacités d'action dans l'environnement. Ce processus de changement se réalise à travers l'engagement et la réussite d'activités importantes pour la personne, selon la théorie du *Flow* ou expérience optimale (Csikszentmihalyi, 2004).

Le modèle australien OPM : A est lui aussi un modèle prenant en compte la complexité. Pour Chapparo et Ranka (1997, 2005), l'engagement dans des activités procure un sens de la réalité, une maîtrise, une compétence, une autonomie et une organisation dans le temps, une interaction entre les personnes et leur environnement. Les êtres humains sont constitués de sous-systèmes complexes et multi-dimensionnels, tous en interaction. Le comportement dans l'action à un moment donné s'élabore en réponse à la confluence de toutes les constructions sous-jacentes décrites dans le modèle.

Enfin, le modèle japonais Kawa (Rivière) met en évidence les différences fondamentales entre les cultures et questionne la vision occidentale des modèles anglo-saxons. Pour Michael Iwama (2006), la vision de l'homme dans le monde est totalement différente en Orient et questionne les valeurs fondamentales prônées par l'ergothérapie que sont l'indépendance et l'autonomie. Au Japon, l'homme s'intègre dans son environnement naturel et humain pour vivre en harmonie avec Dieu, les animaux et la nature. Ce modèle utilise une métaphore comprise immédiatement et intuitivement, représentant la vie par une rivière. Quatre éléments sont décrits : l'eau (vie), le bois à la dérive (atouts et handicaps), les rochers (problèmes), le fond et les côtés de la rivière (environnement). L'ergothérapie aide à identifier les espaces où l'eau (force de vie) peut encore couler, fait converger l'eau à travers les espaces, sur les rochers (problèmes/obstacles), le bois à la dérive (ressources, atouts et handicaps) et le lit de la rivière (contexte environnemental), usant les surfaces, débloquant les situations et ainsi augmentant le cours de la vie.

Ainsi, les activités proposées et mises en œuvre peuvent être analysées d'une façon plus réductionniste lorsque l'ergothérapeute se centre sur la pathologie en utilisant des modèles tels que la CIH ou le modèle biomécanique. L'évolution actuelle privilégie une vision plus élargie prenant en compte la complexité des activités signifiantes et significatives dans le contexte social, intégrant le sens, la culture, l'équilibre dans les activités, les valeurs, l'écologie, l'histoire de la personne dans sa singularité. Les modèles intègrent de plus en plus la complexité du fait de l'évolution des cultures et des mentalités. L'environnement social, familial, culturel, matériel, ne peut être dissocié de la situation que vit la personne handicapée. L'histoire et le projet de vie de la personne sont tissés dans son environnement. Les ergothérapeutes évaluent les situations de handicap dans leur complexité et travaillent avec la personne pour lui permettre de donner du sens à sa vie.

COMMENT LES MODÈLES INFLUENT SUR NOTRE PRATIQUE

Frédéric PLATZ

La santé, les habitudes de vie et les pathologies elles-mêmes sont des résultantes de composantes biologiques, psychologiques, sociales, spirituelles et culturelles. Dès lors, l'ergothérapeute doit se livrer à une réflexion conceptuelle sur ses actes de soins pour tendre vers l'efficacité et l'efficience thérapeutiques. C'est la raison pour laquelle les modèles conceptuels évoqués précédemment doivent constituer une approche nécessaire à cette réflexion autour du soin et des actes ergothérapiques. Il suffit de consulter la littérature abondante sur ces différents modèles issus des sciences sociales, psychologiques, anthropologiques, ethnologiques et ergothérapiques pour prendre conscience de la diversité des réflexions théoriques, des processus méthodologiques, des pratiques de recherche et *in fine* des orientations thérapeutiques proposées aux personnes prises en soin dans un système de santé.

Toutefois, dans cette pléthore d'approches conceptuelles, peut-il y avoir quelque chose en commun entre un ergothérapeute prenant en charge une personne schizophrène en Bretagne et un ergothérapeute réalisant des adaptations à domicile en Corse ? Peuvent-ils tous deux utiliser les mêmes modèles et dans quelle mesure ces derniers influent-ils sur leurs pratiques ?

Les buts des modèles conceptuels sont tout d'abord de produire des connaissances et une démarche de réflexion et ils sont « consultés » fréquemment par les ergothérapeutes. Evidemment nombre d'ergothérapeutes exercent leur art sans avoir recours à un modèle conceptuel de façon explicite, ce qui peut se concevoir. Toutefois, l'acte soignant n'est pas simplement la juxtaposition de gestes techniques. Soigner demande une réflexion : pourquoi tel geste, tel acte plutôt qu'un autre, pourquoi le choix d'une activité, de la façon de la mener, etc. Ce choix et les décisions thérapeutiques prises par le professionnel sont issus des représentations sociales propres de celui-ci, mais également de la définition qu'il donne à sa pratique, sa conception de la « personne », la distinction qu'il fait entre sa pratique et celles de ses collègues soignants, de ses valeurs, ses croyances et son idée de l'éthique. L'ergothérapeute prend-il en compte tous ces éléments avant d'entreprendre une démarche de soins, un plan d'actions ou un programme d'activités ? Nous souhaitons évidemment pouvoir répondre par l'affirmative à cette interrogation.

Les modèles conceptuels interviennent à cet instant, dans la réflexion du thérapeute. D'où la nécessité de les connaître et d'avoir une idée des philosophies et épistémologies sous-jacentes à la construction de ces modèles. Pour bon nombre de modèles, l'emprunt des concepts à d'autres professions ou disciplines (sciences sociales, anthropologie, éthique...) ne favorise pas l'émergence de la spécificité de l'ergothérapie. Ces références sont généralement nécessaires pour comprendre l'évolution de l'homme dans la société et pour identifier le « collectif » là où traditionnellement dans le soin on se focalise sur l'« individu ». Toutefois depuis plus de vingt ans, des ergothérapeutes œuvrent à l'élaboration de modèles spécifiquement centrés sur l'ergothérapie et le lien homme-activité-environnement dans un souci de développement de l'identité professionnelle et de validation scientifique fondée sur la science de l'activité humaine.

La politique générale de santé publique, l'économie de la santé, le législateur agissent à leur tour sur le choix des modèles conceptuels. Les limites de la médication, la valorisation et l'officialisation des choix de l'individu en matière de soins, la possibilité de refuser ceux-ci ou d'en devenir pleinement « acteur » (cf. Loi du 4 mars 2002) ont contribué de même à l'évolution des pratiques. Tant dans le secteur de la santé mentale que dans le soin somatique, les orientations thérapeutiques générales ont évolué (techniques différentes, diminution des durées de séjour, etc.) et ont induit des réflexions nouvelles ainsi que des changements dans les choix de techniques et d'activités.

Comme nous le soulignions précédemment, la littérature décrit des modèles conceptuels généraux (humaniste, interactif, systémique, ergothérapique...) et des modèles conceptuels appliqués (cognitif, comportemental, analytique, ludique...). Ces catégories ne sont pas dichotomiques, mais viennent souvent s'interpénétrer, s'imbriquer les unes dans les autres. Ces différents modèles sont souvent enseignés avec certaines « dominantes » dans les instituts de formation en ergothérapie, mais leur complexité et leur difficulté d'application sur le terrain clinique déstabilisent fréquemment les professionnels. Ils font alors référence à leurs valeurs, leurs croyances et leurs représentations pour envisager le(s) choix conceptuel(s) à effectuer pour la démarche de soin à mettre en œuvre.

COMMENT SE TRADUISENT CES CHOIX DE MANIÈRE PRAGMATIQUE ?

Un ergothérapeute se voir confier la prise en soin d'un patient schizophrène. Ce dernier est étudiant, désocialisé, suicidaire et connaît des troubles du cours de la pensée. Son état s'étant stabilisé avec la médication, il est adressé dans un centre extra-hospitalier pour travailler sur sa réadaptation à « caractère » psycho-social. L'ergothérapeute va pouvoir envisager un soin à long terme avec un suivi régulier. Quelles sont les valeurs et les représentations de ce professionnel ? Il est persuadé que le patient doit être considéré dans son environnement physique et social et que le but de tout individu, y compris celui qui vit avec une pathologie chronique schizophrénique, est d'être autonome, authentique et de s'accomplir dans l'activité humaine. L'ergothérapeute se situe donc d'ores et déjà dans un modèle général humaniste qui, en fait, sert généralement de fondement aux modèles élaborés en ergothérapie comme le Modèle Canadien de la Performance Occupationnelle ou le Modèle de l'Occupation Humaine. Le programme de soins que cet ergothérapeute va mettre en place sera centré sur les besoins de la personne, sur sa capacité à contrôler les événements de sa vie, son comportement et ses liens sociaux. Le choix des activités proposées va donc s'orienter vers l'adaptation du patient à la vie quotidienne dans la société dans laquelle il vit. La formation et le mode de pensée de l'ergothérapeute induisent en lui l'idée que ce sont les schémas de pensée et les biais cognitifs indéniables dans cette pathologie chronique qui empêchent l'insertion de ce patient dans la société et la vie quotidienne. Ainsi, le modèle cognitivo-comportemental semble alors être le paradigme de soin le plus approprié à l'orientation thérapeutique de cette prise en charge. Dès lors, l'ergothérapeute va mettre en place une évaluation des capacités et des déficits cognitifs et comportementaux, des mises en situation en individuel et en groupe (le modèle *interactif* vient s'imbriquer à cet instant...) pour travailler sur les difficultés comportementales et faire évoluer le patient dans ses relations sociales quotidiennes ainsi que sur l'adoption de comportements acceptables à l'aune de la « pseudo » normalité sociale.

Voyons une autre situation thérapeutique pour faire « vivre » les interactions entre les modèles conceptuels. Un homme de 75 ans présente un accident vasculaire cérébral. Il vit en appartement, seul depuis son veuvage, au premier étage d'un immeuble avec ascenseur. Ses trois enfants vivent à proximité et le visitent régulièrement. Lors de l'hospitalisation, le médecin prescrit de l'ergothérapie dont les premières séances débutent une dizaine de jours après l'accident vasculaire. L'ergothérapeute, expérimentée, a l'habitude de ces situations et se situe selon elle sur un modèle neuro-développemental dans un contexte institutionnel encore imprégné du modèle de la CIH (Classification Internationale du Handicap). Son objectif premier est de permettre au patient de retrouver ses capacités sensori-motrices lésées par l'accident neurologique. Par les techniques de « *Bobath* » ou encore d'« intégration sensorielle » le patient et l'ergothérapeute vont travailler sur la facilitation neuromusculaire, l'inhibition de la spasticité, les afférences sensorielles et perceptuelles, etc. Les étapes suivantes impliquent la station debout, la marche, l'indépendance et l'autonomie de manière plus générale dans la vie quotidienne. Après évaluation des résultats, un retour à domicile est envisagé. Ce projet nécessite une bonne coordination entre le patient, le service de soins à domicile, l'ergothérapeute, l'assistante sociale et la famille très présente dans le projet. Justement, les enfants s'avèrent réfractaires à l'idée d'un retour à domicile en première intention et semblent faire tout ce qu'il faut pour retarder ce retour. A ce moment de la prise en charge, un changement de paradigme s'opère dans la prise en charge. Le modèle systémique auquel se réfère aussi l'ergothérapeute dans un contexte qui s'apparente plutôt à la CIF (Classification Internationale du Fonctionnement) pose le fondement suivant : le patient doit être abordé dans le système dans lequel il vit, notamment le système familial et les interactions inhérentes à celui-ci. Ainsi, le patient et ses enfants sont reçus en entretien, ce qui va permettre de gérer les craintes, les conflits et les angoisses issus du projet thérapeutique. Ces entretiens successifs font émerger la crainte du retour à domicile du patient et l'idée de mort imminente sous-jacente à ce projet. Le médecin et l'équipe de soins vont alors décider d'un retour à domicile progressif, en initiant ce retour par de courts séjours bien encadrés.

Sur le terrain, les professionnels ergothérapeutes sont confrontés à des situations thérapeutiques de plus en plus complexes où interviennent désormais les évolutions anthropologiques et ethnologiques de nos sociétés. Les pratiques de soins sont davantage pluri-conceptuelles et doivent rester centrées pour l'ergothérapeute sur la notion d'autonomie, d'activité humaine et de participation sociale. C'est dans ce contexte que les modèles élaborés dans le champ de l'ergothérapie et prenant d'emblée en compte la complexité des situations de handicap permettront aux ergothérapeutes de développer leur identité professionnelle et d'être reconnus à part entière dans le processus de réadaptation et de réinsertion des personnes handicapées.

Concernant les valeurs et les normes, l'ergothérapeute doit garder à l'esprit que toute société définit ce qui est, ou plutôt ce qui semble, être bon, mauvais, beau, laid, bien, mal, acceptable ou non... constituant ainsi un pseudo-paradigme de l'« idéal » nécessaire à son organisation. Les valeurs ont un caractère relatif et fluctuant et varient avec les cultures mais aussi avec les groupes et les catégories sociales. Elles ont également un caractère hiérarchique. On parle d'échelle de valeurs pour désigner « *l'ordre selon lequel une personne ou une collectivité apprécie ou estime les idéaux auxquels elle adhère... Lorsque les membres d'une société adoptent une solution de préférence à une autre, cette solution correspond à une valeur dominante dans cette société...* » (Rocher, 1970).

Enfin, les différents modèles conceptuels que l'on reprend à son compte ou que l'on crée éventuellement avec une équipe de recherche doivent être soumis à un regard critique et scientifique, d'où la complexité et le temps nécessaires à l'élaboration d'un éventuel modèle conceptuel français d'ergothérapie. L'application des sciences sociales, plus précisément de l'analyse philosophique, sociologique et anthropologique, et de la science de l'activité humaine participera à cette construction conceptuelle et à son application dans le quotidien thérapeutique à venir.

BIBLIOGRAPHIE

ACE (1997). *Promouvoir l'occupation: une perspective de l'Ergothérapie.* Ottawa : CAOT.

ANAES (2001). *Le dossier du patient en ergothérapie.* Paris : ANAES.

Chapparo ,C., Ranka, J. (1997). *Occupational Performance Model* (Australia). Sydney : Monograph 1.

Chapparo, C., Ranka, J. (2005). Theoretical Contexts. In Whiteford G., Wright-StClair V. (Eds.), *Occupation and Practice in Context* (pp. 51-71). Sydney : Elsevier Churchill Livingstone.

Csikszentmihalyi, M. (2004). *Vivre, La psychologie du bonheur.* Paris : Robert Laffont, Coll. Réponses.

Duncan, E. (2006) [4e édition]. *Foundations for Practice in Occupational Therapy.* Edinburgh : Elsevier Churchill Livingstone.

Fougeyrollas, P. *et al.* (1998). *Classification Québécoise: Processus de Production du Handicap.* Québec : RIPPH.

Hamonet, C., Magalhaes, T. (2000). *Système d'identification et de mesure du handicap (SIMH).* Paris : ESKA.

Iwama, M. (2006). *The Kawa Model, Culturally relevant Occupational Therapy.* Edinburgh : Churchill Livingstone Elsevier.

Kielhofner, G. (2008) [4e édition]. *Model of Human Occupation.* Baltimore : Lippincott Williams & Wilkins.

Krefting, L. (1985). The use of conceptual models in clinical practice. *Canadian Journal of Occupational Therapy, 52*(4), 175-178.

Morel-Bracq, M.-Ch. (2004). *Approche des modèles conceptuels en Ergothérapie.* Arcueil : ANFE.

Morel, M.Ch., Burgess, K., Cirtautas, A., Ferreira, M., May, G., Ellingham, B., Randlov, B. (2006). Evolution de l'enseignement de l'analyse d'activité en France et en Europe. *ErgOThérapies*, ANFE, 21-31.

OMS (1988). *Classification internationale des handicaps: déficiences, incapacités et désavantages.* Paris : CTNERHI-INSERM.

OMS (2001). *Classification Internationale du Fonctionnement, du handicap et de la santé.* Genève : Ed OMS.

Rocher, G. (1970). *Introduction à la sociologie générale. L'action sociale.* Paris : Le Seuil.

Wilding, G., Whiteford, G. (2007). Occupation and Occupational Therapy: Knowledge paradigms and everyday practice. *Australian Occupational Therapy Journal, 54*, 185-193.

SITE WEB francophone Centre de référence pour le MOH: www.fmed.ulaval.ca/crmoh

Collection ergothérapies

Nouveau guide de pratique
en ergothérapie : entre concepts et réalités
Coordonnateur : J.-M. CAIRE
Solal, éditeur, Marseille - 2008.

M.-C. DÉTRAZ
F. EIBERLE
A. MOREAU
I. PIBAROT
N. TURLAN

CHAPITRE 5

DÉFINITION DE L'ERGOTHÉRAPIE

PRÉAMBULE

L'ergothérapie a connu plusieurs définitions au cours de son histoire, chacune liée à l'évolution des modes de vie, des besoins de la clientèle (des patients), des pathologies, des techniques et des recherches menées par des ergothérapeutes.

Ainsi, sur la 2e moitié du XXe siècle, émanant principalement des pays anglo-saxons, on trouve les définitions suivantes :

1947 : Willard et Spackmann définissaient l'ergothérapie comme le traitement « par l'utilisation d'une activité constructive qui place le patient dans une situation semblable à une activité de travail ou de vie quotidienne ».

1971 : selon Mountford, « l'ergothérapie est un traitement de l'être humain dans son entier. Au travers de sa participation à une activité centrée sur un objectif ».

1979 : pour Hightwer-Vandamm « le but de l'ergothérapie est de traiter le client selon le concept de globalité et de lui procurer un schéma d'activité le plus normalisant possible ».

1997 : l'ACE (Association Canadienne des Ergothérapeutes) proposait : « Ergothérapie : profession de la santé dont les membres collaborent avec des clients qui peuvent être des individus, des groupes ou des organismes afin de promouvoir l'occupation. L'ergothérapie dérive de la thérapie occupationnelle offerte au XIXe siècle dans les asiles et les hospices. Elle préconise l'utilisation de l'occupation comme médium thérapeutique dans le but de promouvoir l'occupation auprès des individus, des organismes et des collectivités ».

En France, différentes définitions ont été élaborées comme :

1999 : Moreau et Turlan [1] : « l'ergothérapie se centre sur l'être humain acteur, dans le lieu de l'Agir, pour l'autonomie et l'intégration des personnes dont la santé est menacée ».

Le Centre d'Information et Documentation de la Jeunesse (C.I.D.J.) propose :

« L'ergothérapie est une profession paramédicale s'appliquant dans les domaines des soins, de la rééducation, de la réadaptation, de la prévention et du conseil. Elle s'adresse à des personnes présentant, de façon déclarée ou potentielle, une déficience, un dysfonctionnement, une incapacité ou un handicap de nature somatique, psychique, intellectuelle, ou associée, créant une désadaptation ou une altération de l'identité.

Les objectifs de l'ergothérapie sont le maintien ou l'accession à un maximum d'autonomie individuelle, sociale ou professionnelle de la personne désadaptée. »

Nous vous proposons ci-après deux descriptions de l'ergothérapie, l'une que nous avons extraite de l'Encyclopédie Médico-Chirurgicale et une extraite du décret n° 86-1195 du 21/11/86 [2].

En 1992, Marie-Christine Detraz et ses collaborateurs décrivent dans l'Encyclopédie Médico-Chirurgicale : « Le but de l'ergothérapie est de favoriser le maintien ou l'accession au maximum d'autonomie des individus en situation de handicap et ceci dans leur environnement.

L'ergothérapeute intervient à plusieurs niveaux :

- il rééduque l'individu afin d'améliorer les fonctions déficitaires et de favoriser la restructuration globale de la personnalité ;
- il réadapte l'individu afin de développer les capacités résiduelles d'adaptation, de compensation, en tenant compte des éléments matériels et humains liés à son milieu de vie habituel ;
- il conseille l'individu en difficulté et son entourage, mais aussi les entreprises, les collectivités locales, les différents auteurs de l'environnement et propose des solutions pratiques pour favoriser l'intégration de la personne et un environnement accessible au plus grand nombre.

C'est par son outil thérapeutique spécifique, l'activité, dans ses différentes composantes motrices, sensorielles, psychologiques, socioculturelles, et par la spécificité de son aire d'intervention, le cadre de vie de tous les jours, que l'ergothérapeute est apte à œuvrer dans une perspective de réadaptation globale. »

« *Présentation générale de la profession :* cette approche globale s'explique par le contenu des études des ergothérapeutes (cf. le nouveau programme des études d'ergothérapie, arrêté du 24.09.90 (JO du 26.09.90) qui comporte trois axes :

– médical : l'étudiant acquiert des connaissances dans les domaines de

1. Document de travail élaboré en août 1999.
2. Description utilisée par l'A.N.F.E.

l'anatomie, de la physiologie, de la cinésiologie et des pathologies avec une mention particulière à la gériatrie et la psychiatrie;
- psychologique: il reçoit une formation à la relation, il étudie l'homme dans son développement, ses fonctions mentales et dans sa vie de relation, les principes pédagogiques et de dynamique des groupes;
- technologique: il apprend à maîtriser certaines techniques artisanales, professionnelles et d'expression, il acquiert des éléments d'ergonomie, il apprend à fabriquer l'appareillage ergothérapique, à connaître, adapter les aides techniques du commerce, simples ou sophistiquées (de l'enfile-chaussettes au contrôle électronique de l'environnement), à être un interlocuteur averti dans les domaines des aménagements pour une meilleure accessibilité.

L'enseignement réserve une place importante à la méthodologie qui permettra d'observer une démarche rigoureuse pour établir le plan de prise en charge thérapeutique. Il apparaît donc clairement que l'ergothérapeute, tout en ayant cette vision globale de la personne, est un professionnel de terrain, apte à proposer des solutions pratiques aux difficultés rencontrées. »

L'ergothérapie figure dans le code de la santé publique, le code de la famille et de l'aide sociale.

Le décret n° 86-1195 du 21 novembre 1986, fixant les catégories de personnes habilitées à effectuer des actes professionnels en ergothérapie, précise que les ergothérapeutes « peuvent contribuer aux traitements des déficiences, des dysfonctionnements, des incapacités ou des handicaps de nature somatique, psychique ou intellectuelle, en vue de solliciter, en situation d'activité et de travail, les fonctions déficitaires et les capacités résiduelles d'adaptation fonctionnelle et relationnelle des personnes traitées, pour permettre de maintenir, de récupérer ou d'acquérir une autonomie individuelle, sociale ou professionnelle. »

Il est mentionné que les actes professionnels qu'ils sont habilités à accomplir, sur prescription médicale, sont:

« 1° Des bilans ostéo-articulaires, neurologiques, musculaires, trophiques, fonctionnels, d'autonomie ou d'évaluation des difficultés relationnelles;

2° La mise en condition articulaire et musculaire ou la facilitation d'une fonction, à l'exclusion des actes mentionnés à l'article L. 487 du code de la santé publique, permettant d'accomplir les actes définis au 3°;

3° Par l'organisation d'activités d'artisanat, de jeu, d'expression, de la vie quotidienne, de loisirs ou de travail:

a) La transformation d'un mouvement en geste fonctionnel;
b) La rééducation de la sensori-motricité;
c) La rééducation des repères temporo-spatiaux;
d) L'adaptation ou la réadaptation aux gestes professionnels ou de vie courante;
e) Le développement des facultés d'adaptation ou de compensation;

f) Le maintien des capacités fonctionnelles et relationnelles et la prévention des aggravations ;
g) La revalorisation et la restauration des capacités de relation et de création ;
h) Le maintien ou la reprise de l'identité personnelle et du rôle social ;
i) L'expression des conflits internes.

4° L'application d'appareillages et de matériels d'aide technique appropriés à l'ergothérapie.
Ces actes professionnels peuvent, le cas échéant, être assortis d'actions sur l'environnement.

Compte tenu des évolutions évoquées ci-dessus, les auteurs du présent ouvrage s'accordent à penser que cette liste d'actes, si elle reste valide, est devenue restrictive dans un contexte sociologique et sanitaire où la personne en situation de handicap appelle une prise en compte de son environnement, élément essentiel dans l'analyse de sa situation.

D'une part, dans leur environnement professionnel, les ergothérapeutes ont la possibilité d'exercer leur art au-delà des établissements de santé (dans les différents lieux de vie du client : au domicile et dans la cité, dans la vie scolaire, professionnelle ou de loisirs).

D'autre part, la politique de santé et la relation au patient-acteur devenu client appellent une formalisation et une évaluation de cette prise en charge.

DÉFINITION DES AUTEURS DU PRÉSENT OUVRAGE

L'ergothérapie est une thérapie par l'activité.

L'ergothérapie s'adresse à des personnes atteintes de maladies ou de déficiences de nature somatique, psychique ou intellectuelle, à des personnes qui présentent des incapacités ou à des personnes en situation de handicap temporaire ou définitive.

Le but de l'ergothérapie est de permettre à ces personnes de maintenir ou développer leur potentiel d'indépendance et d'autonomie personnelle, sociale, scolaire ou professionnelle.

L'ergothérapie est une profession de santé qui intervient dans le domaine de la rééducation, de la réadaptation et de l'insertion. Elle se réfère aux sciences humaines, médicales, psychologiques, sociales et techniques.

L'ergothérapeute :
- évalue :
  - les déficiences, les incapacités ou leurs conséquences somatiques, psychiques, intellectuelles ;
  - les éléments significatifs de l'environnement humain et matériel ;
  - les situations de handicap lors de la réalisation des activités de la personne dans le domaine familial, scolaire, professionnel, socioculturel ;

- utilise des activités thérapeutiques spécifiquement choisies et des mises en situation de vie quotidienne pour :
  - favoriser l'amélioration des fonctions déficitaires et réduire les limitations fonctionnelles ;
  - développer les capacités résiduelles, solliciter les ressources d'adaptation et d'évolution ;
  - réduire ou supprimer les situations de handicap compte tenu des habitudes de vie, de l'environnement de la personne ;
  - permettre à la personne de conserver son potentiel physique, cognitif, sensoriel, psychique ou relationnel ;

- accompagne la personne dans sa thérapie en proposant un cadre de prise en charge repéré dans le temps et dans l'espace ;

- réalise des appareillages, des dispositifs de positionnement et d'installation destinés à améliorer le confort, prévenir l'apparition ou l'aggravation de complications ou corriger des déformations ;

- accompagne la personne dans l'élaboration de son projet de vie ;

- analyse les besoins d'aide humaine en vue du retour ou du maintien dans le lieu de vie ;

- étudie les aménagements environnementaux nécessaires :
  - il recherche et conseille le matériel et les aides techniques, les conçoit et les réalise le cas échéant. Il guide les essais et l'apprentissage de leur utilisation ;
  - il apporte un avis technique spécifique en intervenant auprès de la personne, de son entourage, d'associations, d'entreprises, d'instances ou de collectivités locales.

CONCLUSION

De ces différentes définitions, il ressort que :

L'ergothérapie est déterminée par **une dynamique spécifique** relative aux interactions entre trois notions fondamentales que sont : l'autonomie, la dépendance et l'activité (cf. Cadre conceptuel).

Les pratiques de l'ergothérapie revêtent des modalités très diverses :
- selon l'âge des bénéficiaires,
- selon les déficits ou les handicaps,
- selon les cadres où elles se pratiquent (domicile, hôpital, centre de rééducation, service de soins de suite ou service de longue durée, prison...),
- selon les demandes formelles ou implicites des institutions et des bénéficiaires,
- en fonction des ressources disponibles et des compétences.

En ergothérapie, ces modalités diverses visent toujours l'activité humaine.

- L'activité humaine est signifiée dans le préfixe « ergo » du vocable qui nomme cette discipline.
- Pour qu'il y ait possibilité d'action, un cadre est nécessaire. Ce cadre proprement ergothérapique définit et organise l'espace-temps qui fonde la **possibilité d'une relation de soi à l'environnement.**
  - L'environnement proche : c'est le corps que l'on a, c'est la maladie dont on est atteint, c'est le symptôme dont on se plaint ; ce sont nos désirs, nos projets, nos potentiels, nos ressources individuelles.
  - L'environnement plus distancié : c'est le monde des choses et des personnes.
- L'ergothérapie est dépositaire de ce lieu où la personne peut trouver et créer son monde subjectif, afin de parvenir à vivre dans la réalité du monde objectif en tant que **sujet de son action**.
- Dès lors, la personne pourra activement bénéficier des compétences médicales et techniques de l'ergothérapeute en vue de sa rééducation, de sa réadaptation, de sa réinsertion dans la société.

BIBLIOGRAPHIE

ACE (1997). *Promouvoir l'occupation : une perspective de l'Ergothérapie.* Ottawa : CAOT.

ANAES (1996). *L'audit clinique, bases méthodologiques de l'évaluation des pratiques professionnelles,* avril 1999 ; *Mise en place d'un programme d'amélioration de la qualité dans un établissement de santé – principes méthodologiques*, octobre 1996.

Assemblée Parlementaire du Conseil de l'Europe, 44e session ordinaire – recommandation 1185 relative aux politiques de réadaptation pour les personnes ayant un handicap.

Boulanger, Y.L., Leduc, B.E. (1998) Evaluation de la qualité de vie en médecine de réadaptation. *J Réadaptation Médicale, 18,* n° 3, 82-86.

COTEC (Committee of Occupational Therapists for the European Communities). *Code Ethique et Standards de Pratique.*

Les cahiers du CTNERHI (1998). *Handicaps et inadaptations*, n° 79-80, Paris, 233 p.

Defer, R., Thérond, D., D'amore, M., Pupeschi, G. (0000). Ergothérapie. *Encycl. Med. Chir.*, 37-876 - A-75.

Détraz, M.C. *et coll.* (1992). *Ergothérapie.* Paris : Editions techniques. Encycl. Méd. Chir., 26-150- A-10, 20 p.

Dubochet, M., Fragniére, J.P. (1979). *Les ergothérapeutes - Problèmes des professions paramédicales.* Paris : Edilloris Delta.

Etienne, A.L. (1984). Des paradoxes de l'Ergothérapie – Chronique II. *Le Transfert, 8,* 1-17.

Forget A. (1983). Application d'un paradigme systémique à l'évaluation ergothérapique des personnes âgées. *Can. J. Occup. Ther, 50,* 4-107.

Fougeyrollas *et Coll.* (1996). *Le Processus de Production du Handicap.* Québec :Ed. Réseau International sur le Processus de Production du Handicap.

Hamonet, C. (1997). Le champs de la recherche en réadaptation et sa spécificité. *J. Réadaptation Médicale, 17,* n° 1, 2-4.

Kielhofner, G. (1995). *A Model of HUMAN OCCUPATION, Theory and Application*. Chicago : Ed. Williams & Wilkins.

Malherbe, J.F. (1990). *Pour une éthique de la médecine.* Louvain-la-Neuve : Ed. Ciaco.

Mendel, G. (1998). *L'acte est une aventure.* Paris : Ed. la découverte.

Meyer, S. (1990). *Le processus de l'ergothérapie.* Lausanne : Cahier de l'EESP.

Ministère des affaires sociales et de l'emploi, Décret n° 86-1195 du 21 novembre 1986 fixant les catégories de personnes habilitées à effectuer des actes professionnels en ergothérapie, Journal Officiel du 23 novembre 1986.

Person, Y. (1994). Quelques repères actuels sur l'ergothérapie en psychiatrie. *Journal d'Ergothérapie, 16,* 2, 60-63.

Pelbois Pibarot, I. (1982). L'activité, outil thérapeutique. *Journal d'Ergothérapie, 4.*

Pelbois Pibarot, I.,(1979). Entrer dans l'Ergothérapie. *Journal d'Ergothérapie, 1,* 20-32 et 36-42.

Pelbois Pibarot, I. (1982). L'ergothérapie parmi les pratiques de soins. *Journal d'Ergothérapie, 4,* 107-110.

Pelbois Pibarot, I. (1996). « Ne dites pas à ma mère que j'ergonne, elle croit que je travaille ». *Journal d'Ergothérapie, 18,* 3, 90-94.

Pierquin, L., André, J.M., Farcy, P. (1980). *Ergothérapie.* Paris : Ed. Masson.

Pluchon, H. (1994). La thérapie par l'ergon... ou l'ergothérapeute metteur en scène. *Journal d'Ergothérapie, 16,* 1, 34-39.

Therriault, P.Y., Collard, F. (1987). Ergothérapie : « Je me souviens ». *Journal d'Ergothérapie, 9,* 2, 41-49.

Winnicott, D.W., Jeu et réalité. (1975) *L'espace potentiel.* Paris : Édition Gallimard, Coll. Connaissance de l'inconscient.

Collection ergothérapies
*Nouveau guide de pratique
en ergothérapie : entre concepts et réalités*
Coordonnateur : J.-M. CAIRE
Solal, éditeur, Marseille - 2008.

M.-C. MOREL-BRACQ
J.-M. CAIRE
M.-C. DÉTRAZ

CHAPITRE 6

LA MÉTHODOLOGIE PROFESSIONNELLE

INTRODUCTION

Ce chapitre vise à développer quelques aspects méthodologiques de la pratique professionnelle en ergothérapie.

Tout d'abord, le processus d'intervention en ergothérapie se réfère au modèle de résolution de problème et sert de guide à la grande majorité des ergothérapeutes professionnels. Ce processus avait été esquissé par Marie-Christine Detraz et Nicole Turlan dans la première édition de ce guide, il est repris dans cette nouvelle édition.

L'évolution des connaissances scientifiques et des travaux de recherche en médecine, sciences humaines ainsi qu'en ergothérapie, associée aux exigences d'efficacité dans une démarche qualité, met en évidence l'importance d'une pratique fondée sur les preuves. En se référant aux nombreux écrits anglo-saxons, Marie-Chantal Morel-Bracq définit l'ergothérapie fondée sur les preuves et évoque les défis que cela pose en pratique.

Il est évident que lorsque l'on parle de pratique professionnelle on se réfère aussi aux modèles conceptuels (chapitre 4), à l'évaluation (chapitre 7), aux concepts de l'intervention dans le projet de soins (chapitre 8), au processus de la réadaptation (chapitre 9), dans le cadre de la législation, déontologie et éthique (chapitre 10) et du système de santé en France (chapitre 1). Nous vous conseillons donc de vous reporter à ces différents chapitres pour un complément d'informations.

Enfin, de nombreux ergothérapeutes, jeunes et moins jeunes, sont amenés à créer un poste d'ergothérapeute ou à développer un service. Cette démarche de projet est inscrite dans les compétences d'un ergothérapeute cadre de santé mais doit aussi être intégrée par tout ergothérapeute confronté à cette situation. Jean-Michel Caire esquisse ici les grandes lignes de cette démarche.

LE PROCESSUS D'INTERVENTION EN ERGOTHÉRAPIE

Marie-Christine DÉTRAZ

Le processus de l'intervention en ergothérapie décrit ici n'a pas pour but de donner des recettes. Il explicite une démarche et indique les opérations à effectuer selon une démarche de résolution de problème. Les phases qui jalonnent la réflexion et l'action de l'ergothérapeute comprennent l'évaluation initiale avec l'analyse des données, la proposition d'objectifs pour l'intervention, le choix des moyens pour y parvenir, la mise en œuvre de l'intervention et les évaluations intermédiaires ou finale.

Selon la culture du milieu de travail de l'ergothérapeute, la personne peut être nommée sujet, patient, client, usager, bénéficiaire, résident... et l'intervention ergothérapique être appelée plan de traitement, prise en charge, plan de soins... Expliciter clairement le processus d'intervention contribue à l'amélioration de la qualité : c'est une garantie pour l'ergothérapeute lui-même de bien se situer dans une démarche validée par son corps professionnel, c'est également un moyen de communiquer avec les partenaires et d'argumenter sa proposition d'intervention sur des bases structurées.

Nous pouvons regrouper les étapes du processus ergothérapique en cinq phases :

- ❑ 1ère phase : l'évaluation initiale
- ❑ 2e phase : la détermination des objectifs à atteindre
- ❑ 3e phase : le choix des moyens pour y parvenir : établissement du programme d'intervention et planification
- ❑ 4e phase : la mise en œuvre de l'intervention
- ❑ 5e phase : l'évaluation intermédiaire ou finale

Les évaluations intermédiaires peuvent mettre en évidence des problèmes nouveaux ou démontrer que l'hypothèse sur laquelle était basée le plan de traitement n'était pas fondée. Cela conduit à revenir sur la phase précédente et/ou à reprendre le processus au départ. Ce processus peut être schématisé en spirale.

ÉVALUATION INITIALE

L'évaluation initiale résulte de l'analyse de l'ensemble des données recueillies en évitant de se focaliser uniquement sur le symptôme décrit ou sur la demande apparente.

L'évaluation initiale cherche à mettre en évidence la nature de la demande et les attentes de la personne, les difficultés qui se posent à elle, à en rechercher l'origine. Ainsi pourront être déterminés des objectifs thérapeutiques pertinents à partir desquels s'élaborera une intervention thérapeutique personnalisée s'éloignant parfois des protocoles préétablis standardisés.

Les évaluations successives mesurent l'écart entre le résultat obtenu et les objectifs visés et permettent de réorienter le plan d'intervention, de le poursuivre ou d'y mettre fin.

Deux étapes jalonnent l'évaluation :

- Le recueil de données :

  Il comporte notamment les évaluations, les ressources et les faiblesses de la personne mais également de son environnement, ses attentes (éventuellement celles de son entourage) et les difficultés qu'elle souhaite voir résoudre en priorité. La complexité des situations implique qu'il est important de cibler le recueil de données sur les domaines jugés comme pertinents.

- L'analyse de ces données et leur synthèse :

  Elle donne toute la valeur à l'évaluation.

  Cette étape essentielle du processus d'intervention en ergothérapie est largement développée dans le chapitre 4, nous vous invitons à vous y référer.

DÉTERMINATION DES OBJECTIFS À ATTEINDRE

Ils résultent de l'évaluation et de son analyse. Ils sont fixés en accord avec le patient ou son entourage proche chaque fois que cela est possible. Ils sont ordonnés par ordre de priorité avec lui. Ils sont réalistes compte tenu de ses besoins effectifs et de ses ressources (au sens large du terme).

Au sein d'une structure sanitaire ou médico-sociale, les objectifs des différents intervenants sont proposés et discutés lors des réunions avec le médecin afin d'établir un plan d'intervention interdisciplinaire.

Nous pouvons observer qu'actuellement coexistent plusieurs formulations des objectifs en ergothérapie :

Objectifs décrits en termes d'actions à mener

Ils commencent par un verbe.

Ils sont contenus dans la définition de l'ergothérapie :

- Favoriser l'amélioration des fonctions déficitaires
- Compenser les incapacités
- Conserver le potentiel physique, cognitif, sensoriel, psychique ou relationnel
- Développer les ressources d'adaptation ou d'évolution
- Réduire ou supprimer les situations de handicap
- Améliorer le confort
- Prévenir l'apparition ou l'aggravation de difficultés, de dysfonctions, de déformations, de complications.

Afin de pouvoir être traduits ensuite en programme opérationnel, il est parfois utile de préciser et détailler les objectifs de manière plus spécifique et ciblée.

Exemples :

Retrouver la dextérité de la main droite

Prévenir la déformation en coup de vent cubital des doigts

Réduire les obstacles d'accès et de déplacements au domicile

Retrouver la possibilité de conduire son automobile
Automatiser les conseils d'économie gestuelle
Avoir une conduite adaptée dans un groupe...

Les objectifs sont rédigés ainsi soit d'emblée, soit sous forme de sous-objectifs.

Selon le degré de précision, la liste des verbes qualifiant les objectifs peut être très étendue.

Objectifs décrits en termes de résultats attendus dans les activités du patient.

L'énoncé de l'objectif est centré sur le patient.

La position d'acteur de ce dernier est affirmée dans la formulation même de l'objectif.

Exemples :

Que M. X soit capable de se concentrer 20 minutes sur une activité
Que M. R retrouve un poste de travail dans son entreprise
Que Nicolas puisse produire de l'écrit en classe
Que Mme H prenne conscience de ses difficultés et chemine dans l'élaboration de son projet de vie
Que M. K prévoie et réalise seul son repas
Que Mlle C gère seule le déroulement de son week-end en appartement thérapeutique...

Quelle que soit la formulation retenue, les objectifs peuvent être classés par le niveau où ils agissent :

On peut décrire quatre niveaux d'intervention pour l'ergothérapeute :

Les objectifs prenant en compte les facteurs de risques : ils concernent la prévention primaire et secondaire (hygiène de vie, protection articulaire...).

Les objectifs centrés sur les facteurs personnels : ils sont centrés sur la personne.

Ils visent la réduction des déficiences et des incapacités de la personne, l'amélioration des capacités, la mise en évidence de ses potentialités et la recherche de compensation des incapacités au niveau personnel grâce à une capacité interne d'adaptation.

Exemple :

On peut faire l'hypothèse que c'est grâce à un travail ciblé sur le trouble (exercices et activités spécifiques pour améliorer la force musculaire, la mémoire, la sensori-motricité, la coordination bilatérale, la rapidité d'exécution...), que l'indépendance et l'autonomie de la personne seront améliorées. L'objectif est axé sur l'individu et l'ergothérapeute peut l'argumenter grâce à l'hypothèse posée.

Les objectifs centrés sur les facteurs environnementaux :

Ils visent à rendre l'environnement matériel, architectural et humain facilitateur ou permettant de compenser le handicap et à diminuer les obstacles qui entravent la réalisation des activités.

Les objectifs centrés sur l'entité individu/environnement : ils cherchent à agir directement sur les interactions entre ces deux éléments pour augmenter la performance dans la réalisation des activités aboutissant à une qualité de vie acceptable pour la personne.

Les deux composants facteurs personnels et facteurs environnementaux ne donnent dans ce cas pas lieu à des objectifs séparés. Ils donnent lieu à une intervention globale.

Exemple :

Pour une personne X. on peut faire l'hypothèse que c'est en entraînant la personne en situation (« faire la cuisine ») que les adaptations réciproques, ajustements avec l'entourage, compensations se font jour et se développent (plus que par une activité rééducative plus « analytique »).

Le fait de formuler en l'argumentant l'objectif et le niveau où il agit (sur les facteurs de risques, sur la personne, sur l'environnement, ou sur les interactions individu-environnement) contribue à éviter le piège des habitudes institutionnelles ou personnelles qui parfois privilégient un des niveaux d'intervention.

Cette clarification du niveau d'intervention de l'ergothérapeute apporte une garantie de sa spécificité, et l'invite à se recentrer en permanence sur l'objectif visé.

La grande diversité des outils dont les ergothérapeutes disposent leur permet de cibler leur intervention sur un ou plusieurs de ces facteurs (simultanément ou successivement) et de faire des « allers-retours » entre les niveaux précédemment décrits.

Exemple :

Mise en évidence des difficultés lors d'un bilan en situation « écologique » , ensuite hypothèses débouchant sur une rééducation ciblée sur tel ou tel trouble pendant x temps pendant lequel il est préconisé de ne pas recommencer de mise en situation (pour ne pas mettre en échec par exemple), puis vérification à une date prévue de l'amélioration des performances en situation d'activité de cuisine, formulation d'autres hypothèses si nécessaire...

Dans ce cas, la mise en situation est utilisée à titre d'évaluation et de vérification des résultats obtenus grâce à une rééducation ciblée.

Nous pouvons retenir que les objectifs sont parfois très généraux, correspondant en réalité à des finalités communes à plusieurs voire à tous les intervenants. Ils peuvent au contraire être très détaillés. L'étape d'un énoncé d'objectifs concrets est souvent utile pour la détermination des moyens à mettre en œuvre. Selon la culture ou les habitudes du lieu d'exercice, les objectifs peuvent être organisés en sous-objectifs, en objectifs à court ou moyen terme, ou d'après le niveau où ils agissent. Bien souvent ils sont tout simplement ordonnés chronologiquement comme des étapes successives à franchir dans le cadre d'une finalité globale de séjour. Les objectifs sont hiérarchisés en fonction des priorités définies lors de l'évaluation. Ils ne sont pas figés. Ils évoluent en fonction de la progression de la personne, de l'échange avec les autres intervenants, et du déroulement du processus d'intervention.

DÉFINITION DU PROGRAMME D'INTERVENTION ET PLANIFICATION

Ce sont les moyens que l'ergothérapeute va mettre en œuvre pour atteindre les objectifs retenus.

Les techniques utilisées et/ou les principes de traitement ou d'intervention quand ils sont spécifiques doivent être mentionnés.

Exemple : si l'on se réfère aux techniques de rééducation sensitivo-motrice type Perfetti, aux techniques d'inhibition selon Bobath, ou autres, cela doit apparaître.

Les actes réalisés décrivent très concrètement les moyens mis en œuvre.

Ils sont notés dans le dossier d'ergothérapie. Ils mentionnent précisément s'il y a lieu :

- ❑ Les bilans et outils d'évaluation (les nommer)
- ❑ Les activités thérapeutiques et les mises en situations de vie quotidienne, dont la palette est extrêmement large, allant d'exercices de préhension à une sortie en ville, en passant par les activités ludiques, artisanales, d'expression…
- ❑ La réalisation de petits appareillages, le conseil ou la réalisation d'aides techniques
- ❑ La recherche de dispositifs de positionnement et les installations (au fauteuil, au lit, en voiture…)
- ❑ L'étude des aménagements architecturaux, mobiliers et matériels et de l'environnement humain.

Planification, durée et rythme des séances avec un échéancier

Le plan d'intervention en ergothérapie est ordonné et planifié en phases successives : dans le cadre des objectifs visés, les actes sont mis en œuvre selon un échéancier qui précise le nombre, la durée et le rythme des séances.

Lieu de réalisation

Salle d'ergothérapie, chambre de l'établissement, appartement thérapeutique, ateliers techniques, domicile, lieu de travail, ville…

Caractère individuel ou collectif des séances

L'objectif visé par l'intervention peut être atteint par un travail individuel ou lors d'activités de groupe (parfois par les deux). Le programme intègre et précise ces données.

MISE EN ŒUVRE DE L'INTERVENTION

C'est l'exécution proprement dite du plan de traitement. La relation thérapeutique y prend toute sa place. La personne doit y percevoir sa position d'acteur principal. Elle doit être associée chaque fois que cela est possible au choix des activités et bien entendu des aides techniques, adaptations et aménagements nécessaires. Il faut rappeler que lorsque l'on se situe dans une approche globale de la personne dans son environnement, la modification au cours de l'intervention de certains facteurs peut faire évoluer les autres éléments. C'est l'observation fine qui permet de réajuster au bon moment les objectifs généraux et spécifiques. Ainsi outre des qualités d'écoute l'ergothérapeute doit développer une analyse continue de l'activité et des éléments qu'il sollicite pour les comparer avec l'objectif visé. Des réajustements d'objectifs et de moyens, ou la programmation anticipée d'une rencontre interprofessionnelle s'avèrent alors parfois nécessaires.

Le contexte législatif et réglementaire de la santé en France, l'obligation de l'existence d'un dossier par patient permettant la traçabilité des actes, l'obligation d'évaluation dans le cadre d'une démarche qualité, en un mot l'obligation pour les professionnels de santé de rendre compte, voilà qui ne peut qu'inciter les ergothérapeutes à consigner par écrit non seulement l'évaluation et le plan d'intervention mais également les observations pertinentes et modifications significatives régulièrement intervenues au décours des séances. Elles seront une base pour les évaluations successives.

ÉVALUATION INTERMÉDIAIRE OU FINALE

Cette évaluation intervient soit de manière systématique, telle que programmée par l'ergothérapeute soit dans le cadre d'un plan d'intervention interdisciplinaire, soit à l'occasion d'une consultation médicale ou réunion de synthèse, soit lorsque l'évolution de la personne le nécessite. Comme lors de l'évaluation initiale les outils utilisés peuvent être des évaluations quantitatives ou qualitatives, des entretiens avec la personne concernée ou avec son entourage sociofamilial et professionnel, la prise en compte des dossiers et remarques des autres membres de l'équipe d'intervention.

La lecture des notes et observations prises au jour le jour fournit également comme il a déjà été dit des éléments d'évaluation intéressants. La comparaison de toutes ces données avec celles des évaluations antérieures permet de mettre en évidence l'évolution du patient et ainsi de constater les résultats obtenus. Le degré de satisfaction de la personne concernée est pris en compte. C'est le rapprochement de ces résultats avec les objectifs visés qui oriente la suite à donner. Certains objectifs s'avèrent alors atteints, d'autres partiellement ou pas du tout. Conformément au schéma en spirale du processus de l'intervention en ergothérapie, il est alors décidé :

- soit de **mettre un terme** à l'intervention ergothérapique,
- soit de **poursuivre** avec les mêmes objectifs et un nouvel échéancier,
- soit de **revoir** partiellement ou totalement les objectifs.

Au vu de cette complexité, de la multiplicité des facteurs qui entrent en jeu et de l'intervention de plusieurs professionnels, il serait hasardeux d'attribuer les progrès enregistrés à un seul d'entre eux. Les recherches dans le domaine de l'évaluation et plus particulièrement dans la qualité des soins et la qualité de vie apporteront probablement dans les années futures des éléments susceptibles de faire évoluer nos pratiques d'évaluation.

« EVIDENCE BASED PRACTICE » OU PRATIQUE FONDÉE SUR LES PREUVES

Marie-Chantal MOREL-BRACQ

Les travaux de recherche en santé et en particulier en ergothérapie et dans le domaine de la science de l'activité humaine peuvent nous aider à argumenter le bien-fondé de la pratique professionnelle.

Les choix et les décisions qui s'opèrent lors de la définition du programme d'intervention et de la planification du traitement sont souvent liés à des savoirs théoriques peu remis en question et à des connaissances pratiques parfois intuitives. Comment peut-on alors argumenter l'efficacité d'un traitement donné ? Les choix qui sont habituellement faits sont-ils vraiment les plus pertinents ?

Lors du processus d'intervention en ergothérapie, le professionnel est confronté à un certain nombre de questions et de dilemmes. La plupart de ces questions ont trouvé leur réponse dans la formation initiale et dans l'expérience acquise au jour le jour. D'autres questions ne sont même plus formulées du fait des habitudes, sauf lors du passage de stagiaires ou lorsque l'ergothérapeute doit argumenter certaines décisions.

Par exemple, lors de l'étape initiale du recueil de données : pourquoi ces données et pas d'autres, ou en d'autres termes, pourquoi utiliser ce modèle conceptuel et pas un autre ?

Lors de l'analyse des données, une évaluation quantitative et qualitative est faite mais sur quels critères ? Les données concernant le diagnostic et l'étiologie évoluent avec les travaux de recherche médicale : l'ergothérapeute en a-t-il conscience ?

Les objectifs d'intervention sont négociés avec la personne selon ses valeurs et son projet de vie, mais aussi en fonction du pronostic et des ressources accessibles : quelles sont les données scientifiques existantes concernant le pronostic de cette pathologie et quels sont les coûts relatifs à tel ou tel traitement ?

L'orientation thérapeutique est souvent liée aux habitudes mais différents moyens et techniques existent : comment argumenter tel ou tel choix ? Comment s'assurer qu'il s'agit du meilleur traitement possible dans le contexte donné ? L'expérience professionnelle permet de développer des connaissances empiriques utiles qu'il n'est pas toujours possible d'argumenter.

La pratique fondée sur les preuves se veut scientifique dans sa démarche. Il s'agit de rechercher et d'utiliser les résultats des travaux de recherche en lien avec la situation présente, qui vont alors pouvoir orienter et valider le processus de décision.

Qu'est-ce que la Pratique fondée sur les preuves en ergothérapie ?

La définition retenue par le groupe de discussion européen ECOTROS-EBP (European Cooperation in Occupational Therapy Research and Occupational

Science – Evidence Based Practice : Coopération Européenne pour la Recherche en Ergothérapie et Science de l'Activité Humaine – Pratique fondée sur les preuves) est la suivante :

« *Best practice in OT occurs when therapists, working along in partnership with client(s), use research evidence along with clinical knowledge and reasoning to implement interventions that are effective* » (Law *et al.*, EBP-group Mc Master University) que nous pouvons traduire par :

« Une pratique de qualité en ergothérapie se rencontre lorsque les thérapeutes, travaillant en partenariat avec le(s) client(s), se servent de preuves établies par la recherche en complément de leurs connaissances cliniques et en utilisant un raisonnement clinique afin de mettre en place des interventions efficaces. »

Dès les années 80 dans les pays anglo-saxons a émergé l'evidence based medecine (EBM) qui a ensuite été élargie aux autres professions : Evidence Based Practice (EBP). L'EBP est traduite de différentes façons en français : pratique fondée sur les preuves, pratique fondée sur les faits scientifiques, pratique fondée sur l'évidence scientifique, pratique factuelle... nous utiliserons ici la première expression ainsi que celle d'ergothérapie fondée sur les preuves (en anglais EBOT : Evidence Based Occupational Therapy). L'objectif de la pratique fondée sur les preuves est de garantir à chaque patient/client la meilleure orientation thérapeutique dans un contexte donné et en particulier au meilleur coût.

Actuellement, l'évolution des techniques et l'augmentation des coûts liés à la santé qui pèsent sur la population obligent à faire des choix économiques. La démarche qualité vise le meilleur traitement au coût le plus adapté. Il s'agit d'efficience dans un domaine où l'art et la science s'enchevêtrent. L'évaluation des pratiques professionnelles (EPP) est en lien avec ce processus. La pratique fondée sur les preuves se veut être une garantie d'efficacité.

Dans la pratique professionnelle, l'ergothérapeute peut être amené à rechercher des informations récentes concernant le diagnostic, l'étiologie et le pronostic de certaines pathologies. La nouveauté de ces informations résulte généralement de travaux de recherche dans le domaine médical. L'ergothérapeute peut aussi être amené à rechercher des informations sur les nouvelles tendances thérapeutiques, les nouvelles aides techniques, les nouveaux protocoles...

Certaines de ces informations peuvent être trouvées dans les livres et les journaux : *Expériences en Ergothérapie*, Revue *ErgOThérapies*, mais les publications sur l'ergothérapie en français sont peu nombreuses. Pourtant, des milliers d'articles et de livres existent en anglais sur l'ergothérapie.

Comment alors accéder aux écrits qui nous seraient utiles ?

Différentes bases de données existent sur Internet, je ne citerai ici que OTDBASE qui est accessible sur abonnement, mais est gratuit pour les adhérents de l'ANFE. OTDBASE a intégré le journal *ErgOThérapies* dans sa base de données depuis fin 2006. Il existe de nombreuses autres banques de données pertinentes pour les ergothérapeutes.

Toutefois, l'accès à un article n'est pas suffisant lorsque l'on veut pratiquer une ergothérapie fondée sur les preuves scientifiques.

En effet, pour appliquer des résultats de recherche, il faut recueillir des articles faisant état d'études réalisées avec une méthodologie scientifique rigoureuse. Ces articles doivent donc faire l'objet d'une analyse critique afin d'en évaluer la portée : c'est ce qu'on appelle un « CAP » Critical Appraisal Paper. L'étape suivante est de comparer différents articles dans le même domaine pour faire émerger la meilleure validité : c'est ce qu'on appelle un « CAT » Critiral Appraisal Topic ou revue systématisée. Différentes hiérarchies de validité scientifique ont été élaborées au niveau international et sont reprises par des auteurs tels que Gary Kielhofner (2006), Jane Cronin-Davis et Cathy Long (2006). Ces hiérarchies scientifiques valorisent plutôt les résultats de recherche quantitative, par exemple les revues systématiques de travaux de recherche.

Ce travail méthodologique n'est heureusement pas à faire par chacun d'entre nous. En Australie, au Canada, aux Etats-Unis... des équipes se sont lancées dans ce travail d'analyse et l'ensemble de ces CATS et CAPS fournissent la base de données de OTseeker.

Qu'est-ce qu'OTseeker ? Il s'agit d'un site entièrement accessible élaboré pour les ergothérapeutes et qui regroupe plus de 4500 citations et résumés de revues systématisées et d'essais randomisés intéressant l'ergothérapie. Ce site a été développé par des ergothérapeutes australiens sur le modèle du site des kinésithérapeutes PEDro afin d'aider les ergothérapeutes à appliquer une pratique fondée sur les preuves.

Ce site offre beaucoup de facilités pour accéder au concept de la pratique fondée sur les preuves : articles introductifs, explications, présentation pédagogique sur powerpoint, liens vers d'autres sites (Otevidence, OTCATs)...

OTseeker offre évidemment un moteur de recherche qui permet de cibler les articles par mot-clé, diagnostic, groupe d'âge, intervention, méthode, auteur ou association, titre de journal, années de parution, score de validité interne, score de résultats statistiques... La question de recherche comporte habituellement les quatre éléments suivants : Personne/pathologie, Intervention/méthode, Comparaison avec un autre type d'intervention, Résultat : par exemple, pour une personne âgée chuteuse, une visite d'expertise au domicile par l'ergothérapeute est-elle plus efficace qu'une information verbale et écrite pour la prévention des chutes ?

L'interrogation donne accès à un certain nombre d'articles classés par ordre de validité scientifique avec les résultats de l'analyse critique. La plupart des articles apparaissent avec leur résumé. Certains sont même accessibles en texte intégral.

Evidemment, ce trésor accessible aux ergothérapeutes du monde entier est en anglais. La raison principale en est que les ergothérapeutes engagés dans la recherche depuis de nombreuses années sont tous anglophones : Australie, Grande-Bretagne, Etats-Unis et que ceux qui les ont suivis le sont aussi : Canada, Suède, Afrique du Sud...

La deuxième raison est l'immense travail nécessaire pour l'élaboration de cette base de données et l'exigence de communication entre les chercheurs : la seule langue commune à tous est l'anglais. L'anglais s'avère actuellement être la langue de la recherche scientifique.

Il est peut-être envisageable de traduire en français les résumés et analyses critiques d'un certain nombre d'articles. Cette proposition a été faite dans le cadre du groupe de discussion européen ECOTROS-EBP. Cela existe déjà sur le site de l'université d'Ottawa au Canada.

Quel peut être l'impact de cette base de données pour la pratique en ergothérapie ? Différents articles analysent les besoins et les demandes des ergothérapeutes : par exemple l'article de A. McCluskey *et al.* (2005) s'interroge sur les preuves existant dans le domaine de la prévention et du traitement des accidents liés au travail accessibles dans OTseeker. L'article analyse l'origine et la valeur des résultats de recherche dans ce domaine en lien avec l'ergothérapie. De nombreux articles de haute valeur scientifique ont été ciblés qui devraient aider les ergothérapeutes praticiens ou enseignants. Des améliorations ont également pu découler de cette recherche pour la base de données OTseeker elle-même.

Un autre article de Kuo *et al.* (2005) expose la nécessité aux USA de développer une ergothérapie fondée sur les preuves en psychiatrie. Cet article envisage les différentes orientations thérapeutiques soutenues par des travaux de recherche, mais regrette le manque d'écrits scientifiques réalisés dans ce domaine par les ergothérapeutes.

En effet, les résultats de recherche quantitative sont plus faciles à évaluer que les résultats de recherche qualitative, ce qui induit une majorité d'articles scientifiques expérimentaux dans la base de données OTseeker.

Toutefois, ce processus est coûteux en temps et en énergie. Il ne s'adapte pas forcément facilement à la pratique en ergothérapie dans son processus relationnel fait d'incertitudes et d'interactions complexes. La hiérarchie de validité scientifique actuelle est remise en question par les chercheurs engagés dans des travaux dans le cadre de la science de l'activité humaine privilégiant la recherche qualitative (Whiteford, 2007). Cependant, une rigueur méthodologique et une sensibilisation à la démarche de recherche seront nécessaires dans les années à venir pour fonder scientifiquement la pratique professionnelle en ergothérapie.

LA CRÉATION D'UN SECTEUR EN ERGOTHÉRAPIE

Jean-Michel CAIRE

Comme nous l'avons vu dans les chapitres précédents, l'organisation de notre système de santé a subi, au cours des années 90, une mutation importante tant dans la manière de penser le soin et la santé, qu'en matière de planification sanitaire, allocation des ressources ou conduite de la politique sanitaire. La médecine a fait des progrès entraînant un vieillissement de la population, une augmentation de la dépendance, mais aussi la nécessité de privilégier le maintien à domicile et les structures alternatives à l'hospitalisation de longue durée. Les ergothérapeutes sont maintenant repérés comme étant un des professionnels clefs de la réadaptation et du maintien à domicile. La demande d'ouverture de postes est croissante dans des secteurs variés comme dans les réseaux de soins en fonctionnel ou en psychiatrie, le maintien à domicile, l'ouverture de foyers de vie, maisons d'accueil spécialisées, EHPAD... L'ouverture d'un poste requiert pour les ergothérapeutes choisis des aptitudes non seulement de praticien de la réadaptation mais aussi une capacité à s'informer, à organiser et planifier, à entrer et travailler en relation avec tous les partenaires et synthétiser ses idées clairement pour les transmettre. Ce processus demande une capacité à se projeter dans l'avenir et à anticiper, en fonction des finalités, l'action doit être menée. Dans un premier temps, nous verrons en quoi la conduite de projet est un support méthodologique nécessaire pour construire une dynamique de création en lien avec les besoins de la population accueillie et les exigences de la structure sanitaire ou médico-sociale. Dans un deuxième temps nous aborderons les étapes pratiques de la mise en place d'un poste en ergothérapie.

LA CONDUITE DE PROJET

LA RECHERCHE DU SENS

Introduire l'idée de projet c'est avoir la volonté délibérée de passer par l'anticipation avant d'agir. Cela suppose des choix, un but, une planification, des moyens et un suivi. C'est une réflexion au service d'actions finalisées. Le projet a pour fonction de rassembler, de concentrer des énergies au service d'un même objectif. Il est défini par Boutinet comme un enjeu existentiel. Le projet est lié à l'histoire personnelle de celui qui le construit, l'acteur. Le facteur psychologique du moment de l'acteur du projet le pousse dans ses retranchements pour lui permettre de fonder avec suffisamment de clarté les raisons qu'il a de réfléchir sur le projet. Pour aider à orienter et donner du sens au projet, il existe une dimension de type méthodologique. Le projet est rattaché à la théorie de l'action, c'est pour cela que ce processus est en lien direct avec la création de poste. « *Les liens qui unissent projet et action sont étroits dans la mesure où anticipation et réalisation apparaissent dans l'ordre humain inséparables* » (Boutinet, 1992, p. 275). Un projet d'intervention est un processus d'action, construit à partir d'un diagnostic de situation, du choix d'objectifs cohérents par rapport à cette situation et de différents moyens à mettre en œuvre. Ces actions articulées entre elles visent à résoudre le problème, les résultats sont mesurables et programmés dans le temps. L'élaboration est collective tout comme son objet. Le projet a par rapport à l'action deux fonctions principales : une fonction symbolique grâce à son anticipation, l'action à venir qui lui donne du sens, et une fonction opératoire avec une mise en cohérence par anticipation des différents aspects de l'action. Un autre élément fondateur du projet est l'implication ou l'engagement. L'implication est liée à des notions d'interaction, de carrefour, la reconnaissance d'un registre historique et temporel. Elle permet de passer de l'acteur à l'auteur en reconnaissant la dimension personnelle. Nous préférons au mot d'implication celui d'engagement selon Ardoino, considérant que cette notion garde une possibilité de distance ou de méta-position par rapport au sujet sans en être dissocié (Ardoino, 2000). Il s'agit bien à la fois de s'engager dans la production et d'avoir une attitude réflexive individuelle et en groupe pour assurer la co-construction du projet. Le sujet est sollicité mais devient aussi sollicitant pour chercher l'information qui permet de construire le projet (Morandi, 1997). L'engagement est lié à l'autorisation en tant que capacité à s'autoriser et donc prendre des responsabilités vis-à-vis des autres. L'intérêt du projet est qu'il s'inscrit dans une réalité en lien avec la situation et les préoccupations actuelles de la santé. En effet le sujet est en lien avec la connaissance humaine, épidémiologique, organisationnelle, économique, politique de la santé. En d'autres termes la prise en compte de l'environnement est primordiale dans l'élaboration du projet, Georges Lerbet parle de « système-sujet » (Lerbet, 1994). « *Cette expression souligne le mode d'être et un mode d'organisation pour le sujet qui apprend en interaction avec l'environnement...* » (Morandi, 1997). La conduite de projet dans le contexte de la création d'un poste en ergothérapie va donner une démarche organisée qui doit permettre l'intégration des besoins de la population, des exigences de la structure et de la finalité de l'action en ergothérapie en lien avec l'équipe de soin.

LA MÉTHODOLOGIE DU PROJET

L'idée même de projet implique les notions de théorie et de pratique (Bellenger, Couchaere, 1999). La réalisation du projet passe par la nécessité des principes d'organisation, de méthodologie et d'outils de gestion. Cependant la volonté d'anticiper n'est pas uniquement une affaire d'ordonnancement mais plutôt une structuration stratégique de la réflexion, d'où l'importance d'une phase d'élaboration du projet. Une réelle analyse stratégique est en fait une analyse des systèmes et de l'interaction entre eux (Melese, 1995). L'approche systémique permet de prendre en compte la représentation du système organisation-environnement, et met en évidence les relations projectives qui se mettent en place entre l'organisation et ses environnements. Il montre que la stratégie se trouve à tous les niveaux de l'entreprise. Cette stratégie est constituée par un ensemble de décisions et d'actions, et donc fortement conditionnée par les projets individuels des acteurs dans l'organisation, leur système de valeurs et les informations ou représentations dont ils disposent. Une telle orientation assure de bonnes bases à un management de projet et crée les conditions de la réussite par une meilleure maîtrise des facteurs de risque et un choix de moyens appropriés.

L'observation de nombreux projets a permis d'identifier quatre temps forts interdépendants :

1. Le fondement du projet : ce temps doit permettre de déterminer les identités, les capacités et les aspirations des partenaires en l'occurrence de la population concernée, du demandeur, des collègues, des partenaires extérieurs. C'est le moment où les motifs et les objectifs du projet, la finalité sont clairement exprimés. Cette démarche permet, comme nous l'avons vu, d'acquérir le sens et de mettre en place la conduite d'anticipation.
2. Le plan d'action concerne les aspects opérationnels, logistiques et organisationnels : le rôle de chacun, la description du processus d'intervention, le plan d'action en lui-même (Quoi ? Qui ? Où ? Quand ? Comment ?), l'organisation pratique du partenariat, les ressources y compris le financement, le temps et l'espace d'intervention, éventuellement les formations complémentaires nécessaires pour faire évoluer le projet. C'est une étape d'organisation qui a pour vocation d'optimiser et de coordonner l'adéquation besoin/ressources.
3. Le plan d'animation concerne la gestion de la vie du projet : gestion des éventuels problèmes et résistances, suivi du projet et ajustements. C'est aussi le mode de communication des propositions et de l'avancée du projet. Ce travail d'animation permet d'établir la co-information, la co-construction.
4. Les bilans intermédiaires et le final : l'évaluation permet de mettre en place des outils d'évaluation pour mesurer l'impact du projet et le niveau d'adaptabilité du projet. Il est important de dégager des critères de mesure quantitatifs et/ou qualitatifs en fonction de ce que l'on veut analyser. Le bilan sert à contrôler le changement provoqué par la mise en place du projet. Il donne aussi l'occasion de tirer les enseignements de ce qui a bien ou moins bien fonctionné. Enfin la démarche d'évaluation permet de prendre des décisions nécessaires vis-à-vis de ce qui a été observé. C'est ce que nous pouvons appeler la progression par capitalisation, la notion de projet comprend en elle-même celle de progression et de changement (Bellenger, Couchaere, 1999).

Nous sommes bien dans une co-construction développée par Vygotski dans le modèle socio-constructiviste (Lemoigne, 1995). Le projet se formalise au travers des interactions sociales entre partenaires de compétences différentes. Il définit une Zone Proximale de Développement qui est cet « espace » que chacun devra parcourir pour apprendre de l'autre et mettre en commun. Cette démarche aide à envisager tous les paramètres de la mise en place d'un secteur en ergothérapie, intégré dans une structure institutionnelle ou hors institution.

CRÉATION D'UN SECTEUR EN ERGOTHÉRAPIE

LES FONDEMENTS DU PROJET

1) Contexte de la création : Quelle institution ? Quelle unité ? Dans quelle démarche régionale de politique de santé ? Quelles valeurs et objectifs de l'institution ? Il est important de comprendre très tôt le contexte de l'action de santé en sachant que la création d'un poste est en référence à une réflexion liée à l'évolution de la structure ou à une volonté de changement. Cette volonté peut être liée par exemple à des valeurs comme l'importance du maintien à domicile ou la nécessité économique de régulation des sorties d'un hôpital...
2) Description de la population concernée, les aspects spécifiques : nous définissons non seulement l'identité de la population mais aussi les aspirations et capacités de celle-ci. La connaissance d'associations professionnelles et de patients peut être très aidante dans l'élaboration de cette description. Dans ces deux parties, il est important de s'appuyer sur la déontologie et sur les options et/ou valeurs individuelles et collectives qui expliquent pourquoi les structures et les partenaires s'engagent dans l'action.
3) Avant de décrire la finalité, il est bon de présenter les prescripteurs du projet, les commanditaires. La connaissance non seulement du contexte mais aussi des responsabilités dans une institution permet une analyse des enjeux : telle action va entraîner tel résultat ou telle conséquence. On doit envisager la création d'un poste comme faisant partie d'un tout. Il est donc nécessaire de considérer l'interaction des systèmes en présence. Un organigramme présentera aussi les liens hiérarchiques et les responsabilités de chacun. Le cadre de santé de proximité sera le référent hiérarchique le plus fréquent dans les institutions pour une ouverture de poste en ergothérapie.
4) Finalité de la création de poste : ce à quoi va servir la création de poste pour les personnes ciblées et le milieu concerné. Nous définissons l'utilité à laquelle ce nouveau service va participer avec la contribution des autres partenaires.

LE PLAN D'ACTION CONCERNE LES ASPECTS OPÉRATIONNELS, LOGISTIQUES ET ORGANISATIONNELS

C'est dans cette partie que nous voyons la spécificité de l'ergothérapie inscrite dans le contexte et les équipes existantes.

1) Le processus de soin en ergothérapie, ciblé sur la population : les différents objectifs spécifiques, moyens et outils à mettre en œuvre sont présentés et argumentés. Les différentes évaluations ergothérapiques sont à présenter et à argumenter. Le dossier du patient en ergothérapie est aujourd'hui incontournable quel que soit le secteur d'intervention. Les lieux où l'ergothérapeute va intervenir (architectural et hors institution, plan détaillé) sont à décrire en fonction de l'action entreprise en ergothérapie. C'est à ce moment, par exemple, que l'argumentaire d'un mode de déplacement pour les visites à domicile est à affirmer.

2) Identification des partenaires du réseau : dans cette partie nous devons définir les liens fonctionnels avec les différents partenaires et le rôle de chacun.
3) La structuration des activités dans l'espace et le temps est à prévoir dès la conception du projet. L'emploi du temps est fonction de la population accueillie, des actions priorisées individuelles et collectives, des lieux. La gestion des équipements et du matériel est indispensable pour le bon fonctionnement du service. L'établissement du budget prévisionnel comprend deux catégories : le budget du fonctionnement avec le matériel dit consommable et le budget d'équipement comprenant l'amortissable. L'inventaire du matériel est à faire dès le début de l'ouverture du service en envisageant un mode de gestion du flux d'entrée et de sortie comme par exemple pour le prêt d'aides techniques dans les services. Un tableau et un plan d'amortissement devront être envisagés en sachant que généralement le comptable se charge de cette partie de gestion.
4) Le développement du service dans le temps fait partie intégrante du projet. Il doit être explicite et se trouve en lien avec les évaluations intermédiaires qui permettent d'apporter un niveau de preuve objectif de l'intérêt de l'intervention en ergothérapie.

LE PLAN D'ANIMATION CONCERNE LA GESTION DE LA VIE DU PROJET

Savoir communiquer autour et sur le projet est tout aussi important que le projet en lui-même. En termes de communication de projet, la conviction est un élément indispensable pour exposer ses idées aux autres. La communication sur le projet peut prendre deux formes, soit orale, soit écrite. Dans tous les cas il est nécessaire de développer des atouts tels que la clarté, le réalisme, l'esprit de synthèse, la crédibilité, la rigueur et la régularité. Il est bon de savoir que l'information signifiante, pertinente pour un acteur d'une organisation dépasse largement le système d'information officiel (Melese, 1995). La communication sera différente en fonction des interlocuteurs en adoptant leur langage et en ciblant ce qui, dans le projet, va les motiver, les interpeller. Elle doit être fédératrice en rappelant l'ensemble des actions du contexte étudié. Il faut savoir que tout projet et tout changement entraînent des résistances qu'il faut prendre en considération. La communication dans un groupe implique aussi l'écoute, la souplesse et la flexibilité. Ainsi il est nécessaire de savoir sur quoi vous pouvez négocier et ce qui reste immuable (Deixonne, 2001). Enfin l'analyse des partenaires et le réseau professionnel peuvent s'avérer très utile pour aider à la communication et à la gestion de la vie du projet.

ÉVALUATION DE L'ACTIVITÉ

L'évaluation est en lien avec la démarche qualité. Pour favoriser le suivi du projet, il est important de bien fixer les objectifs car les critères de mesure découleront de ceux-ci. Il est possible de faire des tableaux de bord pour suivre l'évolution du projet depuis sa mise en place. Les indicateurs pourront être par exemple le nombre de patients, le nombre de suivis de sortie, le nombre de visites à domicile ou de mises en situation... L'évaluation quantitative pourra faire appel à des données épidémiologiques et statistiques. Pour l'évaluation qualitative, les données seront plus dans le registre des sciences humaines, comme par exemple l'analyse d'entretiens sur l'impact de notre action sur les habitudes de vie des usagers ou sur la modification des représentations du handicap... Nous parlons aussi d'évaluation sommative et formative. L'évaluation sommative montre un résultat chiffré qui présente le « combien » de l'évolution, l'évaluation formative présente plus le « comment » et la manière. L'évaluation permet de rester critique devant la mise en place du projet et de l'adapter en fonction des résultats. Il est possible durant le projet de tenir un journal de bord pour archiver l'expérience et transmettre de façon fiable toutes les données.

Le socio-constructivisme est une référence centrale dans la conduite de projet qui permet de dégager deux notions fortes : une volonté de réaliser et un goût pour la mise en ordre. Ces deux notions sont ici complémentaires et permettent d'allier la réalisation et l'exécution avec la réflexion et la conception. Le projet établit une passerelle entre la théorie et la pratique. Il associe bien l'intentionnalité comme nous l'avons vu (l'intelligence pour prévoir) et le goût pour l'instrument (l'esprit de méthode, la planification). **La conduite de projet dans une dynamique de création de poste permet de bousculer les habitudes tout en considérant ce qui est préexistant au projet ; c'est permettre le changement tout en reconnaissant la complexité des systèmes.** La conduite du changement est l'art de modifier à la fois la structure, les systèmes et la culture de l'Institution.

BIBLIOGRAPHIE - Processus d'intervention en ergothérapie

Boulanger, Y.L., Leduc, B.E (1998). Evaluation de la qualité de vie en médecine de réadaptation, *J Réadaptation Médicale, 18,* n° 3, 82-86.

Canadian Association of Occupational Therapists. (1993). *Lignes directrices pour une pratique de l'ergothérapie centrée sur le client.* Toronto, ON : CAOT Publications.

Canadian Association of Occupational Therapists. (1991). *La mesure Canadienne du Rendement Occupationnel.* Toronto, ON : CAOT Publications.

Castelein, P., Noots-Villers, P. (1994). Création et expérimentation d'un « outil » d'évaluation systémique de patients cérébro-lésés : ESOPE. *Journal d'Ergothérapie, 16*, 75-88.

Charpentier, P., Schian, H.M. (1993). *L'utilisation de la classification internationale des handicaps : déficiences, incapacités et désavantages (CIH) dans l'évaluation des aptitudes professionnelles des personnes handicapées (parties 2).* Conseil de l'Europe. Strasbourg., 163p.

Detraz, M.C. *et coll.* (1992). Ergothérapie, *Encycl. Méd. Chir. Kinésithérapie - Rééducation Fonctionnelle*, Paris : Elsevier, 26150-A-10, 20 p.

Ducoudray, J.M. et Vétel, J.M. (1993). Modèles de perte d'autonomie ou de dépendances: trois modèles américains, ADL de Katz, P.S.M.S. et I.A.D.L. de Lawton, R.U.G. de Brant Fries. *La revue de gériatrie, 18,* n° 8, 501-511.

Fougeyrollas, P., Cloutier, R., Bergeron, H., Cote, J., Cote, M., St-Michel, G. (1997). *Révision de la proposition québécoise de classification: Processus de production du handicap.* RIPPH – CQCIDIH – SCCIDIH. Québec.

Fougeyrollas, P. (1998). La classification québécoise du processus de production du handicap et la révision de la CIDIH. Handicaps et Inadaptations. *Les Cahiers du CTNERHI, 79-80* : 85-103.

Hamonet, C. (1997). Le champ de la recherche en réadaptation et sa spécificité, *Journal de Réadaptation Médicale, 17,* n° 1, 2-4

Hamonet C. (1997). Situations handicapantes, désavantages et évaluation du handicap: pour une autre vision du normal et du pathologique. *Journal d'ergothérapie, 19,* n° 3 : 113-118.

Kielhofner, G. (2008). *A Model of Human Occupation, Theory and Application,* 4e éd. Baltimore : Lippincott Williams & Wilkins.

Le Gall, M. et Ruet, J.L. (1996). Evaluation et analyse de l'autonomie. *Encyclopédie.Médico Chirurgicale,* Kinésithérapie-Rééducation fonctionnelle. Paris : Elsevier, 26-030-A-10, 8 p.

Meyer, S. (1990). Le processus de l'ergothérapie. Lausanne. *Cahier de l'EESP, n° 7,* 90 p.

Meyer, S. (2008). *Démarches et raisonnements en ergothérapie,* Lausanne, EESP, 210 p.

Moreau, A. et Sengler, J. (1996). Le Plan d'Intervention Individualisé (P.I.I.): un outil d'équipe pour le patient. In Izard, M.-H., Nespoulos R. (Eds), *Expériences en Ergothérapie* (pp.98-107). Rencontres en médecine physique et réadaptation n° 2. Montpellier : Sauramps médical.

Ruet, J.L. (1993). *Le travail de Kielhofner: enjeux-intérêts.* In Izard M.H. (éd.), *Expériences en ergothérapie* (pp.15-20, 6e série). Paris : Masson.

Tyrrell, J., Couturier, P., Israel, L., Gaucher, J. (2000). Troubles cognitifs chez les patients âgés: revue des outils standardisés utiles pour le clinicien. In M.H. Izard, R. Nespoulos (Eds), *Expériences en Ergothérapie,* (p. 81-89, 12e série). Montpellier : Sauramps médical.

Vétel, J.M. (1995). Le logiciel AGGIR. *Revue Hospitalière de France, 1,* Janv-fév, 108-113.

BIBLIOGRAPHIE - Pratique fondée sur les preuves

Addy, L. (2006). *Occupational Therapy Evidence in Practice for Physical Rehabilitation.* Oxford : Blackwell Publishing.

Baker, N.A. (2006). Analyzing Evidence for Practice. In Kielhofner, G. (ed.), *Research in Occupational Therapy: Methods of Inquiry for Enhancing Practice* (pp. 663-684). Philadelphia : F.A. Davis Company.

Baker, N.A. (2006). Creating Outcome Research Relevant for Evidence-Based Practice. In Kielhofner, G. (ed.), *Research in Occupational Therapy: Methods of Inquiry for Enhancing Practice* (pp. 697-706). Philadelphia : F.A. Davis Company.

Bennett, S., Bennett, J.W. (2000). The process of evidence-based practice in occupational therapy : Informing clinical decisions. *Australian Occupational Therapy Journal, 47,* 171-180.

Bennet, S., Hoffmann, T., McCluskey, A., McKenna, K., Strong, J., Tooth, L (2003). Introducing OT seeker (Occupational Therapy Systematic Evaluation of Evidence) : a new evidence database for occupational therapists. *American Journal of Occupational Therapy, 57*(6), 635-638.

Bennet, S., Townsend, L., Mancini, M., Taylor, C. (2006). Evidence-based Practice in Occupational Therapy : International Initiaves. *World Federation of Occupational Therapy Bulletin, 53,* 6-12.

Ducret, M., Mareda, T. (2007). Emergence de la « pratique basée sur l'évidence » en ergothérapie, considérations épistémologiques et réflexion critique, effets collatéraux du concept. *WFOT Bulletin, 55,* 12-20.

Ilott, I., Taylor, M.C., Bolanos, C. (2006). Evidence-Based Occupational Therapy : it's Time to Take a Global Approach. *British Journal of Occupational Therapy, 69,* 1, 38-41.

Kielhofner, G. (2006). *Research in Occupational Therapy : Methods of Inquiry for Enhancing Practice.* Philadelphia : F.A. Davis Company.

Kuo, F., Crabtree, J.L., Wang H.C. (2006). Evidence-based Practice for Psychiatric Rehabilitation in the United States. *WFOT Bulletin, 53,* 20-26.

Long, C., Cronin-Davis, J. (2006). *Occupational Therapy Evidence in Practice for Mental Health.* Oxford : Blackwell Publishing.

McKenna, K., Bennett, S., McKluskey, A., Hoffmann, T., Strong, J., Tooth, L (2006). *Expansion of OTseeker: An occupational therapy evidence database* [Final report] Brisbane, Queensland : School of Health and Rehabilitation Sciences, University of Queensland

McKluskey, A., Lovarini, M., Bennett, S., McKenna, K, Tooth, L., Hoffmann, T. (2005). What Evidence Exists for Work-Related Injury Prevention and Management ? Analysis of an Occupational Therapy Evidence Database (OTseeker). *British Journal of Occupational Therapy, 68,* 447-456.

McKluskey, A., Lovarini, M., Bennett, S., McKenna, K, Tooth, L., Hoffmann, T. (2006). How and why do occupational therapists use the OTseeker evidence database ?, *Australian Occupational Therapy Journal, 53,* 188-195.

McKluskey, A. (2006). Managing Change and Barriers to Evidence-Based Practice. In Kielhofner, G. (ed.), *Research in Occupational Therapy : Methods of Inquiry for Enhancing Practice* (pp. 685-696). Philadelphia : F.A. Davis Company,.

Molineux, M., Whiteford, G.E. (2006). Occupational science : Genesis, evolution and future contribution. In E. Duncan (ed.), *Foundations for Practice in Occupational Therapy,* (pp. 297-312, 4e éd). Elsevier Churchill Livingstone.

Whiteford, G.E., Morel, M.C. (2007). Science de l'activité humaine : développement, contribution et futur. *Expériences en Ergothérapie* (pp. 41-44, 20e série). Montpellier : Sauramps médical.

Whiteford, G.E. (2007). Occupational Science : development, contribution and future. In *Etre cadre et manager dans un système de santé* (pp. 277-284). Montpellier : Sauramps médical.

Nicholson, E.M. (2006). Getting the Evidence into Occupational Therapy Practice : a Review of the Process and Progress in Encouraging Evidence Based Practice in New-Zealand, *WFOT Bulletin*, *53*, 13-19.

Savard, J., Dubouloz, C.J., Martini, R., Hébert, M. (2000). L'intégration de la pratique fondée sur les faits scientifiques dans un programme de formation en ergothérapie. *Actes du Congrès européen Ergo 2000*, Paris : ANFE, p. 36.

Sudsawad, P. (2006). Definition, Evolution, and Implementation of Evidence-Based Practice in Occupational Therapy. In Kielhofner, G. (Ed.), *Research in Occupational Therapy : Methods of Inquiry for Enhancing Practice* (pp. 656-662). Philadelphia : F.A. Davis Company.

Van Iterson, L. (2006). OTDBASE fête son xxe anniversaire. *Expériences en ergothérapie*, (pp.106-107, 19e série). Montpellier : Sauramps Médical.

Sites internet et groupes de discussion :

OTseeker : www.otseeker.com

Otevidence : www.otevidence.info

OT CATs : www.otcats.com

La pratique fondée sur des faits scientifiques, Université d'Ottawa : www.health.uottawa.ca/rehabguidelines/fr/login.php

Sous-groupe de ECOTROS : ECOTROS-EBP : pour s'inscrire à ce groupe anglophone, envoyer un message à ecotros-subscribe@yahoogroups.com puis un mail d'inscription au groupe EBP

BIBLIOGRAPHIE - Création d'un service d'ergothérapie

Abrecht, R. (1991). *L'évaluation formative, une analyse critique*. Bruxelles : De Boeck Université.

Ardoino, J. (2000). *Les avatars de l'éducation, Problématiques et notions en devenir*. Paris : PUF.

Bellenger, L., Couchaere, M.H. (1999). *Animer et gérer un projet*. Paris : ESF.

Boutinet, J.P. (1992). *Anthropologie du projet*. Paris : PUF.

Davidson Frame, J., Sperry, M. (2001). *Le nouveau management de projet*. Paris : AFNOR.

Deixonne, J.L. (2001). *Piloter un projet ERP*. Paris : Dunod.

Lemoigne, J.L. (1995). *Les épistémologies constructivistes.* Paris : PUF, Que sais-je ?

Lerbet, G. (1994). *L'école du dedans.* Paris : Hachette.

Melese, J. (1995). *Approches systémiques des organisations. Vers l'entreprise à complexité humaine* ». Paris : Les éditions d'organisation.

Morandi, F. (1997). *Modèles et méthodes en pédagogie.* Paris : Nathan.

Collection ergothérapies

Nouveau guide de pratique
en ergothérapie : entre concepts et réalités
Coordonnateur : J.-M. CAIRE
Solal, éditeur, Marseille - 2008.

J.-M. CAIRE
I. MARGOT-CATTIN
A. SCHABAILLE
M. SEENE

CHAPITRE 7

DYNAMIQUE D'ÉVALUATION EN ERGOTHÉRAPIE

INTRODUCTION

Basée sur les définitions de la Santé (CIF, 2001 ; PPH, 1998 ; Wilcock, 2006) et les connaissances théoriques en matière d'activité humaine (Yerxa *et al.*, 1990 ; CAOT, 1997 ; Law *et al.*, 1998 ; EPP, 1986), l'ergothérapie peut revendiquer une démarche d'évaluation qui tienne compte de la personne, de son environnement et de son activité, c'est-à-dire une évaluation holistique (Baum et Law, 1997). L'un des buts en ergothérapie est d'améliorer l'activité et la participation dans un contexte habituel pour la personne handicapée, que ce soit en termes de rééducation, de réadaptation, ou de réinsertion. L'évaluation en ergothérapie permet d'identifier les problèmes de l'usager, de les comprendre et les expliquer, voire de les coter et les interpréter. Suite à une démarche d'évaluation systématique, l'ergothérapeute et l'usager pourront atteindre leurs objectifs, choisir les interventions les plus efficaces et surmonter les problèmes qui limitent l'action de l'usager dans la société, ce que les pays anglophones nomment la « performance occupationnelle » (Baum et Law, 1997). Une bonne connaissance de la démarche d'évaluation permettra à l'ergothérapeute d'orienter le traitement, de choisir les interventions, ainsi que d'argumenter et justifier l'efficacité de sa pratique. Quel que soit le cadre philosophique choisi, les auteurs s'accordent pour reconnaître l'importance de l'environnement ou du contexte de vie. L'intégration, la participation sociale ainsi que le maintien dans le milieu de vie habituel sont les thématiques qui apparaissent dans le domaine du handicap (Stiker, 2005). En ergothérapie, les modèles récents sont basés sur les 3 concepts fondamentaux que sont la Personne, l'Environnement et l'Occupation (PEO) (Christianse, Baum et Bass-haugen, 2005 ; Kielhofner,

2008). Les outils dont disposent les professionnels pour mener à bien une démarche d'évaluation sont variés et offrent des caractéristiques particulières. Le contenu de ce chapitre s'organise autour de plusieurs thèmes. Tout d'abord, Isabel Margot-Cattin présente l'importance des cadres conceptuels dans la démarche d'évaluation et quelques modèles courants en ergothérapie. Elle donne des définitions en proposant les buts et possibilités de l'évaluation en ergothérapie en lien avec le projet de soin. Ensuite, Arnaud Schabaille décrit la métrologie des instruments de mesure pour mieux cibler le type d'outils d'évaluation ainsi qu'une méthode pour faciliter le choix de l'outil d'évaluation. Marc Seene apporte un aperçu de ce que nous pouvons nommer l'évaluation « écologique ». Enfin Jean-Michel Caire parle de l'auto-évaluation en tant que vecteur participatif au projet de soin voire au projet de vie de l'usager. Toute la progression de ce chapitre dédié à l'évaluation en ergothérapie, quel que soit le secteur d'activité, permet de renforcer l'importance d'une démarche scientifiquement construite dans la reconnaissance de la profession.

LES MODÈLES POUR COMPRENDRE L'ÉVALUATION

Isabel MARGOT-CATTIN

Un outil d'évaluation, un instrument de mesure ou un test est un objet créé par des individus. Ceux-ci ont une formation, une histoire de vie, des valeurs qui influencent le processus de création de cet outil. En conséquence, chaque outil de mesure disponible sur le marché reflète le cadre de référence dans lequel il a été construit. Pour bien comprendre ce qu'on évalue avec un outil, il est important de connaître le modèle ou les modèles sur lesquels les auteurs se basent (Morel-Bracq, 2004 ; Law, Baum, et Dunn, 2005). Par exemple, le modèle biomécanique propose des règles s'appliquant aux mouvements et à la mécanique du corps humain. Le goniomètre est un outil de mesure qui s'appuie sur le modèle biomécanique ; il permet de mesurer les amplitudes articulaires. Il est relativement simple à utiliser. Comme avec toute mesure, il y a toujours une incertitude, ce qui oblige parfois à prendre plusieurs fois la même mesure et à ne garder que la moyenne. Ainsi, le goniomètre permet de mesurer un seul élément du fonctionnement humain, les amplitudes articulaires. Si le besoin d'évaluation se situe au niveau de la performance d'un patient lors de l'activité toilette - habillage, le goniomètre ne sera pas d'une grande utilité, notamment parce que le modèle biomécanique ne permet pas d'appréhender la complexité des activités humaines. Il existe des modèles en ergothérapie qui, d'une part, permettent une évaluation holistique, et d'autre part, soutiennent une pratique centrée sur *la personne* souffrant d'une situation de handicap. Il est important pour l'ergothérapeute d'avoir une pratique centrée sur l'usager et son environnement immédiat (matériel et humain), tant par rapport à l'intervention que par rapport à l'évaluation, démontrant un respect bénéfique à l'usager. Par ailleurs, la recherche scientifique en ergothérapie démontre que l'évaluation permet une amélioration de la thérapie quant à son déroulement et à son résultat (Law, 1998). La recherche a aussi mis en évidence qu'une pratique centrée sur l'usager et sur sa famille augmente la compliance à la thérapie, c'est-à-dire l'adhésion de la personne aux consignes du thérapeute (King, King, et Rosenbaum, 1996), la satisfaction de l'usager (Calnan *et al.*, 1994 ; Doyle et Ware, 1977) et amène de meilleurs résultats fonctionnels (Greenfield, Kaplan et Ware, 1985 ; Rosenbaum, King, Law, King et Evans, 1998).

L'ORGANISATION ET LA CATÉGORISATION DES ÉVALUATIONS SELON LE MODÈLE PEO (PERSONNE, ENVIRONNEMENT, OCCUPATION)

Pour pouvoir discuter d'un instrument de mesure, il semble intéressant de pouvoir le classer dans une catégorie, notamment selon ce qu'il évalue. En ergothérapie, les grandes catégories sont la personne (tout ce qui touche aux caractéristiques, aux capacités, et aux compétences ; par exemple, l'évaluation de la motricité fine), l'environnement (le contexte de vie de la personne, physique, socio-culturel, économique ou juridique ; par exemple l'évaluation du domicile) et l'occupation ou activité humaine (tout ce qui touche aux rôles réalisés à travers les activités, à ces ensembles d'activités qui donnent du sens à la vie, par exemple l'évaluation du travail d'un boulanger), selon le modèle PEO. Un diagramme de Venn peut aider à concevoir cette organisation (Law, Baum et Dunn, 2005).

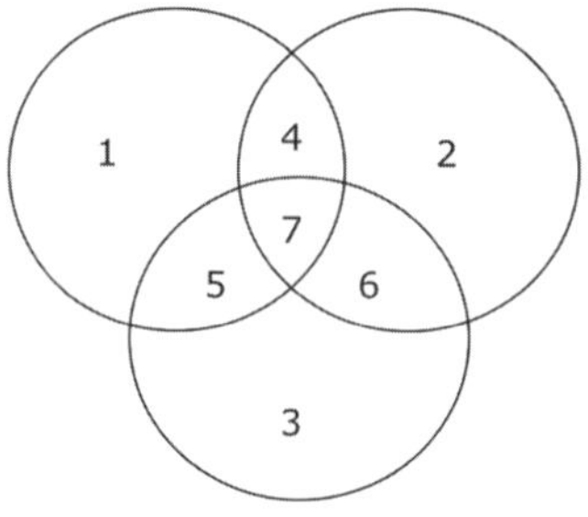

1 = La personne : on trouvera les outils qui mesurent les capacités.

2 = L'environnement : on trouvera les outils qui mesurent les aspects de l'environnement.

3 = L'activité / l'occupation : on trouvera les outils qui mesurent uniquement les aspects de l'activité (analyse de l'activité).

4 = L'intersection entre la personne et son environnement : on trouvera les outils qui mesurent comment la personne s'intègre à son environnement.

5 = L'intersection entre la personne et ses activités : on trouvera les outils qui mesurent les intérêts et les besoins en activité de la personne.

6 = L'intersection entre l'environnement et l'activité : on trouvera les outils qui mesurent le type de support nécessaire dans l'environnement pour réaliser l'activité.

7 = L'intersection entre la personne, son environnement et ses activités : on trouvera les outils qui mesurent la performance occupationnelle, car elle comprend les variables des trois éléments de base de l'ergothérapie.

Figure 1. Les catégories de classement des évaluations. (Tiré de Law, Baum & Dunn, 2005, p. 45.)

Quelques modèles peuvent être cités ici afin de faire percevoir l'impact du modèle sur l'évaluation :

LE MODÈLE PERSONNE-ENVIRONNEMENT-ACTIVITÉ-PERFORMANCE (PEOP)

La performance de la personne dans ses activités ne peut pas se dissocier du contexte. Le modèle décrit les facteurs intrinsèques (psychologiques, cognitifs, physiologiques et comportementaux) et extrinsèques (physiques, culturels, sociaux, politiques et attitudes) qui permettent de comprendre les compétences de l'individu dans la réalisation des activités, des tâches, qui sont importantes pour lui (Christiensen, Baum et Bass-Haugen, 2004).

Ce qui est évalué :

- Les activités, les tâches et les rôles qui sont importants pour la personne, ou la population. La manière dont la personne se perçoit en activité.
- Les facteurs intrinsèques qui soutiennent la performance occupationnelle, tels que les capacités psychologiques, cognitives, physiologiques et comportementales.
- Les facteurs extrinsèques qui servent de facilitateurs ou d'obstacles à la performance occupationnelle ; cela inclut l'environnement physique, culturel, social et les politiques sociales ainsi que les attitudes.

LE MODÈLE « CONTEMPORARY TASK-ORIENTED APPROACH MODEL »

Ce modèle intègre les nouvelles connaissances sur le contrôle moteur, le développement moteur et l'apprentissage moteur, liées au développement des théories de ces dernières années. Il propose que la « performance occupationnelle » émerge de l'interaction des facteurs personnels et du contexte environnemental. Au contraire de la plupart des modèles utilisés en neurologie, celui-ci met en avant l'importance des objectifs de la personne et son environnement de vie (Mathiowetz et Bass-Haugen, 1994).

Ce qui est évalué:

- Les caractéristiques personnelles (cognitives, psychosociales et sensorimotrices).
- Le contexte environnemental de l'individu (physique, socio-économique et culturel).
- Les objectifs de la personne.

LE MODÈLE INTERACTIONNEL DYNAMIQUE DE LA COGNITION (Toglia, 2000)

La *cognition* se définit comme la capacité de la personne à acquérir et utiliser l'information pour s'adapter aux exigences environnementales (Lidz, 1987). Cette définition comprend les compétences de traitement de l'information, l'apprentissage et la généralisation. La capacité pour acquérir de l'information implique des compétences de traitement de l'information ou la capacité de recueillir, d'organiser, d'assimiler et d'intégrer de nouvelles informations avec l'expérience antérieure. L'adaptation implique d'utiliser l'information qui a été acquise antérieurement pour planifier et structurer le comportement en fonction du but à atteindre. Ainsi, la capacité d'appliquer ce qui a été appris à une variété de situations différentes est inhérente au concept de cognition (Lidz, 1987).

Cette description de la cognition est transversale à travers des domaines spécifiques. La cognition n'est pas divisée en sous-composantes séparées telles que l'attention, la mémoire, l'organisation ou le raisonnement. A la place, les habiletés cognitives et les déficiences sont analysées selon des stratégies sous-jacentes, sur la capacité à superviser la performance, et sur le potentiel d'apprentissage. L'idée que la cognition est la production permanente d'une interaction dynamique entre la personne, l'activité et l'environnement est essentielle à la conceptualisation de la cognition. Le modèle interactionnel dynamique indique que la performance occupationnelle peut fournir des feed-back qui vont influencer la perception que la personne a d'elle-même et les croyances qu'elle a en ses capacités et performances. Le feed-back peut aussi être apporté par une autre personne ou une source externe. Dans tous les cas, les difficultés de performance peuvent engager la personne à choisir des stratégies différentes de traitement, à changer d'environnement ou à modifier les exigences de l'activité.

LES PRINCIPES D'UNE DÉMARCHE D'ÉVALUATION ET LES DÉFINITIONS

Isabel MARGOT-CATTIN

La démarche d'évaluation en ergothérapie dans le domaine sanitaire met en œuvre 3 axes distincts et parfois met en évidence des écarts :

- L'évaluation afin de recueillir de l'information sur les capacités de la personne afin de construire les décisions cliniques concernant la planification du traitement et des interventions. L'écart, dans cette situation, se situe entre ce qui est mesuré et ce qui est attendu : cela mettra en évidence les déficits. Le score obtenu pourra ensuite être comparé à une norme. Dans cette utilisation, l'évaluation permet de planifier l'intervention de l'ergothérapeute afin de réduire l'écart, comme par exemple, l'amélioration de l'amplitude articulaire de l'épaule droite pour permettre à la personne de se coiffer.
- L'évaluation afin de recueillir de l'information sur les besoins et les désirs de la personne, sur son contexte de vie et son environnement, ou encore sa manière de réaliser ses activités quotidiennes. Dans cette situation, il n'y a pas d'écart. L'information recueillie est individuelle et ne peut pas être comparée à une norme. Dans cette utilisation de l'évaluation, celle-ci permet de planifier l'intervention de l'ergothérapeute, comme les modifications à apporter au domicile de la personne, par exemple.
- L'évaluation afin de vérifier l'efficacité du traitement pour légitimer et justifier l'intervention de l'ergothérapeute. L'écart dans cette situation se situe entre l'évaluation initiale (souvent une aide à la décision clinique, mais pas toujours), les évaluations intermédiaires et l'évaluation finale (vérification de la progression de la personne). Dans cette utilisation de l'évaluation, celle-ci permet à l'ergothérapeute d'obtenir de la reconnaissance professionnelle, de demander des ressources supplémentaires, et de justifier de l'efficacité de son intervention. Cette démarche d'auto-évaluation du traitement est le fondement même de la critique scientifique.

Dans le domaine de la réinsertion sociale et dans l'évaluation de la compensation du handicap (par exemple les ergothérapeutes de la Maison Départementale des Personnes Handicapées), le descriptif du processus peut être différent et constitué par :

- Le recueil d'informations sur les capacités et aptitudes de l'usager.
- L'évaluation des situations de handicap dans la réalisation des activités, dans son environnement, selon ses besoins, ses envies, son projet.
- La recherche de solutions, préconisations.
- Le rapport qui argumente pour les financeurs.

Les outils utilisés peuvent être les mêmes, mais ils peuvent aussi parfois être différents. Il existe relativement peu d'outils développés par des ergothérapeutes qui permettent de répondre aux 3 axes présentés ci-dessus. La Mesure Canadienne de la Performance Occupationnelle (MCPO) (Law *et al.*,

1998) permet, sur la base d'un recueil d'informations qualitatives, non seulement de planifier le traitement et de poser les objectifs, mais aussi de montrer la progression en pourcentage dans l'atteinte de ces objectifs de traitement.

Bien connaître les contenus, les modalités de passation ainsi que la métrologie permet au clinicien de distinguer les 3 axes d'évaluation et d'affiner son choix d'instruments.

LA MÉTROLOGIE ET LE RECUEIL DES DONNÉES

Arnaud SCHABAILLE, Jean-Michel CAIRE

> « *L'évaluation, ce n'est pas prendre de l'information, c'est échanger de l'information pour faire surgir du sens* » (Ardoino, 1976).
>
> « *L'évaluation ne prend sens que dans la construction du projet commun* » disait l'équipe des cadres du groupe ECCO (Ergothérapeutes Collège Cadre de l'Ouest).

L'ergothérapie est bien dans ce double registre du « donner la valeur de... » et du « donner de la valeur à... » (Guihard, 2004). Nous utilisons une évaluation quantitative, normée pour objectiver des faits, nous donnons la valeur de... et nous engageons une évaluation qualitative, éthique, subjective pour donner de la valeur à... Une évaluation s'inscrit dans une logique de recherche scientifique qui est régie par des règles reconnues par tous comme principe de sérieux, de rigueur et de pertinence.

LE RECUEIL DE DONNÉES QUANTITATIVES

L'évaluation va créer une certaine réalité à partir de critères, de références, de normes prétablies (Hadji, 1990).

L'évaluation, tout comme la recherche, doit répondre au minimum à quatre caractéristiques :

<u>Validité :</u> La validité est le concept psychométrique le plus important, car c'est grâce à la validité que les scores d'un outil de mesure prennent du sens. La validité autorise à interpréter les résultats du test. Ainsi, ce n'est pas tant l'outil lui-même qui est validé, mais bien plus l'interprétation faite sur la base des scores obtenus. La validité permet au thérapeute de s'assurer que l'outil mesure bien ce qu'il prétend mesurer, pour autant qu'il soit utilisé dans les conditions préconisées. Par exemple, le Box & Block test dit mesurer la dextérité grossière, sa validité de contenu est excellente et l'utilisation de cet outil donnera bien des informations sur la dextérité globale. Par contre, il n'est pas validé pour la dextérité fine et il ne sera pas possible d'interpréter les scores pour décrire cette qualité des préhensions de la main.

<u>Fiabilité :</u> L'utilisation est basée sur des critères objectifs, avec une reproductibilité entre différents observateurs. Cela explique pourquoi une évaluation dite validée a un protocole strict afin de minimiser l'impact des variables parasites comme par exemple le changement d'évaluateur pour un même bilan. Il y a déjà deux manières différentes de considérer la fiabilité, d'une part elle est dite « inter-juge », d'autre part elle est appelée « test-retest ».

Sensibilité : Il faut utiliser la bonne unité de mesure par rapport à l'objet donné. Par exemple, la MIF[1] Mômes a des unités différentes de la MIF pour l'adulte. Mais cela renvoie aussi à la définition de l'échelle des graduations présentes.

Corrélation : Tous les aspects ci-dessus s'obtiennent à l'aide d'études dites « métrologiques » ou de validation des instruments de mesure. La manière la plus utilisée est la corrélation avec d'autres outils de mesure, notamment ceux qui représentent le « gold standard ». On va comparer l'outil que l'on veut valider avec un outil proche, mais déjà fortement valide. S'il y a corrélation significative, la validation sera reconnue.

Il est important de souligner que l'évaluation est toujours relative à différentes variables, différents facteurs. Nous pouvons en extraire trois principaux que sont les facteurs personnels (le choix de l'ergothérapeute), institutionnels (le choix et les contraintes) et socioculturels.

LE RECUEIL DE DONNÉES QUALITATIVES

Certains instruments de mesure utilisent principalement l'observation et l'entretien comme méthode de recueil des données. Nous pouvons citer la plupart des instruments de mesure issus du Modèle de l'Occupation Humaine (MOHO) comme l'OPHI II ou le OCAIRS ou le modèle canadien de la performance occupationnelle (MCPO) et sa mesure. Les critères de qualité de ce type d'instruments ne peuvent pas être issus d'une approche quantitative, mais bien plus qualitative (Ardoino et Berger, 1989).

Crédibilité et transférabilité : La crédibilité est l'action de vérifier si les résultats obtenus semblent plausibles aux personnes interviewées ou observées. La transférabilité est l'action qui permet de reproduire les mêmes résultats tout en changeant le contexte. Il y a une certaine permanence dans la qualité de l'outil et il peut être utilisé dans d'autres contextes.

Confirmation – corroboration et triangulation : La confirmation/corroboration est l'action qui permet à d'autres personnes d'être d'accord avec les résultats obtenus. On observe la même chose depuis plusieurs points de vue et on les compare.

QUELQUES CRITÈRES QUI PEUVENT FACILITER LE CHOIX DES INSTRUMENTS DE MESURE

Critère métrologique : La qualité métrologique d'un instrument (validité, fiabilité) est un critère important pour la reconnaissance de la profession, dans

1. M.I.F. : Mesure d'Indépendance Fonctionnelle.

tous les milieux. Il est important de vérifier que l'instrument possède un protocole de passation et que les études de validité et de fiabilité sont décrites dans des publications scientifiques.

Critère de pertinence : Il semble intéressant de choisir des outils de mesure qui s'adressent à la population et au contexte de travail du thérapeute. En effet, certains outils sont plus pertinents à domicile, d'autres ont été conçus pour une utilisation en maison de retraite. Il est parfois possible d'utiliser certains instruments dans un contexte autre que celui initialement prévu, comme pour le Profil des Activité Vie Quotidienne, prévu pour une population ayant subi un traumatisme cranio-cérébral, mais qui est en révision pour y inclure les personnes présentant un syndrome démentiel.

Critère d'utilisation : L'utilisation de certains outils dans d'autres institutions similaires peut également être un critère. L'utilisation du Mini Mental State Examination est tellement répandue en gériatrie qu'il semble impossible de ne pas le connaître. Il peut être intéressant de regrouper plusieurs ergothérapeutes dans le même type d'institution ou dans la même région et de procéder à un choix commun et consensuel, répondant aux besoins de tous les ergothérapeutes en présence. Nous décrirons la phase de test en sachant qu'il est indispensable de prévoir une période pour essayer l'outil de mesure, se l'approprier et se sentir à l'aise dans son utilisation. Il s'agit également de vérifier sa pertinence avec le lieu de pratique et la clientèle accueillie.

LES TEMPS DU RECUEIL DE DONNÉES ET DE LA RESTITUTION DES RÉSULTATS

L'évaluation compte quatre temps principaux : le recueil des informations préalables à l'évaluation, la sélection des éléments à évaluer, puis le choix de l'outil d'évaluation nécessaire et enfin, le temps de l'interprétation des données recueillies et de la synthèse écrite. Le destinataire pour lequel nous effectuons l'évaluation va influencer chaque étape de l'évaluation ainsi que la transmission écrite et orale de celle-ci. En effet, les outils d'évaluation sont non seulement utilisés par les médecins et les autres professionnels paramédicaux, mais également par les décideurs politiques et tous les organismes ayant à se prononcer sur le financement : ex. CDAPH, AGEFIPH, assureurs, juges... afin de décider du financement des différents services ou de redéfinir l'orientation des programmes en lien avec la Maison Départementale des Personnes Handicapées.

Selon l'objet et le contexte de l'évaluation, la formulation des conclusions pourra passer d'un simple diagnostic clinique à l'interprétation complexe des éléments ou d'événements observés.

Il s'agit pour le professionnel de percevoir les enjeux de l'évaluation, enjeux allant de l'aide à la décision thérapeutique jusqu'à la pertinence d'un argumentaire de financement lors d'une adaptation de véhicule ou d'un aménagement de l'habitat...

Recueillir les informations : concerne les habitudes de vie, les ressources et les gênes dans les différents domaines d'activité et de participation de la personne, le contexte de vie. Le « dossier du patient en ergothérapie » est le support actuel validé par la Haute Autorité en Santé (HAS, 2001) pour nous permettre de recueillir les informations nécessaires. L'intérêt de cet outil est la possibilité d'adaptation en fonction du domaine d'exercice de l'ergothérapeute.

Un arrêté suite à la loi du 11/02/2005 doit prochainement définir le référentiel de recueil de données pour les évaluations multidisciplinaires des M.D.P.H. Il s'agit du « guide d'évaluation multi-dimentionnel », appelé en 2007 le « GEVA ».

Le recueil d'informations se fait grâce à trois supports :

- L'indication pour l'ergothérapeute : la prescription faite par le médecin, le dossier unique, la lettre de transfert, les bilans d'hospitalisation, la présentation orale...
- L'entretien avec le patient, l'entourage : l'entretien vise à amorcer une relation thérapeutique, recueillir les informations nécessaires, informer l'usager sur le déroulement des activités et préciser les objectifs. C'est une phase primordiale où l'usager peut exprimer ses idées, ses désirs, sa compréhension de ce qui lui arrive... L'entretien ne se limite pas à l'usager, il est important de savoir comment les proches vivent la situation, comment ils racontent la rupture dans leur trajectoire de vie et leurs attentes... C'est la partie subjective de l'évaluation.
- L'observation : c'est tout d'abord la présentation de la personne en situation de handicap et l'observation sur le terrain lors d'activités.

C'est à partir de ce premier recueil d'informations que peuvent ensuite être précisés et sélectionnés les domaines des éléments à évaluer. Il apparaît ainsi que, pour l'ergothérapeute, le raisonnement va au-delà de l'activité métrologique. Il doit percevoir le contexte et son choix d'instruments d'évaluation est un choix stratégique qui doit obligatoirement tenir compte du contexte (les outils d'évaluation des troubles cognitifs vont-ils varier dans le cadre d'un programme thérapeutique ou d'une expertise médico-légale ?).

Enfin l'interprétation des données reflète la qualité même de l'évaluateur... puisque c'est la capacité d'analyse du problème qui constitue la valeur même de l'évaluation. Utiliser un instrument peut s'avérer relativement simple... comprendre la valeur qu'il définit l'est beaucoup moins...

L'interprétation devient alors l'élément prioritaire qui figure dans les transmissions écrites.

L'ÉVALUATION ÉCOLOGIQUE

Marc SEENE

Cette évaluation s'appuie sur les principes du modèle écologique.

LE MODÈLE ÉCOLOGIQUE

Le modèle écologique de la performance humaine (Dunn, Brown & McGuigan, 1994) met en avant le contexte et comment les composantes de l'environnement, qu'elles soient de nature physique, temporelle, sociale, culturelle et/ou phénoménologique, peuvent influencer l'activité de la personne. Ce modèle part du principe que ce n'est que dans son contexte de vie que l'on peut observer quelqu'un agir et que l'on peut l'évaluer. Ce modèle permet également au clinicien d'élaborer des stratégies d'intervention qui vont permettre de surmonter les barrières ou les obstacles qui limitent la performance. Il est appelé écologique car l'ergothérapeute s'intéresse aux interactions entre d'une part l'homme et son contexte, d'autre part l'impact de ces relations sur les capacités à réaliser l'activité.

Ce qui est évalué :

- Les tâches et les activités que la personne réalise dans son contexte de vie habituel.
- L'influence de l'environnement social, culturel et physique sur la performance occupationnelle.

L'écologie, ou l'interaction entre l'homme et son environnement, influence tant le comportement humain que la performance, celle-ci ne pouvant être comprise, voire évaluée, en dehors de son contexte. Comme l'ergothérapie est concernée par l'action dans la vie quotidienne et par les effets que cette action produit dans les activités qui soutiennent la participation, la démarche d'évaluation va se concentrer sur la mise en évidence de ce que l'usager souhaite et de ses besoins ainsi que sur l'identification des facteurs facilitants ou obstacles à son action. En se référant au modèle proposé par l'OMS, la Classification Internationale du Fonctionnement, nous pouvons évoluer du concept de handicap à celui du fonctionnement et inventer une nouvelle forme d'évaluation écologique du fonctionnement du sujet (Botokro, 2002).

DÉFINITION

Selon la Classification internationale du fonctionnement, du handicap et de la santé (CIF), il s'agit de « *mesurer l'écart entre les potentialités d'un individu et son implication dans une situation de vie réelle compte tenu des particularités de l'environnement dans lequel il évolue* ». Les bilans dits classiques, ou bilans analytiques, permettent de mettre en évidence les déficiences et les incapacités de la personne en rapport avec une pathologie identifiée.

L'évaluation écologique repose essentiellement sur l'observation dans un cadre qui justement n'est pas normalisé mais qui est celui de la personne et qui constitue son quotidien. Par le terme « écologique », les ergothérapeutes désignent une évaluation nécessitant des mises en situation proches de la vie quotidienne (Seve-Ferrieu, 1998). En effet, le terme « écologie » fait référence à l'étude des relations des êtres vivants entre eux et avec leur milieu. L'évaluation écologique doit donc prendre en compte le lieu, les habitudes, le mode de vie de la personne mais aussi le projet d'avenir que celle-ci a formulé. Elle se fait par rapport à l'activité et par rapport à l'environnement. Les bilans écologiques vont donc évaluer certains actes de la vie quotidienne à travers des mises en situation de la personne au plus proche de sa réalité habituelle.

POURQUOI L'ÉVALUATION ÉCOLOGIQUE ?

POUR LA COMPLÉMENTARITÉ AVEC LES BILANS CLASSIQUES EN INSTITUTION

Il arrive assez fréquemment d'être confronté à des personnes dont les résultats des bilans s'avèrent encourageants et qui, pour autant, se trouvent en échec dans leur processus de réadaptation et de réinsertion. Inversement, des personnes conservant des déficiences relativement importantes s'en sortent plutôt bien dès lors que les activités sont effectuées dans leur contexte habituel. Dans la démarche de soin de l'ergothérapeute, après avoir effectué les bilans « classiques », une évaluation en situation écologique va aider à valider ou non les objectifs fixés et ainsi permettre de mieux organiser la suite du suivi thérapeutique et d'apporter des éléments concrets quant à la nécessité de prévoir à moyen terme et à long termes la proposition d'aides techniques et d'aide humaine. Cependant, c'est dans le cadre de la préparation d'un retour à domicile ou dans le milieu de vie de la personne (unité mobile, libéral...), suite à un séjour en milieu hospitalier ou spécialisé, qu'une telle évaluation va s'avérer la plus opérante.

POUR L'ÉLABORATION DES OBJECTIFS PROCHES DU QUOTIDIEN DE L'USAGER

Il s'agit bien de définir les éléments que l'on va rechercher à travers l'observation de la réalisation d'une activité dans un environnement que l'on pourrait qualifier de « non standardisé ». La réflexion qui est menée au préalable avec l'usager doit faire ressortir les points clés à observer et présenter les critères de résultats attendus. Les mises en situation vont permettre de concevoir les objectifs thérapeutiques au plus près des habitudes de vie et contexte de la personne.

POUR FACILITER LA PARTICIPATION À L'ÉLABORATION DU PROJET DE VIE

L'évaluation écologique va permettre d'aider la personne à prendre conscience de ses difficultés et de son potentiel et donc impulser une dynamique de changement. L'important est alors de constater comment la personne peut compenser ses difficultés dans un lieu connu et utiliser ses aptitudes pour réaliser une activité. C'est sa capacité d'adaptation et d'ajustement, par rapport à une situation nouvelle, qui est mise en jeu, ainsi que sa capacité à prendre des initiatives pour y faire face. C'est par la mise en situation au plus près des habitudes de la personne que l'évaluation écologique va être la plus révélatrice des réactions appropriées ou non de la personne confrontée à des incertitudes. L'évaluation écologique doit pouvoir orienter sur les suites à donner à l'accompagnement de l'usager dans son projet de soin et doit déboucher sur des relais ou un travail en réseau si nécessaire.

LE CADRE ET LES CONDITIONS DE L'ÉVALUATION

L'évaluation écologique est en rapport avec la situation antérieure de la personne. Des informations peuvent, le cas échéant, être recueillies auprès de son entourage. Dans ce contexte, une visite à domicile préparatoire peut être envisagée.

LE LIEU

Compte tenu des notions abordées jusqu'ici, le lieu correspondant à l'évaluation écologique est le domicile, le lieu de vie de la personne, le quartier, l'environnement professionnel... Cependant, le lieu et le moment appropriés à l'évaluation dépendent de l'objectif que l'on s'est fixé et du projet exprimé par la personne.

Ce lieu peut être défini à trois niveaux :

1 - un lieu connu, cela étant l'idéal pour mettre en place une évaluation écologique, tels le domicile, le lieu de vie, l'école, le lieu de travail, le quartier de résidence, le quartier commercial connu de la personne...

2 - le lieu actuel le plus fréquent comme la chambre, la salle de bain de la personne au sein de l'établissement, le service de soins, la cuisine ou l'appartement thérapeutique...

3 - un lieu inconnu, plus rarement utilisé, afin de voir comment la personne va se gérer dans un milieu qu'elle ne connaît pas, et qui nous permettra de fixer une orientation thérapeutique nouvelle.

LE MOMENT DE L'ÉVALUATION

Comme pour toute évaluation, on cherche à avoir une image d'une situation à un moment donné. Ce moment peut être transitoire ou reconnu comme devant se prolonger dans le temps. Prenant en compte une personne en interaction avec son environnement, un bilan écologique peut se pratiquer tout au long de la prise en charge thérapeutique. Il est possible aussi de réaliser une même évaluation pour une même personne, un même objectif, à différentes périodes pourvu qu'elles soient espacées dans le temps.

On voit donc que le moment de l'évaluation écologique est lié à la motivation de celle-ci. Le plus souvent, cette évaluation est proposée dans une période précédant un retour à domicile.

CONTEXTE

Nous abordons maintenant la réalité d'une évaluation écologique, à savoir le déroulement de sa passation. L'ergothérapeute est présent en tant qu'observateur et évaluateur. Mais sa seule présence agit comme perturbateur générant une distraction voire un élément de stress de même que la situation dans laquelle se trouve la personne évaluée. L'entourage peut aussi intervenir soit en tant que participant facilitateur (par exemple un conjoint qui aide à la réalisation des tâches) ou perturbateur (des enfants qui courent autour de la personne confrontée à des difficultés de déplacement, par exemple). L'intérêt est de se rapprocher au maximum de la situation réelle, passée ou à venir, en fonction de l'objectif fixé préalablement avec l'ergothérapeute, la personne et son entourage. Cette évaluation peut se faire avec les aides humaines et/ou matérielles qui correspondent à la situation. L'évaluation écologique repose essentiellement sur l'observation de la personne accomplissant l'activité. L'ergothérapeute peut néanmoins intervenir en cas de mise en danger. Contrairement aux bilans analytiques standardisés, souvent validés, il n'existe que peu d'évaluations écologiques normées, celles-ci étant spécifiques à chaque individu.

VALIDITÉ DE CETTE ÉVALUATION

L'évaluation écologique est tributaire d'un grand nombre de paramètres aléatoires, elle cherche à s'adapter le plus possible la réalité de la personne et de ce fait, ne peut être que difficilement normalisée. En dehors d'un code social, il n'existe pas de référentiel ou de support validé qui permettent de régir le mode de vie de chacun. Les repères utilisés sont ceux de la personne avec la nécessité d'approfondir la connaissance de la vie de la personne avant l'accident. L'évaluation écologique est basée sur l'observation avec toutes ses limites et ses biais qu'il est nécessaire de connaître pour apprendre à les éviter (Kalfat, 2006). Dans le domaine de la cognition il existe une problématique liée à la complexité de l'activité dans l'environnement ordinaire et la validité d'une telle évaluation. Des études sur la désorientation topographique montrent un intérêt de l'apport de l'environnement virtuel pour évaluer l'orientation topographique de façon écologique (Sorita, 2007). D'autres limites peuvent être apportées à ces évaluations, tant dans le temps imparti que dans les conditions dans lesquelles elles peuvent être pratiquées. Il en va ainsi, par exemple, de l'observation d'une personne à un poste de travail sur un temps donné, par opposition à la même situation sur l'ensemble d'une journée. Les ergothérapeutes sont généralement soumis à un cadre institutionnel et de ce fait, se trouver au moment idéal sur le lieu de vie habituel n'est pas toujours envisageable. On pourrait en déduire que si l'évaluation écologique doit se faire dans le milieu habituel de la personne, alors les ergothérapeutes ne réalisent pas suffisamment ce type d'évaluation. Cependant, il faut insister sur l'intérêt de l'évaluation écologique dans le parcours de soin de la personne en référence à l'approche holistique de celle-ci et dans la complémentarité et la modulation des conclusions issues de bilans classiques. N'est-il pas fondamental pour les ergothérapeutes de favoriser ce type d'évaluation ? (Sève-Ferrieu, 1998).

PLACE DE L'AUTO-ÉVALUATION DANS LE PROCESSUS DE SOIN

Jean-Michel CAIRE

L'auto-évaluation est trop rarement nommée dans nos pratiques d'évaluation en ergothérapie. Pourtant cette approche de l'évaluation permet de considérer la subjectivité de la personne. Comme le souligne R. Botokro dans son écrit sur l'évaluation du handicap (2002) « *l'auto-évaluation est tendue entre deux pôles : l'auto-questionnement "bouillonnement du sujet au monde, fondation de sens"* (Vial, 1997) *qui s'intéresse aux processus personnels et l'autocontrôle "ce désir de conformité nécessaire à la constitution d'un individu"* (Vial, 1997) *qui permet d'évaluer en référence à des critères établis* ».

C'est un temps où l'usager va s'interroger sur lui-même, sur sa perception et sa lecture des événements traumatisants. L'auto-évaluation est dans la majorité des cas un moyen de préparer la rencontre où les résultats vont être discutés, reformulés et où va s'élaborer le projet en concertation entre l'usager, l'ergothérapeute, voire la famille dans certains cas. La notion d'auto-évaluation voit son expansion dans les années 80. A cette époque, il existe l'émergence de la notion de qualité de vie qui devient plus importante que la quantité (Hunt *et al.,* 1980). On envisage l'existence à travers une autre réalité que celle des critères et indicateurs dits objectifs et normatifs. Une multiplicité d'instruments de mesure voit le jour et principalement des auto-évaluations. Comme le souligne Béatrice Beaufils (APF, 1995, pp. 8-14) « *La diversité des définitions [de la qualité de vie] proposée n'a d'égale que la multiplicité des outils utilisés ou mis au point.* » La qualité de vie est fréquemment conçue comme un indicateur subjectif de santé se présentant comme un « *état de complet bien-être physique, psychologique et social* » selon l'OMS.

Sans prétendre être exhaustif, nous pouvons définir quatre champs de l'auto-évaluation.

L'AUTO-ÉVALUATION ÉLABORÉE COMME RÉVÉLATEUR D'UN TROUBLE

Ce sont, en particulier, toutes les échelles de l'anxiété, du stress ou de la dépression. Par exemple le H.A.R.D. (Rufin et Ferreri, 1984) permet l'évaluation de l'intensité de l'état dépressif, l'appréciation du potentiel suicidaire qui conditionne essentiellement l'indication ou non d'hospitalisation. Cette auto-évaluation se fait généralement accompagnée d'un praticien spécialisé dans le domaine. Dans un autre secteur nous pouvons citer l'échelle de Bergego (ECB ou échelle d'évaluation fonctionnelle d'héminégligence dans la vie quotidienne, 1995). Ce bilan propose un auto-contrôle de la part de l'usager et de la famille sur le niveau de conscience du trouble. Il permet aussi de quantifier un niveau quantitatif de l'anosognosie en comparant les résultats de l'usager avec ceux du thérapeute.

L'AUTO-ÉVALUATION ÉLABORÉE DANS L'OPTIQUE PSYCHO-SOMATIQUE DES RÉPERCUSSIONS DES MALADIES OU TRAITEMENTS SUR LA VIE QUOTIDIENNE

Il existe de nombreuses mesures pour évaluer les répercussions du trouble sur le quotidien. Les échelles peuvent être ciblées sur une pathologie comme l'échelle de qualité de vie en rhumatologie (AISM2), de la qualité de vie de schizophrène (Martin, Azorin, 2005) ou de la mesure de la répercussion de la SEP sur le quotidien (SEP 59). Ou alors les échelles sont axées sur une fonction comme le sommeil ou la sexualité. Enfin elles peuvent interroger spécifiquement un symptôme comme la douleur (le questionnaire sur les activités quotidiennes du professeur Boureau évalue les modifications qui surviennent dans les activités au quotidien depuis l'apparition de la douleur), ou la fatigue (l'échelle de Pichot pour mesurer le handicap physique ressenti par les malades pour effectuer leurs activités quotidiennes). Enfin l'auto-évaluation peut être axée sur une population pour avoir une analyse descriptive de la qualité de vie par exemple des personnes handicapées au domicile (Reintegration to Normal Life Index: RNLI).

L'AUTO-ÉVALUATION ÉLABORÉE POUR ÉVALUER LES RÉPERCUSSIONS DES TROUBLES SUR L'ENTOURAGE

Il s'agit bien d'évaluer le niveau de répercussion du handicap sur les proches, le handicap du proche qui devient le « handicap familial » (Caire, 2006). Nous pouvons utiliser des enquêtes de satisfaction de vie comme l'outil générique d'évaluation de la qualité de vie subjective (WHOQOL). Nous pouvons utiliser aussi des échelles spécifiques comme l'échelle du fardeau de Zarit. C'est un outil (de type auto-questionnaire) destiné à évaluer le fardeau représenté par la prise en charge familiale d'un parent dément vivant à domicile. Cette échelle permet de mettre en évidence le degré d'épuisement ou d'usure psychologique des aidants familiaux.

L'AUTO-ÉVALUATION COMME OUTIL D'ÉVALUATION DE LA QUALITÉ DES PRESTATIONS D'UNE INSTITUTION DE SANTÉ

Ce dernier champ est explicité dans le chapitre 1 sur la démarche continue d'amélioration de la qualité. Pour mieux définir les priorités d'action et le projet d'Etablissement, cette démarche d'auto-questionnement paraît primordiale pour éviter l'enfermement des Institutions de Santé dans une suffisance bienveillante.

L'auto-évaluation fait moins référence à des normes qu'à l'appréciation de l'usager vis-à-vis de sa situation actuelle. Celui-ci se sent souvent plus impliqué dans la mise en place des objectifs et l'élaboration du processus de soin. L'ergothérapeute peut plus facilement axer son entretien sur les besoins identifiés ou exprimés de l'usager et/ou de son entourage. Nous sommes dans un processus de co-élaboration du projet de soin et du projet de vie. C'est le concept anglo-saxon d'« empowerment » qui vise à redonner du pouvoir à la personne handicapée.

CONCLUSION

L'évaluation est donc un processus complexe car elle requiert une rigueur si l'on veut qu'elle soit valide. Il existe aujourd'hui des milliers d'outils d'évaluation utilisés dans le domaine de la santé. Les ergothérapeutes en particulier sont producteurs de bilans « maison », fortement contextualités et individuels. Le monde médical, mais aussi politique, pousse les professionnels de la santé à utiliser des bilans validés et fiables, afin de permettre l'échange des informations et leur comparaison. Les ergothérapeutes doivent répondre à cette demande, et être en mesure de démontrer l'efficacité de leurs interventions. Il en va de la reconnaissance et de la place de la profession dans le système de santé. Cela nécessite l'acquisition de nouvelles connaissances et compétences (notamment en métrologie des instruments), car le choix de l'outil de mesure adéquat est difficile. Il mérite que les ergothérapeutes lui consacrent du temps et de la réflexion. Ce n'est qu'en appliquant une démarche scientifiquement construite que l'ergothérapie saura se faire une place dans le domaine de la santé et du social. Pour les ergothérapeutes, l'évaluation écologique représente un outil polyvalent, riche de renseignements pour la prise en charge et pour l'objectivation du projet de vie de la personne handicapée. Elle ne s'oppose pas et ne remplace pas les bilans analytiques, chacun apportant des informations à des niveaux différents.

BIBLIOGRAPHIE

Ardoino, J. (1976). Préface à Edgard Morin, *L'imaginaire dans la formation permanente.* Paris : Gonthiers-Villars.

Ardoino, J. et Berger, G. (1989). *D'une évaluation en miettes à une évaluation en actes.* Ed. Matrice ANDSHA,

Bally-Sevestre, D., Chaumeil, M., D'erceville, D. *et al.* (2003). Démarche d'évaluation en ergothérapie. *ErgOThérapie, 12*, 23-36.

Baum, C.M., & Edwards, D.F. (1994). Cognitive performance in senile dementia of the Alzheimer's type: The kitchen task assessment. *American Journal of Occupational Therapy, 47*(5), 431-436.

Baum, C.M., & Law, M. (1997). Occupational Therapy practice: Focusing on occupational performance. *American Journal of Occupational Therapy, 51* (4), 277-288.

Beaufils, B. (2002). « La qualité de vie-analyse bibliographique » RDR « Santé, Vieillissement, Société » recherche financée par le Conseil Scientifique de l'APF.

Benson, J., & Schell, B.A. (1997). Measurement Theory: Application to Occupational and Physical Therapy. In Deusen, J.V., & Brunt, D. (Eds), *Assessment in Occupational Therapy and Physical Therapy.* Philadelphia: Sanders Company.

Bergego, C. *et al.* (1995). « Validation d'une échelle d'évaluation fonctionnelle de l'héminégligence dans la vie quotidienne: l'échelle CB ». *Annales de Réadaptation Médicale et Physique, 38*, 183-189.

Botokro, R. (2002). *Evaluer le handicap ? De l'évaluation des handicaps à l'évaluation du fonctionnement du sujet*, Master II, Missions et démarches d'évaluation, Aix-en-Provence.

Boureau, F. (1991). *Contrôler votre douleur.* Paris : Payot (2e édition).

Caire, J.-M., Chalufour, A., Vergnes, R., Rouanet, F. (2006). *Partenariat famille/patient/Institution, les familles face au handicap en neurologie aiguë*, Expériences en Ergothérapie, 19e série, pp. 259-270. Montpellier : Sauramps médical.

Calnan, M., Katsouyiannopoulos, V., Ovcharov, V.K., Prokhorskas, R., Ramic, H., & Williams, S. (1994). Major determinants of consumer satisfaction with primary care in different health systems. *Family Practice, 11*(4), 468-478.

CAOT. (1997). *Enabling occupation: an occupational therapy perspective.* Ottawa: CAOT Publications.

Christiansen, Ch.H., Baum, C.M., & Bass-Haugen, J. (2005). *Occupational Therapy: Performance, Participation and Well-Being, 3rd ed.* Thorofare, NJ: Slack, Inc.

Classification internationale du fonctionnement, du handicap et de la santé (*C.I.F.*), (2001). O.M.S.

Doyle, B.J. & Ware, J.E. (1977). Physician conduct and other factors that affect consumer satisfaction with medical care. *Journal of Medical Education, 52*(10), 793-801.

Dunn, W., Brown, C., & McGuigan, A. (1994). The ecology of human performance : A framework for thought and action. *American Journal of Occupational Therapy, 48*(7), 595-607.

Epp, J. (1986). Achieving health for all : a framework for health promotion. *Canadian Journal of Public Health, 77*, 393-430.

Ferreira, M.-M. (2004). Les compétences des ergothérapeutes, une analyse en terme de construction sociale – les compétences supposées requises et acquises au Portugal, Thèse Sciences Sociales du travail, Bruxelles.

Fougeyrollas, P. *et al.* (1998). *Processus de Production du Handicap.* Lac St.-Charles: RIPPH.

Guihard ,J.-Ph., Kalfat, H. (2006). Méthodologie et méthode en ergothérapie: de la théorie à la pratique. *Expériences en Ergothérapie, 19e série*, pp. 65-74. Montpellier : Sauramps médical.

Greenfiled, S., Kaplan, S., & Ware, J.E. (1985). Expanding patient involvement in care : Effects on patient outcomes. *Annals of Internal Medicine, 102*, 520-528.

H.A.S. (2001). *Le dossier du patient en ergothérapie.*

Hadji, C. (1990). *L'évaluation, règles du jeu.* Paris : ESF.

Hébert, R., Bravo, G., Préville, M. (2000). Reliability, validity and reference values of the Zarit Burden Interview for assessing informal caregivers of community-dwelling older persons with dementia. *Revue Canadienne du Vieillissement, 19*(4), 494-507.

Hunt, S.M et Mc Ewen, J. (1980). « The development of a subjective halth indicator ». *Sociology of Health and Illness, 2*(3), 231-246.

Kalfat, H. (2006). « L'évaluation en ergothérapie : quelles possibilités et quelles règles ? » *ErgOThérapie, 21*, 15-19.

Kielhofner, G. (2008). *Model of Human Occupation*, 4e éd. Baltimore : Lippincott, Williams & Wilkins.

King, G., King, S; & Rosenbaum, P. (1996). Interpersonal aspects of care-giving and client outcomes : A review of the lieterature. *Ambulatory Child Health, 2,* 151-160.

Law, M., Baptiste, S., Carswell, A., McColl, M.A., Polatajko, H., & Pollock, N. (1998). *La mesure canadienne du rendement occupationnel,* (3e éd.). Toronto : ACE.

Law, M., Baum, C., & Dunn, W. (2005). *Measuring Occupational Performance : Supporting Best Practice in Occupational Therapy,* (2nd ed.). Thorofare, NJ : Slack, Inc.

Law, M., Steinwender, S., & Leclair, L. (1998). Occupation, health and well-being. *Canadian Journal of Occupational Therapy, 65*, 81-91.

Legrand, P., Aubijoux, J., Deveau, A., Hourtoule, J.L. (2002). « Handicap et dépendance : l'évaluation ». Paris : Berger Levrault.

Leplège, A., Reveillere, C., Ecosse, E. (1997). *Propriétés psychométriques d'un nouvel instrument d'évaluation de la qualité de vie, le WHOQOL-26, à partir d'une population de malades neuro-musculaires* (*18-85 ans*), 11e conférence Européenne de psychologie, Bordeaux.

Mathiowetz, V., & Bass-Haugen, J.B. (1994). Motor behavior research : Implications for therapeutic approaches to central nervous system dysfunction. *American Journal of Occupational Therapy, 48*(8), 733-745.

Martin, P., & Azorin, J.-M. (2005). *Qualité de vie et schizophrénie.* Paris : John Libbey Eurotext, coll. Science-Formation.

Morel-Bracq, M.C. (2004). *Approche des modèles conceptuels en ergothérapie.* Arcueil : ANFE, 176 p.

OMS (2001). *Classification Internationale du Fonctionnement.* Genève : Auteur.

Poiraudeau, S., Dougados, M., Ait-Hadad, H., Pion-Graff, J., Ayral, X. (1993). Evaluation d'une échelle de qualité de vie (AIMS2) en rhumatologie. *Revue de rhumatologie, 60*(9), 561-567.

Rosenbaum, P., King, S., Law, M., King, G., & Evans, J. (1998). Family-centred service : A conceptual framework and research review. *Physical & Occupational Therapy in Pediatrics, 18*(1), 1-20.

Roussille, B. (2004). « L'évaluation du handicap dans la perspective de la nouvelle prestation de compensation », rapport n° 2004-150, octobre 2004.

Rufin, J.C. & Ferreri, M. (1984). Diagramme HARD, un nouvel outil d'évaluation des états dépressifs en pratique courante. *Br. J. Clin. Pract., 2*, 31-37.

Sève-Ferrieu, N. (1998). « Bilan écologique, classique : Quelle complémentarité en ergothérapie ? » *Journal d'Ergothérapie, 20*(2), 72-78

Stiker, H.-J. (2005). *Corps infirmes et sociétés. Essais d'anthropologie historique*, 3e éd. Paris : Dunod.

Toglia, J.-P. (2005). A Dynamic Interactional Approach to Cognitive Rehabilitation. In N. Katz (Ed.), *Cognition And Occupation Across The Life Span: Models for Intervention in Occupational Therapy*. AOTA Ed., 2e edition.

Vial, M. (1997).*L'auto-évaluation comme auto-questionnement*. En Question, Cahier numéro 12, Université de Provence, Aix-Marseille 1.

Wilcock, A.A. (2006). *An Occupational Perspective on Health*. Thorofare: Slack, Inc.

Yerxa, E., Clark, F., Frank, G., Jackson, J., Parham, D., Pierce, D., Stein, C., & Zemke, R. (1990). An introduction to occupational science, a foundation for occupational therapy in the 21st century. In J.A. Johnson (Ed.), *Occupational Science. The Foundation for New Models of Practice*. New York: Haworth Pess.

Collection ergothérapies
Nouveau guide de pratique
en ergothérapie : entre concepts et réalités
Coordonnateur : J.-M. CAIRE
Solal, éditeur, Marseille - 2008.

I. ARNHOLZ
V. DUPUY
M. SCHOEN
P. SUREAU

CHAPITRE 8

L'ERGOTHÉRAPEUTE, UN INTERVENANT DU PROJET DE SOINS

INTRODUCTION

Confronté à la maladie, à l'accident, le patient rencontre dans son parcours de soins de multiples intervenants. Parmi ces derniers, l'ergothérapeute se distingue par sa formation permettant des compétences élargies (psychiatrie, rééducation et réadaptation fonctionnelles, conseils, etc.) et surtout par son « exploitation » de l'Activité retenue comme support principal de son intervention. Patrick Sureau et Isabelle Arnholz observent qu'en tenant compte des recommandations de la Haute Autorité de Santé, nous pouvons développer un savoir-faire en matière d'Education Thérapeutique du Patient. L'ETP n'est pas un outil spécifiquement ergothérapique mais présente l'avantage de proposer une méthodologie permettant de centrer la pratique sur les besoins réels et exprimés du patient. L'ETP n'est pas la délivrance verticale de savoirs où le thérapeute impose ses connaissances au malade ou sa famille. Le partage des informations permet ainsi d'aborder l'activité sous un aspect nouveau. Martial Schoen, à partir de l'exemple de l'appareillage orthétique, montre comment notre profession se trouve parfois dans une position quelque peu paradoxale: souvent désigné « expert » de l'appareillage, cette activité n'est pourtant pas simple à exercer, comparé à d'autres intervenants, mais reste spécifique par la façon dont nous l'utilisons.

Patrick Sureau montre ensuite comment l'activité doit rester au centre de notre exercice, sans cependant faire l'économie d'une évolution forte afin de devenir un outil véritablement scientifique orienté vers l'amélioration des services rendus au patient et à son entourage.

Vincent Dupuy finalise ce chapitre en ciblant davantage sur l'Activité dans le domaine de la Psychiatrie. Celle-ci participe au processus thérapeutique dans lequel le malade, son entourage et les soignants sont engagés.

L'ÉDUCATION THÉRAPEUTIQUE DU PATIENT EN ERGOTHÉRAPIE

Isabelle ARNHOLZ, Patrick SUREAU

QU'EST-CE QUE L'ÉDUCATION THÉRAPEUTIQUE DU PATIENT (ETP) ?

Développée en réponse à la demande de la région Europe de l'Organisation Mondiale de la Santé en 1996, l'Education Thérapeutique du Patient (ETP) est une pratique de soin récente, scientifique qui trouve son origine dans des domaines variés, tels que la médecine, les sciences de l'éducation, les sciences humaines et sociales, et qui s'intéresse initialement à l'amélioration des soins proposés aux patients atteints de maladies chroniques (diabète, asthme, BCPO...). Elle s'appuie de façon fondamentale sur le rôle actif du patient dans l'intervention qui concerne sa santé.

L'OMS définit l'ETP comme suit : « *Elle vise à aider les patients à acquérir ou maintenir les compétences dont ils ont besoin pour gérer au mieux leur vie avec une maladie chronique.*

Elle fait partie intégrante et de façon permanente de la prise en charge du patient.

Elle comprend des activités organisées, y compris un soutien psychosocial, conçues pour rendre les patients conscients et informés de leur maladie, des soins, de l'organisation et des procédures hospitalières, et des comportements liés à la santé et à la maladie. Ceci a pour but de les aider (ainsi que leurs familles) à comprendre leur maladie et leur traitement, collaborer ensemble et assumer leurs responsabilités dans leur propre prise en charge, dans le but de les aider à maintenir et améliorer leur qualité de vie. » (OMS, 1998)

Cette définition n'est pas sans évoquer quelques principes d'intervention que nous connaissons bien en ergothérapie, aussi nous paraît-il intéressant d'étudier dans le détail ce processus de soin. La méthodologie décrite s'applique assez facilement à notre profession, l'ETP devient alors un outil augmentant la pertinence de nos interventions auprès des patients et de leur famille, elle améliore la spécificité de nos transmissions avec les autres intervenants.

L'ETP EN PRATIQUE

L'ETP n'est pas une simple délivrance d'informations au patient. C'est une pratique de soin.

- Elle s'adresse alternativement à un seul malade et/ou à des groupes restreints de personnes atteintes de la même maladie.
- Au-delà d'un rôle de prévention des complications de la maladie, « *l'éducation du patient représente l'expression d'un changement de conception de santé [...] le patient est capable de se **gérer** sur des périodes données* ».

- Elle est donc basée sur le fait d'apprendre à faire au malade, plutôt que de faire pour lui. L'objectif final est l'amélioration de la santé et de la qualité de vie du malade et de ses proches.

Les recommandations de la Haute Autorité de Santé (HAS, juin 2007) préconisent la mise en place d'un programme d'éducation thérapeutique le plus précocement possible et selon quatre modalités qui participent chacune de façon égale à la réussite de ce programme :

- Une première séance « *élaboration du diagnostic éducatif* » :
  Identification des besoins et attentes du patient et de son entourage et définition avec eux des priorités d'apprentissage.
- Des séances « *ETP* » :
  Individuelles ou collectives, en fonction des thèmes abordés, des disponibilités institutionnelles (en moyens humains, locaux, etc.) et des disponibilités du patient et de son entourage.
- Une séance « *évaluation des compétences acquises* » :
  Evaluation des changements mis en œuvre par le patient et son entourage. L'évaluation a lieu en fin de programme d'ETP ou à n'importe quel moment du programme, si le professionnel, le patient ou encore sa famille l'estiment nécessaire (réajustement des objectifs éducatifs).
- Une coordination des différents professionnels impliqués autour et avec le malade et son entourage.

Notons que cette première offre d'ETP peut être suivie ultérieurement d'une proposition d'ETP de renforcement qui permet de consolider les compétences acquises par le malade et son entourage mais également de fixer de nouveaux objectifs d'éducation. Une période d'ETP de suivi approfondi peut s'avérer nécessaire en cas de modification de l'état de santé du malade, ou lors du passage de l'enfance à l'adolescence, puis à l'âge adulte.

Hormis la première séance « *diagnostic éducatif* » qui se doit d'être individualisée, afin de mieux connaître le malade, ses attentes, ses besoins, les autres séances peuvent être soit individuelles, soit collectives.

Les séances collectives permettent de regrouper des patients ayant des objectifs éducatifs comparables, de partager des expériences, d'échanger sur des pratiques quotidiennes, sur des problèmes rencontrés, des solutions trouvées, etc.

Les séances individuelles permettent d'aborder le patient dans son individualité, de développer des sujets plus intimes (vie sexuelle, difficultés liées à l'hygiène ou à d'autres troubles tels que l'addiction), de recevoir des patients dépendants physiquement et/ou cognitivement, etc.

LES PRINCIPAUX BÉNÉFICIAIRES DE L'ETP

L'ETP s'adresse :

- A toute personne ayant une maladie chronique : « *La maladie chronique est une maladie qui évolue à long terme, souvent associée à une invalidité ou à la menace de complications sérieuses, et susceptible de réduire la qualité de vie du patient.* » (glossaire multilangue BDSP).

– A l'entourage du patient et à sa famille en particulier (Cortes, 2007). Leurs implications et participations actives sont essentielles à l'amélioration de la gestion de la maladie.
– Aux professionnels de santé qui doivent y voir un processus de soin permettant d'améliorer la qualité de vie du patient.
– Aux professionnels des réseaux gravitant autour du patient (les personnels des écoles, quand le malade est un enfant, les aides humaines à domicile (auxiliaire de vie, travailleurs sociaux, etc.), l'entourage professionnel du patient. Leur participation contribue au bon déroulement de ce programme. Ces intervenants non soignants passent un temps important aux côtés du patient et de ce fait doivent d'être considérés comme intervenants à part entière dans la gestion de la maladie au quotidien. L'ETP a pour eux valeur d'information (meilleure connaissance de la pathologie, des stratégies thérapeutiques mises en œuvre) mais aussi leur permet de clarifier leur rôle face à la maladie.

Le principe de collaboration, au sens étymologique du terme (« travailler en commun ») entre le professionnel de santé et le malade est ici un moyen fiable pour nous de quitter cette position de « toute-puissance » du soignant, détenteur de savoir, pour ouvrir un espace de négociation avec le patient qui permette d'améliorer la pertinence des soins proposés et leur adéquation aux besoins de vie des malades et de leur entourage.

L'ETP est une stratégie de soin complexe qui permet la participation de multiples intervenants. L'importance de la coordination doit être soulignée ici, de sorte que des réponses claires apparaissent aux questions « qui fait quoi ? pour qui ? où ? quand et comment ? ».

LES BÉNÉFICES POUR L'ERGOTHÉRAPIE

Initialement décrits dans le champ des maladies chroniques, les principes de l'Education Thérapeutique du Patient s'appliquent de façon évidente au champ du Handicap.

L'ergothérapeute avec les membres de l'équipe soignante, le patient et son entourage se trouve quotidiennement confronté aux situations de handicap liées à la maladie.

L'ETP présente l'avantage de proposer cette méthodologie. L'aspect le plus intéressant de cette démarche est probablement qu'elle repose pour une grande part sur l'interaction entre le soignant et le patient et permet « l'empowerment ». Cette notion est clairement identifiée comme la nécessité de s'affirmer dans un groupe restreint avec un renforcement de l'identité personnelle et collective dans l'orientation du projet et la prise de décision, y compris pour le patient et sa famille (Hargreaves, Hospkins, 1991).

La formation à cette approche et à cette méthodologie permet de structurer notre démarche d'ergothérapeute au plus près des besoins de vie du patient. Se former à l'ETP peut nous aider à acquérir des compétences afin de gérer et coordonner :
– des tables rondes dont l'objectif est de donner l'occasion au patient de décrire ses situations de handicap ;

- des transmissions orales permettant de débattre et de présenter un nombre limité de notions globales essentielles à la reprise d'activités ;
- des documentations écrites qui rassurent et guident le patient en référençant les nouvelles adaptations qu'il doit mettre en place au quotidien ;
- des mises en situations. Nous retrouvons là les racines de l'ergothérapie. Il s'agit de répertorier les situations problèmes d'un patient puis par l'activité de les diminuer. L'ETP remet ainsi en valeur l'activité comme pratique de soin ;
- de mises en situations sur l'ensemble des lieux de vie du patient (domicile, loisirs et travail). L'ETP valide la nécessité d'une transposition dans le contexte de vie. Elle ouvre le champ d'action des thérapeutes en dehors des structures de soin.

L'ETP offre :
- un cadre aux échanges concernant les réelles préoccupations du patient ;
- un support concret aux discussions qui ont lieu autour de la question du handicap et de la qualité de vie ;
- une formalisation pour la sollicitation d'intervenants divers (médecin traitant, médecin du travail, psychologue scolaire, enseignant, etc.).

L'ETP devient un moyen de participation pour le plus grand nombre d'acteurs du projet ; il devient ainsi possible d'éviter les disqualifications implicites en permettant à chacun de s'engager selon son rôle, sa place et ses compétences.

L'ergothérapeute exerçant en institution peut y voir un moyen efficace de rencontrer les intervenants extérieurs et de programmer des mises en situation en milieu de vie qui trouvent, de fait, leur justification tout autant dans les stratégies thérapeutiques définies en équipe que dans la vérification de leurs pertinences dans le quotidien du patient.

L'ergothérapeute est un soignant dont l'activité principale se situe dans le quotidien pragmatique du malade dans son environnement. Cette position particulière lui permet d'être dépositaire d'une partie du projet de soin (rééducation/réadaptation/réinsertion) qu'il doit ajuster en permanence au quotidien du patient dans son environnement. Rendre un patient « autonome dans sa structure de soin » est un non-sens si cette même personne ne peut surmonter ses difficultés à son domicile, en l'absence de soignants. L'ergothérapie ne trouve sa justification que si son action se vérifie dans l'environnement du patient. Ce passage du lieu de soin à « l'extérieur » n'est, en pratique, pas toujours simple à mettre en œuvre.

Les récentes recommandations de l'HAS concernant l'utilisation de l'Education Thérapeutique du Patient, en supplément des stratégies thérapeutiques habituelles, permettent à l'ergothérapeute de trouver un cadre modulable, très clairement orienté vers la participation du patient et de son entourage, en fonction de ses activités de vie.

L'APPAREILLAGE ORTHÉTIQUE

Martial SCHOEN

L'ergothérapeute est régulièrement sollicité pour la conception, la réalisation et l'application d'orthèses. Il s'agit le plus souvent d'orthèses sur mesure de la main et du membre supérieur (nécessitant une formation spécifique). L'ergothérapeute intervient également pour le conseil, le choix et le suivi de nombreuses orthèses préfabriquées de série.

Son mode d'exercice est aujourd'hui essentiellement institutionnel (hôpital – centre de rééducation – clinique – service de maintien à domicile). Dans le cadre de son exercice libéral, un ergothérapeute ne peut pas réellement effectuer ce type de prestation de façon viable.

UNE SOLIDE FORMATION

Dans le cadre de l'organisation générale des études d'ergothérapie, il est prévu un module d'appareillage de 60 heures. Les étudiants y sont formés à la conception et à la réalisation d'orthèses sur mesure de la main et du membre supérieur, ainsi qu'à l'application d'orthèses préfabriquées de série.

Chaque Institut de Formation en Ergothérapie (I.F.E.) dispose d'une certaine marge de manœuvre dans l'application et la réalisation de ce module d'appareillage. Il est généralement reconnu au jeune diplômé en ergothérapie, par les différents partenaires professionnels, un solide savoir-faire dans le domaine de la conception et de la réalisation d'orthèses sur mesure, ainsi que de nombreuses aide techniques.

La spécificité de ce savoir-faire, enrichie par l'anamnèse et les bilans, est d'utiliser l'orthèse comme élément de lien et de toujours rechercher au travers d'elle le maintien des « agir » du patient sur son environnement social et/ou professionnel. Cette démarche globale devant permettre d´intégrer dans la prise en charge la complexité des différents éléments tels que les aspects familiaux, sociaux, professionnels, financiers ou psychologiques.

« Les savoirs et savoir-faire professionnels n'acquièrent le statut de compétence que lorsqu'ils sont communiqués, reconnus et valorisés par différents partenaires. » (Le Boterf, 2000)

LE DÉCRET DES ACTES PROFESSIONNELS EN ERGOTHÉRAPIE

Le décret n° 86-1195 du 21 novembre 1986 définit les attributions de l'ergothérapeute en matière d'appareillage par :

« 4° L'application d'appareillages et de matériels d'aide technique appropriés à l'ergothérapie. »

Pour le moins, cette définition d'acte a l'avantage de ne pas être restrictive. La compétence (ensemble de savoirs mobilisés dans l'action et de dispositions socio-relationnelles) des ergothérapeutes en appareillage orthétique peut largement s'y exprimer. La notion « d'appareillages... appropriés à l'ergothérapie », met en valeur la spécificité de la prise en charge, évoquée précédemment. Sur le terme « application » il peut y avoir discussion et diverses interprétations. Pour l'ergothérapeute, l'application est assimilée à une prise en charge globale dont la conception et la confection de l'orthèse sur mesure sont le produit/lien. Elle ne peut être limitée à la simple mise en place d'une orthèse préfabriquée de série.

D'AUTRES PROFESSIONS – D'AUTRES COMPÉTENCES

Dans le milieu hospitalier, deux autres professions ont depuis peu compétence pour la réalisation de certaines orthèses ou immobilisations.

– Les masseurs kinésithérapeutes, par le décret n° 96-879 du 8 octobre 1996 :

« Art. 4... le masseur kinésithérapeute utilise à cette fin des postures et des actes de mobilisation articulaire passive, active, active aidée ou contre résistance, à l'exception des techniques ergothérapiques. »

« Art. 6... le masseur kinésithérapeute est habilité à effectuer les bilans kinésithérapiques et évaluations utiles à la réalisation des traitements mentionnés à l'article 5, ainsi qu'à assurer l'adaptation et la surveillance de l'appareillage et des moyens d'assistance. »

– Les infirmiers, par le décret n° 93-345 du 15 mars 1993 :

L'article 6 permet à l'infirmier de participer en présence d'un médecin à l'application de différentes techniques et notamment à la pose d'un plâtre ou d'une autre immobilisation.

Hors du milieu hospitalier, trois autres professions peuvent également délivrer des appareillages orthétiques *: les orthoprothésistes, les orthopédistes-orthésistes et les pharmaciens* (Arias, 2006).

Ces professionnels ont la possibilité (moyennant l'obtention de leur agrément) de faire bénéficier leurs patients de prestations d'appareillage orthétique remboursées par l'Assurance Maladie, au titre de la L.P.P.R. (Liste des produits et des prestations remboursées), ce qui constitue une différence notable avec les ergothérapeutes, dont les actes ne font pas l'objet d'un remboursement direct.

LES ORTHÈSES PRÉFABRIQUÉES DE SÉRIE

On a noté la grande diversité d'intervenants pouvant, sur prescription médicale, fournir et appliquer un appareillage orthétique aux patients. Les formations initiales de tous les professionnels ainsi concernés, abordent plus ou moins exhaustivement l'application des orthèses préfabriquées de série. Ce ne sera donc pas tant la technicité que la nature du diplôme et la possibilité d'une prise en charge extra-hospitalière de remboursement par l'Assurance Maladie, qui différenciera les ayants droit professionnels à cet acte. L'ergothérapeute ne peut ainsi délivrer d'appareillage orthétique préfabriqué de série que dans le cadre de la structure qui l'emploie. La facturation de sa prestation sera réalisée par la structure au titre d'une consultation externe, d'un coût global d'hospitalisation, ou tarifée selon la T2A (Tarification à l'Acte) pour les structures l'ayant déjà mise en application. On note cependant, pour ce type d'appareillage orthétique, une très forte tendance à l'externalisation des coûts à savoir l'achat sur prescription médicale des orthèses préfabriquées de série en milieu extra-hospitalier.

L'ergothérapeute peut toutefois s'investir dans le choix de l'appareillage, les conseils et le suivi de cette prise en charge, dans le cadre du projet de soin du patient et guider le patient vers le professionnel extra-hospitalier compétent pour fournir, appliquer et facturer l'orthèse choisie. L'abord technique de ces orthèses est relativement simple. Cela a été rendu possible par le travail des industriels, réalisé en amont, qui sont tenus à une auto-certification rigoureuse et de qualité, afin de pouvoir apposer le marquage CE (conformité aux normes européennes) sur ces produits. Les notices d'utilisation des orthèses préfabriquées de série donnent de nombreux conseils d'application et indications, et sont obligatoirement fournies avec chaque conditionnement. Cette réglementation rend ainsi très aisées la pose et l'utilisation des orthèses préfabriquées de série (tant pour le professionnel que pour le patient).

LES ORTHÈSES SUR MESURE DE LA MAIN ET DU MEMBRE SUPÉRIEUR

PARADOXE D'UNE COMPÉTENCE

L'orthèse sur mesure demande une toute autre démarche de la part de l'applicateur. Plus qu'un savoir-faire étudiant, elle nécessite la *compétence* d'un professionnel. Terme souvent galvaudé, il est important d'en préciser ici le sens : avoir compétence « *correspond à la dimension de reconnaissance par autrui de résultats obtenus par l'action, la performance* » (Chaboissier, 2002) ; être compétent, rendant compte plutôt « *d'un état auquel la personne est parvenue par sa formation et son expérience professionnelle, en mobilisant un ensemble de savoirs et de capacités harmonieusement et judicieusement combinés dans l'action* ».

L'orthèse sur mesure de la main et du membre supérieur est, en ce qui concerne l'appareillage orthétique, le paradoxe des ergothérapeutes professionnels dont la compétence en la matière est unanimement reconnue et dont le cadre d'exercice en appareillage reste cependant limité.

Certes, les professionnels de terrain sont les premiers sollicités en ce domaine, dans le cadre de leur exercice en milieu institutionnel, mais l'exercice libéral des ergothérapeutes, dont la tarification des actes a évolué depuis 1991, ne peut rien préciser en la matière :

« *Nous intervenons au domicile et dans différents lieux de vie des personnes. Nos interventions consistent en conseils, en aides techniques et en entraînements pour les activités de la vie journalière, afin d'améliorer l'indépendance...* » (ANFE).

C'est précisément ici que nous nous différencions des autres professionnels capables de réaliser une orthèse, en ce sens que l'appareillage orthétique, préformé ou sur-mesure n'est pas, pour l'ergothérapeute, une solution à un problème posé ni même un produit fini. L'appareillage orthétique est pour nous un moyen de faire ce lien avec le quotidien du patient dans son environnement. L'application de l'orthèse devient le support d'une relation au sein de laquelle l'ergothérapeute pourra poursuivre sa prise en charge, et aborder la complexité des situations rencontrées. Notre « activité d'orthésiste » nous permet d'agir sur le patient lui-même et d'interagir avec son entourage : en réalisant cette orthèse sur la main d'un patient hémiplégique et aphasique, nous aurons alors un moyen supplémentaire de rencontrer les membres de sa famille, de leur expliquer les modalités de port de ce matériel, les mesures d'hygiène, la surveillance de l'état cutané. Nous pourrons en même temps leur permettre de participer pleinement au soin de leur parent, leur permettre de s'exprimer sur leur capacité à gérer les situations de handicap, leurs difficultés, et les aider en revenant à notre « activité d'ergothérapeute ».

L'ergothérapeute n'a pas aujourd'hui la possibilité de délivrer des prestations d'appareillage orthétique remboursables par l'Assurance Maladie, dans le cadre d'un exercice libéral.

Malgré une compétence spécifique dans le domaine des orthèses sur mesure de la main et du membre supérieur, que nulle autre profession ne peut mettre en avant aujourd'hui, le seul domaine viable pour cette activité exercée par un ergothérapeute, reste le statut de salarié en structure du « milieu hospitalier ».

Néanmoins, ce domaine d'exercice nous permet d'être ergothérapeute, c'est-à-dire de proposer une intervention qui dépasse la simple confection d'un produit en thermo-formable. L'appareillage orthétique que nous proposons fait partie intégrante du processus de soin. C'est également pour l'ergothérapeute le moyen d'ouvrir la prise en charge sur un domaine plus vaste que celui de la pathologie, celui des situations de handicap du patient et de son entourage, dans leur environnement de vie ordinaire.

L'ACTIVITÉ COMME PROCESSUS THÉRAPEUTIQUE

Patrick SUREAU

TENTATIVE DE DÉFINITION DE L'ACTIVITÉ

« *Notre illusion est de croire que, parce que l'activité est chose commune à l'humanité, elle est un remède vulgaire, simple et sans subtilité. Au contraire, le processus de l'activité est des plus complexes et nous sommes loin d'en avoir découvert toutes les richesses.* » (Etienne, 1985)

S'attacher à définir l'activité est une tâche difficile et rapidement frustrante tant la littérature consultée est à la fois riche par le nombre de publications se rapportant à l'activité, et pauvre en définitions consensuelles et précises de l'activité.

Entre les définitions généralistes qui définissent l'activité comme la « faculté, puissance d'agir » (Encyclopédie Larousse, 2000) et les ouvrages spécialisés (Blouin, 1997) qui orientent leurs définitions vers l'activité physique en la subdivisant en une multitude de sous-rubriques (loisirs, vie quotidienne, professionnelle, etc.), l'ergothérapeute se doit pourtant d'y voir clair car l'activité continue de rester au centre de son exercice professionnel.

Nous ne définirons ici l'activité qu'en nous appuyant sur la définition qu'en donne Enothe comme étant « *la réalisation d'une suite structurée d'actions ou de tâches qui concourt aux occupations* », les occupations incluant les dimensions personnelles et socioculturelles de l'activité (Meyer, 2005), en se référant également aux travaux de D. Pierce (2001, 2003) et M.-Ch. Morel (Morel *et al.*, 2006) concernant les termes d'activités « signifiantes » et « significatives ».

Par ailleurs, nous aborderons l'activité aussi et surtout par les multiples utilisations qu'elle nous offre dans notre démarche thérapeutique auprès des patients qui nous sont adressés.

RÉFLEXIONS AUTOUR DE L'ACTIVITÉ

La survenue de la maladie, de l'accident dans la vie du patient hospitalisé et de son entourage provoque une crise bien compréhensible de par l'angoisse que ces événements génèrent (Destaillats, 2006). Au-delà des questionnements autour de la santé, principale préoccupation du malade, source d'inquiétude également pour sa famille, le patient hospitalisé va rapidement découvrir que son niveau d'activité quotidienne va chuter considérablement. Passant d'un niveau considéré comme normal compte tenu de son âge, de sa culture, de son milieu socioculturel d'origine, le patient devra avant tout « être patient », attendre.

Attendre les soins, attendre les résultats des examens, attendre les visites de sa famille, de ses amis, attendre les prises en charge, attendre les progrès...

Il devra attendre beaucoup et faire la douloureuse expérience de la dépendance vis-à-vis de tiers (soignants, famille) pour l'aider à réaliser les activités ordinaires qu'il ne peut désormais plus réaliser seul.

Attente, patience, dépendance font découvrir au malade une « nouvelle activité » : l'inactivité.

Dans le secteur de la rééducation fonctionnelle, l'ergothérapeute face au malade en situation de perte d'activité se voit confier une tâche tout aussi difficile et passionnante que paradoxale : permettre au malade de retrouver une indépendance dans les activités de la vie quotidienne... dans un quotidien qui n'est pas le sien et où les activités quotidiennes lui sont étrangères. Hormis les activités élémentaires telles que faire sa toilette, s'habiller, prendre un repas, il est difficile pour l'ergothérapeute en institution de proposer au malade les activités auxquelles il aspire. C'est pourtant ce qu'il va lui proposer en se présentant à lui et à son entourage : se définir comme ergothérapeute face au malade en perte d'activité correspond à définir le but de notre intervention qui vise à faire retrouver aux patients leur indépendance, leur autonomie et même à améliorer leur qualité de vie.

Cette présentation classique de notre profession doit aujourd'hui correspondre à une réalité thérapeutique que le patient doit percevoir. Elle doit se matérialiser par le choix même du contenu des séances d'ergothérapie, par le choix des activités à mettre en place.

Le choix des activités à mettre en place suit un processus complexe influencé par l'institution, le patient, l'activité et l'ergothérapeute. Le contexte institutionnel, caractérisé par ses dimensions physique, philosophique et humaine, va apporter des ressources et des contraintes auxquelles il va falloir s'adapter. Les caractéristiques personnelles du patient en termes de pathologie, de motivation, d'environnement social... vont orienter le choix et l'adaptation des activités proposées. L'activité elle-même présente des caractéristiques spécifiques de procédures, d'outillage et de matériau, d'exigences sensorielles, motrices, cognitives et d'interaction, de risques... qui peuvent la rendre particulièrement pertinente ou au contraire inadaptée dans une situation donnée. Enfin, l'ergothérapeute peut être extrêmement compétent dans un type d'activité et de ce fait l'exploiter au maximum (Bruneau *et al.*, 2007).

ERGOTHÉRAPIE ET ACTIVITÉ

L'ACTIVITÉ COMME OUTIL D'ÉVALUATION

La mise en activité du patient peut servir de moyen d'évaluation pour l'ergothérapeute. Dans le cadre des différentes évaluations évoquées dans le chapitre 5, l'observation du patient dans une activité ciblée peut mettre en évidence l'impact des troubles sur le fonctionnement. Cette évaluation peut se faire aussi bien dans le contexte hospitalier qu'à l'extérieur de l'institution.

L'activité comme outil d'évaluation nécessite au préalable une analyse rigoureuse de ses exigences : connaissance des étapes et procédures, des objets et matériaux utilisés, de l'espace et du temps nécessaires, des gestes et actions indispensables en termes de capacités motrices et sensorielles, de capacités cognitives et procédurales, de capacités d'interaction et de communication, des risques encourus ainsi que des adaptations possibles.

Selon les objectifs de l'évaluation, l'activité est choisie et éventuellement adaptée afin de faciliter la mise en évidence de certains troubles.

Dans ce cadre, citons ici un outil d'évaluation validé complètement centré sur l'observation du patient en situation d'activité : le AMPS (assessment of motor and process skills). Ce dernier se centre sur l'évaluation des capacités motrices et procédurales de la personne dans la réalisation d'activités ayant un sens pour elle. Différentes activités analysées au préalable par les concepteurs du AMPS (Fischer, 2003) sont proposées à la personne qui peut ainsi choisir. La personne est observée alors qu'elle réalise cette activité dans un contexte donné. L'ergothérapeute observe et cote la personne selon l'adéquation, la difficulté ou la déficience qu'elle manifeste pour se positionner, se mouvoir, coordonner ses actions, agir en force, soutenir les efforts physiques ou cognitifs, utiliser ses connaissances, s'organiser dans le temps et l'espace, s'adapter à l'activité. C'est une évaluation élaborée dans le cadre du Modèle de l'Occupation Humaine (Kielhofner, 2008, pp. 217-223) qui cherche à évaluer les capacités motrices et procédurales de la personne lui permettant de réussir l'activité dans laquelle elle est engagée.

L'ACTIVITÉ COMME MOYEN DE PRISE EN CHARGE

Tout comme l'évaluation en ergothérapie se doit d'être rigoureuse, la prise en charge quotidienne des malades doit également répondre à des objectifs précis.

Classiquement, ces objectifs sont déterminés en équipe et doivent être en concordance avec les objectifs des autres intervenants (médicaux, paramédicaux, médico-sociaux...).

Cependant, les préoccupations de l'ergothérapeute se situent aussi à un autre niveau qui est de permettre au patient de se remettre en activité. Pour ce faire, nous ne disposons que de peu d'outils techniques et standardisés. En revanche, nous disposons d'une palette infiniment plus vaste qui est celle de l'Activité (Pibarot, 1982).

Assez peu sensible aux « objectifs institutionnels », le malade est plus facilement et plus résolument tourné vers la reprise de ses « anciennes » activités. Anciennes surtout aux yeux du thérapeute qui a assez rapidement une idée des séquelles probables. Ce n'est bien sûr pas le cas du patient ni de sa famille qui attendent (et demandent) un retour à l'état antérieur.

Le choix et la mise en place d'une activité « qui a du sens pour le patient » revêt ici une importance toute particulière par les effets qu'elle peut produire :

- conçue comme un moyen de prise en charge, le patient peut par cette activité mettre en application fonctionnelle, les capacités analytiques déjà obtenues en kinésithérapie et mesurer l'écart entre les deux ou l'écart qui le sépare de ses capacités antérieures,
- moment difficile certes que cette confrontation à la réalité de ses incapacités, l'activité devient alors aussi un véritable support à la relation, qui doit permettre au patient comme au thérapeute d'aborder ce difficile sujet qu'est la situation de handicap.

« Vous voyez bien que je ne peux pas y arriver, que je suis handicapé » dit le patient, les larmes aux yeux... « Si vous y arriviez comme avant, vous ne seriez pas ici » dit l'ergothérapeute en lui tendant un mouchoir... « séchez vos larmes et voyons plutôt, si vous le voulez bien, comment nous pourrions faire pour dépasser cette difficulté »...

De ce dialogue fictif, mais sans doute pas si éloigné de la réalité, retenons surtout que l'activité, réfléchie, choisie, proposée sous une forme ou sous une autre, et de préférence en situation écologique, permet à l'ergothérapeute d'exercer son art. Par l'utilisation de l'activité, l'ergothérapeute peut montrer au patient que celui-ci peut exprimer ses difficultés : il peut pleurer car cela est légitime, il peut être en colère et cela se comprend. L'activité joue alors ici un rôle majeur dans la relation thérapeutique, qui permet à l'un et l'autre des protagonistes de définir un niveau de difficulté présent, actuel, matérialisé par l'échec ou la relative réussite. L'activité permet ici à chacun de désormais connaître l'enjeu de la prise en charge et donc de fixer les objectifs à atteindre de façon beaucoup plus claire : le malade peut réviser à la baisse ses projets de guérison, l'ergothérapeute peut, lui, relever le défi de faire que le patient atteigne (voire dépasse) ces objectifs. Plus encore, l'activité permet aussi de se situer dans la « capacité à ». L'usager, en s'inscrivant et en étant accompagné dans l'activité, peut rebondir à partir de ce qu'il sait faire et non de ce qu'il ne sait plus faire. On progresse dès lors à partir de cette aptitude réduite en la faisant prospérer et là on obtient motivation, plaisir... Toute activité, qu'elle soit de vie quotidienne comme faire la cuisine, artisanale ou créative comme la calligraphie, professionnelle comme l'utilisation d'un ordinateur... peut être utilisée pourvu qu'elle motive le patient et qu'elle soit adaptée aux objectifs thérapeutiques. L'adaptation de l'activité doit permettre au patient de se lancer des défis, de s'engager réellement dans une activité qui lui tient à cœur, de réussir et ainsi de se redonner de la valeur. Ce processus a été décrit par Csikszentmihalyi (1990, 2004) comme étant une expérience optimale ou Flow qui permet d'améliorer la qualité de vie.

Le développement du potentiel thérapeutique de l'activité nécessite de prendre en compte l'attrait de l'activité pour le patient, la dimension écologique de cette activité et la collaboration dans la mise en place des objectifs avec le patient (Pierce, 2001, 2003).

D'une même voix, utilisant cette alliance thérapeutique, le patient et l'ergothérapeute peuvent ensemble présenter cet implicite contrat, illustré par la mise en situation d'activités, à l'entourage familial et au reste de l'équipe soignante.

L'ACTIVITÉ EN PSYCHIATRIE

Vincent DUPUY

Fondamentalement, l'être humain s'inscrit dans un fonctionnement social et intègre ainsi un certain nombre de références et d'activités qui sont reconnues comme représentatives du groupe. De fait, lorsque survient le traumatisme, ce lien existentiel est gravement remis en cause, par perte d'efficience fonctionnelle et/ou d'efficience relationnelle.

L'occurrence psychothérapeutique existe lorsque, parallèlement à des démarches purement « fonctionnelles », quelque chose du registre d'une problématique psychique peut s'exprimer. Cette expression peut se faire à travers deux modalités en lien avec l'activité : la relation à la matière et la relation au thérapeute.

L'usager se découvre « capable de », tant dans le regard du thérapeute que dans le passage à l'acte sur cette matière qui « obéit » et démontre la validité de la démarche.

La confrontation positive à un principe de réalité permet un réinvestissement des capacités et une dynamique vers un nouveau sens donné à l'existence dans la mesure où cette réalité n'est plus délétère ou déprimante, mais gratifiante et stimulante. L'ergothérapeute endosse ce rôle de témoin, d'accompagnateur facilitant une reverbalisation, une autre prise de conscience de ses propres fonctionnements, à travers une activité référencée (Dupuy, 2004 ; Dumas, 2004).

Selon Winnicott, le setting définit le cadre et le contexte relationnel, recouvrant l'ensemble des dispositions matérielles et humaines qui prévalent à l'établissement d'une relation qui se veut thérapeutique. La mise en œuvre des activités se fait selon un cadre spatio-temporel et des règles contractuelles définissant a minima les modalités relationnelles et techniques (Winnicott, 1975 ; Reyraud, 1999).

L'occurrence thérapeutique peut se produire lorsque l'usager reconnaît consciemment ou inconsciemment la capacité du « cadre » à être espace de résolution (Reyraud, 1999 ; Fouche, Fournier, 1993).

Csikszentmihalyi argumente le Sens de l'Existence à travers la capacité d'une personne à trouver et à investir des activités signifiantes et significatives. Il insiste notamment sur le fait qu'une personne ne peut exister pleinement qu'à travers sa capacité à percevoir et à construire positivement sa vie : rien ne serait pire que « l'oisiveté inactive » instituée comme fonctionnement. Cette qualité de vie passe selon lui par la réalisation de ces activités signifiantes et significatives qui procurent une expérience optimale ou « Flow » (Csikszentmihalyi, 2004).

Doris Pierce insiste, quant à elle, sur des notions aussi fondamentales que l'attrait de l'activité pour la personne, les dimensions contextuelles de l'activité et les éléments du processus de mise en place de l'activité signifiante et significative pour la personne. En particulier, l'attrait de l'activité est défini par trois concepts : plaisir, productivité et ressourcement représentant trois aires de fonctionnement dont le développement simultané détermine la qualité de vie d'une personne.

Le développement du potentiel thérapeutique de l'activité peut se faire schématiquement selon deux grands axes : l'activité objectivable et le rapport symbolique que l'on peut entretenir avec elle. Deux grands types d'activités liées à une matière transformable permettent le développement des capacités et compétences de la personne dans un projet de soins : les activités artisanales et les activités projectives.

ACTIVITÉS ARTISANALES, DE L'AGIR À LA CONSCIENCE D'ÊTRE

Les activités artisanales sont littéralement le produit de « gens de l'art », décrivant aujourd'hui la réalisation de productions en fonction de techniques repérées, référencées et reproductibles et utilisées en ergothérapie dans le sens d'une utilisation d'activités humaines à visée thérapeutique.

L'ABORD TECHNIQUE

Les activités artisanales se déclinent autour d'une action sur le réel, avec un objectif de production. L'ergothérapeute doit envisager l'ensemble des paramètres qui régissent l'activité proposée afin de percevoir son impact potentiel et l'inscrire dans une démarche de conduite de projet (validité de la proposition, qu'elle émane de l'ergothérapeute ou de l'usager, travail de modulation de cette proposition, mise en œuvre, évaluation des résultats).

Ce qui est en jeu ici est une mise en action des capacités fonctionnelles d'un individu (capacités cognitives, motrices et sensorielles) et les phénomènes de valorisation et de re-narcissisation qui en découlent.

Il convient de rechercher une maîtrise minimale de la technique pour pouvoir accéder à une certaine efficacité dans la réalisation. Les activités artisanales offrent une richesse d'exploitation et de progressivité dans les difficultés techniques, richesse qui permet au plus profane une expression valide et pérenne. L'ergothérapeute a donc la charge et la responsabilité de proposer les activités les plus en rapport avec les capacités et souhaits de la personne.

Toute technique est potentiellement utilisable, de la vannerie à la menuiserie, de la ferronnerie à la reliure, de la poterie « utilitaire » (tour, plaque, colombin pour des objets usuels) au cartonnage, du tissage et de la broderie à la confection d'objets en cuir... Ce qui vient signifier un registre potentiellement thérapeutique, c'est l'orientation de cette activité.

L'ABORD PSYCHIQUE OU LA PRODUCTION DE SOI

Ce travail s'initie pour un usager dans la prise de distance avec sa problématique pour s'intéresser à une matière quelle qu'elle soit et aux moyens d'une certaine acquisition de la technique.

L'expression du *pathos* vient au second plan, même si l'expression de la personne reste un de nos soucis premiers, ce n'est plus en fait que l'expression de certaines composantes qu'il nous faut prendre en compte parmi d'autres pour « réussir » ou « agir » dans cette activité.

Ce qui prime c'est le désir exprimé ou l'adhésion à la proposition qui a été faite, comme la mise en jeu des capacités de la personne. Ce qui est en jeu ici est bien une dynamique qui permet, avec un minimum de technicité, d'avoir un résultat tangible lors du passage à l'acte sur la matière. Symboliquement, on se trouve dans un travail d'acquisition d'une certaine maîtrise, lorsque l'on ne maîtrise pas ou plus le cours de sa vie, et dans un registre de performance. Cette dynamique s'inscrit en droite ligne dans les travaux de Csikszentmihalyi (Csikszentmihalyi, 2004 ; Morel-Bracq, 2004).

Le cadre qui s'est créé peut également devenir le contenant d'un échange autour d'une problématique, d'un possible passage à l'acte que l'on sait pouvoir être repris de façon constructive. Il devient espace de résolution, de verbalisation et de reverbalisation (Pibarot, 1996 ; Reyraud, 1999). On parle de l'objet sans parler de soi pour, dans un second temps, parler de soi selon une parabole.

Les propositions faites, tant par l'ergothérapeute que par l'usager, s'articulent dans une analyse objective des possibilités de l'usager et de ses désirs. En fonction de ces éléments, la technicité de l'activité est envisagée de façon à permettre un aller-retour qui serait du type : de la réussite à l'échec, de l'échec à la réussite. L'échec est considéré dans sa valeur universelle départie de toute connotation négative, et plus encore dans une acception d'un mécanisme inhérent à toute vie et à toute activité. La mise en activité permet, lorsque la proposition est efficiente, de travailler à la réussite de l'activité et à l'accroissement de la difficulté. Vient ensuite le temps de la confrontation à la part désagréable sinon délétère d'une activité : l'échec ou la frustration. Il s'agit bien de travailler au dépassement de cette frustration ou de l'angoisse associée, liée à un échec. On notera, de façon métaphorique, que c'est cette capacité de dépassement des échecs ou des angoisses qui est bien souvent mise en question dans les pathologies psychiques et que travailler à la pseudo-construction d'une illusion de réussite perpétuelle est un non-sens.

Enfin schématiquement, on pourrait dire que les activités artisanales se déclinent dans le temps selon : apprentissage, réalisation, maîtrise, création, quand l'art se déclinerait selon : apprentissage, création, expression. On notera que le terme « création » se retrouve dans les deux démarches et marque le passage qui se déroule dans l'artisanat lorsqu'une démarche artistique, et donc singulière, voit le jour dans la carrière de l'artisan, par la définition de son propre style, de sa « patte ».

Cet enchaînement permet l'appropriation de quelque chose par l'usager sans qu'il soit remis fondamentalement en cause. A travers cette action sur le réel, peut apparaître cette fameuse « patte » de l'artisan, l'activité artisanale passe alors subtilement dans un registre de projectivité, susceptible de créer un autre espace de développement d'un potentiel thérapeutique dans un projet individuel de soins.

ACTIVITÉS PROJECTIVES : DE LA CRÉATION AU SOI EXPRIMÉ

N'importe quelle activité peut devenir projective à partir du moment où son objet est porteur de sens et défini comme tel, et non plus seulement l'expression d'une qualité technique.

Dans ces activités créatives, la personne accède à une expression personnelle portée par l'objet créé, à travers l'usage de divers médiateurs (arts graphiques, peinture, collage, modelage...).

Le terme de « projectif » décrit une activité qui permet de « jeter devant soi un contenu », d'une façon à la fois simple, parce que référencée à des mécanismes fondamentaux émotionnels ou affectifs, et complexe parce qu'exprimée à travers une matière et que la mise en mots de cette expression est loin d'être simple.

On peut également envisager ces activités dans leur référence à un besoin spécifique à l'espèce humaine dans sa dimension sociale, celle de l'instauration d'un système de communication plus ou moins évolué définissant un signifiant partagé.

Le produit de ces activités et le cadre dans lequel elles se déroulent forment autant de secteurs de travail pour des problématiques individuelles et groupales qui s'imposent aux usagers.

Jean Broustrat évoque à ce propos, dans son introduction à une journée sur l'Art-Thérapie, le besoin de l'être humain de produire des formes pour pouvoir exister, « il y aurait une autre nécessité plus spécifique à l'humain par rapport à l'animal, c'est la nécessité de former des formes ». Là où la dynamique est particulièrement intéressante, c'est dans ce qu'il évoque de l'acquisition d'un sens partageable, voire partagé à travers l'accès au symbolisme (représentation de quelque chose qui n'est pas là) et la confrontation à la création de quelque chose qui fait tiers dans la relation. Ce qu'il définit comme « enjeu et de la thérapie et de la création : comment est-ce je peux produire des langages et me faire reconnaître à partir des langages que je produis ? » (Broustrat, 1994). Ainsi le processus pourrait se décrire comme l'apprentissage d'une capacité à exprimer quelque chose de son intériorité ou à mi-chemin entre le dedans et le dehors, pour reprendre quelques évocations relatives à la créativité de Winnicott. La dimension d'apprentissage est là encore fondamentale à prendre en compte, parce que dire des choses à travers une création s'apprend et ne va pas de soi, et que la matière demande un minimum de technique pour pouvoir « porter » quelque chose. Il s'agit pour permettre ces mécanismes de créer un contexte, un cadre tant formel que symbolique où cette communication peut voir le jour. Le setting ou ensemble des dispositions qui prévalent à l'existence de ce lieu représente, là encore, les conditions sine qua non de l'instauration d'une relation où l'usager se donne à voir tant au thérapeute qu'au groupe ou encore à lui-même (Pibarot, 1996).

A travers ces dispositions propices à l'apparition de quelque chose de l'ordre de la créativité, on peut assister à la mise en place d'une dynamique relationnelle tant avec le thérapeute que de l'usager à lui-même. La personne a la possibilité d'entrer en relation avec elle-même à travers ce dispositif et le miroir plus ou moins déformant (le moins possible dirons-nous, mais surtout avec le plus d'efficience) de la parole et du positionnement professionnel de l'ergothérapeute, ou via les échanges avec les autres usagers lors de la prise en charge.

Toute médiation a la possibilité de revêtir cette capacité de fonctionnement. Ce qui varie dans les pratiques, que ce soit en intra ou en extra-institutionnel, c'est bien le dispositif. Les potentialités de telle ou telle activité ne sauraient se limiter dans un sens ou dans l'autre, du fait d'une pratique localisée à un endroit plutôt qu'à un autre. Autrement dit, les potentialités thérapeutiques de l'activité, qu'elle soit de la vie quotidienne, artisanale, ludique, projective, de remédiation cognitive, de rééducation, dépassent les clivages entre courant institutionnalisant et désinstitutionnalisant.

EN QUOI CELA PEUT-IL SERVIR UN OBJECTIF THÉRAPEUTIQUE ?

Le produit des activités artisanales et projectives perdure et marque tant le passage que la qualité de ce passage. Dans les activités artisanales, l'intimité d'une personne n'est, de plus, pas directement mise en scène.

Ce faisant, on a alors la possibilité de travailler avec ce concept de valorisation qui est mis en difficulté tant par la société, via ses représentations, que par l'usager dévalorisé par sa situation de souffrance et de dépendance.

La communication et pourquoi pas l'expression de « problématiques » existe autour de la réalisation, dans une sphère de rencontre interindividuelle, où thérapeute et usager co-existent et où l'usager peut mesurer des capacités laissées dormantes jusqu'alors ou oubliées.

Par « autour », il faut bien entendre cet espace potentiel, pour reprendre Winnicott, dans lequel vont se faire jour un certain nombre de processus dans un registre de transitionnalité. Il s'agit pour les thérapeutes et les usagers d'emprunter de concert un chemin de découverte de soi à travers une capacité à agir et à transformer son environnement pour son propre « bénéfice ».

L'ACTIVITÉ, UN LIEN ENTRE PROJET DE SOIN ET PROJET DE VIE

Ainsi, la détermination des activités signifiantes et/ou significatives se doit d'être du plus haut niveau possible de pertinence pour le malade et son environnement. L'utilisation d'outils qui peuvent nous aider dans ces choix ne doit donc plus se limiter au seul patient mais doit légitimer plus encore notre intervention directe auprès de l'environnement humain du patient.

Contacter la famille, rencontrer les intervenants à domicile doit donc désormais faire partie du travail de l'ergothérapeute. Un des effets attendus est de fournir au patient et à sa famille la preuve que les préoccupations de l'ergothérapeute d'orienter sa prise en charge sur la vie quotidienne du malade dans son environnement sont bien réelles, en même temps que l'ergothérapeute lui-même doit y voir un moyen de vérifier l'adéquation de sa prise en charge avec le mode de vie du patient hors de l'hôpital ou du centre de rééducation.

Accorder une part de notre temps de travail à la prise en compte et l'évaluation du contexte de vie du patient permet à l'ergothérapeute d'augmenter son niveau de connaissance du patient lui-même, de ce qu'il faisait auparavant, de la façon dont il le faisait.

Le projet de soin appartient aux soignants, et il est de leur devoir d'en faire part à la famille.

Le projet de vie du patient, lui, n'appartient pas aux soignants mais au patient et à sa famille. Et nous devons les aider à nous en faire part, de sorte que le projet de soin puisse trouver toute sa place dans le projet de vie. Il est question ici de niveaux logiques différents dont il nous faut prendre conscience car cela conditionne en partie la pertinence de notre intervention.

C'est en ce sens que le choix de l'activité et que son caractère « thérapeutique » prennent toute leur importance en ergothérapie : s'il est clair pour l'ergothérapeute que les activités choisies et la façon même dont elles ont été choisies sont en parfaite cohérence avec la vie future du patient, alors il y a fort à parier que cette cohérence-là apparaîtra aussi au patient et à son entourage qui ont collaboré à ce choix.

Ainsi, l'activité artisanale (vannerie, macramé, peinture sur soie...) n'est pas remise en question ici, mais nous nous devons de repenser sa mise en place et à sa pertinence pour le patient dans son environnement. Prenons l'exemple d'un patient qui avait comme loisir la sculpture sur bois. L'ergothérapeute n'est pas un sculpteur sur bois. Mais il sait que cette activité est importante pour le patient et il sait mesurer l'impact de la pathologie sur la capacité du patient à refaire cette activité.

Il pourra alors proposer au patient une démarche visant à lui permettre de s'y essayer à nouveau : « Vous alliez dans un atelier en ville, c'était pour vous le moyen de rencontrer d'autres personnes avec qui vous partagiez beaucoup. Bien, nous allons réfléchir ensemble à la façon dont nous pourrons compenser vos difficultés de déplacements, en utilisant les transports en commun par exemple. Ce qui va pouvoir donner lieu à une mise en situation écologique : nous allons nous rendre ensemble à cet atelier. »

L'activité artisanale prend ici une toute autre dimension. Elle est replacée dans un contexte plus logique ou écologique pour le patient. Quant à l'entourage, il pourra y voir un moyen efficace de vérifier que le projet de soin inclut des mises en situation d'activités qui pourront lui servir à avancer dans son projet de vie.

Du point de vue de l'ergothérapeute, cela implique d'accepter et de faire accepter l'idée que notre intervention peut devenir aussi pertinente à l'extérieur de l'institution que lorsqu'elle est tournée vers l'intérieur.

CONCLUSION

Nul doute que l'activité reste un élément central de notre intervention ergothérapeutique.

Cependant, tout comme le contexte de nos interventions a changé, il est essentiel que le cadre dans lequel l'activité est proposée au patient soit modifié pour correspondre plus exactement à ses besoins et à ceux de son entourage.

Concernant le choix de l'activité, nous ne sommes limités que par notre imagination… et les barrières institutionnelles (dans le sens de l'établissement quel qu'il soit) que nous devons franchir lorsqu'il s'agit d'envisager au mieux la vie quotidienne des patients et de leurs proches, ou encore les projets de rééducation/réadaptation en lien avec l'extérieur.

Les patients et leurs familles attendent que nous mettions tout en œuvre pour répondre au mieux à leurs attentes et projets, que ce soit à l'intérieur ou à l'extérieur de l'établissement.

Il ne nous reste donc qu'à faire « tomber les murs » symboliques ou réels de l'« institution », pour exercer notre art sous une forme plus ouverte sur le monde extérieur.

BIBLIOGRAPHIE - Education thérapeutique

Balint, M. (1996). *Le médecin, son malade et la maladie,* Paris.

Cortes, E., Voimant, F. (2007). L'éducation du patient post-accident vasculaire cérébral. *STV 19*, n° 9, 492-494

D'ivernois ,J.F., Gagnayre, R. (2004). *Apprendre à éduquer le patient, approche pédagogique.* Paris : Maloine, 2e édition.

HAS (2007) « *Structuration d'un programme d'éducation thérapeutique du patient dans le champ des maladies chroniques* » guide méthodologique, *www.has-sante.fr*

Glossaire multilangue de la Banque de données en santé publique www.bdsp.tm.fr

Guilbert, J.J. (2000). *Guide pédagogique pour les personnels de santé*, OMS, publication offset, N° 35, 6e édition. Révisée et complétée OMS, Genève.

Lacroix, A., Assal, J.P. (2003). *L'éducation thérapeutique des patients. Nouvelles approches de la maladie chronique.* Paris : 2e édition.

OMS, World Health Organization Regional Office for Europe (1996 - traduction française 1998). *Therapeutic Patient Education-* Continuing Education Programmes for Health Care Providers in the Field of Prevention of Chronic Diseases. Copenhagen

BIBLIOGRAPHIE - Appareillage orthétique

Gable, G. (2000). *Ergothérapie : Guide de pratique.* Arcueil : TMS-ANFE, p. 140.

Le Boterf, G. (2000). *Construire les compétences individuelles et collectives*, Paris : Editions d'Organisation, p. 244.

Arias, J.-Ch. (2006). *Bulletin de liaison de l'A.N.F.E., 2,* 44-51.

Chaboissier, M., Letourneau, D. (2002). « De la notion de compétence à celle de validation des acquis ». *Soins Cadres, 41*, 27-31.

anfe.asso.fr, Exercice libéral, Tarifs, Domaines d'intervention.

BIBLIOGRAPHIE - Activité comme processus thérapeutique

Annino, E. (2004). « Un « pôle psychotiques » : les attentes en matière d'ergothérapie ». *Expériences en ergothérapie*, 17e série, pp. 93-96. Paris : Masson.

Arnaud, C., Bernard-Granger, C., Fallissard, M., Jouan, C., Montanier, M., Nicolas, C., Peulmeule, L., Van der Becken, H. (1994). « Ergothérapie et santé mentale : réflexions d'un groupe de travail ». *Journal d'ergothérapie, 16,* 4, 157-162.

Bergeret, F., Meyer, C. (1988). « L'ergothérapie en psychiatrie en centre hospitalo-universitaire ». *Expériences en ergothérapie*, n° 2, pp. 142-149. Paris : Masson.

Blouin, M., Bergeron, C. (1997). *Dictionnaire de la réadaptation*, tome 2 : termes d'intervention et d'aides techniques.Québec :Les Publications du Québec, p. 12.

Bourdin, M.-A. (1988). « L'ergothérapie : un des "cadre de jeu" proposé aux patients psychotiques (1ère partie) ». *Journal d'ergothérapie, 10*, 2, 60-64.

Broustrat, J. (1994). « L'expression entre création et thérapeutique ». *Psychologie Médicale, 26*, Spécial 8, pp. 849-854. Paris : Société de Presse Médicale.

Bruneau, S., Dupuy, v., Chevallier, F., Eldert, G., Guillemot, P., Morel-Bracq, M.-Ch. (2007). Le développement du potentiel thérapeutique de l'activité en psychiatrie. *Expériences en Ergothérapie*, 20e série, pp. 302-315. Montpellier : Sauramps médical.

Chapelle, G., Lanteri-Laura, G., Hardy-Baylé, M.-C., Golse, A., De Munck, J. (2004). « Où en est la psychiatrie ? ». *Sciences Humaines, 147,* 21-41.

Clouet, M. (2004). « Il était une fois un art de synthèse : le théâtre d'ombres ». *Ergothérapie,* Hors série, 5-16.

Csikszentmihalyi, M. (1990). *Flow The psychology of optimal experience.* New York : Harper et Collins.

Csikszentmihalyi, M. (2004). *Vivre, La psychologie du bonheur.* Paris : Robert Laffont Coll. Réponses.

De Lepine, C. (2002). « Parcours en psychiatrie ». *ErgOThérapie, 7*, 33-36.

Destaillats, J.M. *et al.* (2006). « L'approche neuro-systémique des troubles du comportement – du symptôme au symbole : la construction du sens ». *Comportement et lésions cérébrales* (19e Entretiens de Garches, pp. 165-182). Paris : Frison-Roche.

Dumas, A. (2004). « La place d'un service d'ergothérapie en institution psychiatrique ». *Expériences en ergothérapie*, 17e série, 97-103.

Dupeyroux, M., Claude, R., Cochereau, L., Franzoni, W., Franceschi, B., Joseph, C., De Lepine, C., Wallart, A. (1994). « Place de l'ergothérapeute en psychiatrie ». *Journal d'ergothérapie, 16*, 4, 168-173.

Dupuy, V. (2004). « Des activités artisanales ? Ah bon ! Pourquoi ? ». *Expériences en ergothérapie*, 17e série, 104-108.

Etienne, A. (1985). *Le concret de l'ergothérapie face au monde de l'irrationnel.* Publication des présentations du 4e congrès de la CPEQ. Montréal: Corporation professionnelle des ergothérapeutes du Québec.

Etienne, A. (1991). L'activité en Amérique du Nord: évolution vers une science de l'occupation.*Journal d'Ergothérapie, 13,* 48-53.

Fischer, A. (2003). *Assessment of Motor and Process Skills* (5e éd.). Ft Collins, CO Three Stars

Fouche, F., Fournier, J.P. (1993). « L'activité, rôle de restructuration dans l'activité mentale ». *Expériences en ergothérapie*, 6e série, 81-85.

Fustier, P. (2003) [1993]. *Les corridors du quotidien.* Lyon : Presses Universitaires, Coll. L'autre et la différence.

Hernandez, H. (2007). *Ergothérapie en spychiatrie. De la souffrance psychique à la réadaptation.* Marseille : Solal, Collection ergOThérapies.

Hargreaves, D.H., Hospkins, D. (1991). *The Empowered School: The Management and Practice of School Development.* London : Cassell.

Holder, V. (2001). The use of creative activities within Occupational Therapy. *British Journal of Occupational Therapy, 64-2,* 103-105.

Kielhofner, G. (2008). *Model of Human Occupation*, 4e éd. Baltimore : Lippincott Williams & Wilkins.

Maslow, A. (2006). *Etre Humain.* Eyrolles ed.

Ménard, M., Leclerc'h, M.-B. (1997). « Atelier d'écriture "Jeux de mots" ». *Expériences en ergothérapie* (10e série, pp. 240-249). Montpellier : Sauramps médical.

Meyer, S. (2005). L'élaboration d'une terminologie consensuelle en ergothérapie. *ErgOThérapies*, ANFE, *19*, 11-16.

Morel-Bracq, M.-Ch. (2001). « Activité et Qualité de vie, la théorie du Flow ». *ErgOThérapies, 4,* 19-26.

Morel-Bracq, M.-Ch., Burgess, K., Cirtautas, A., Ferreira, M., May, G., Ellingham, B., Randlov, B. (2006). Evolution de l'enseignement de l'analyse d'activité en France et en Europe. *ErgOThérapies*, ANFE, 21-31

Pelbois Pibarot, I. (1982). L'activité, outil thérapeutique. *Journal d'ergothérapie, 4*, 28-29.

Pibarot, I. (1996). « Ne dites pas à ma mère que j'ergonne, elle croit que je travaille ». *Journal d'ergothérapie, 18*, 3, 90-94.

Pierce, D. (2001). Occupation by Design: Dimensions, Therapeutic Power and Creative Process. *American Journal of Occupational Therapy, 55*, 3, 249-259.

Pierce, D. (2003). *Occupation by design: Building therapeutic power.* Philadelphia: FA Davis Company.

Reyraud, D. (1999). « Le cadre: les conditions pour penser les enjeux et les avatars d'une pratique ». *Journal d'ergothérapie, 21*, 2, 82-85.

Tosquelles, F. (1967) [1963]. *Le travail thérapeutique à l'hôpital psychiatrique,* CEMEA. Paris : Scarabée.

Winnicott, D.W. (1994) [1975]. *Jeu et réalité, l'espace potentiel.* Paris : Gallimard, Coll. Connaissance de l'inconscient.

Collection ergothérapies
Nouveau guide de pratique
en ergothérapie : entre concepts et réalités
Coordonnateur : J.-M. CAIRE
Solal, éditeur, Marseille - 2008.

E. SORITA
N. BIARD
J. CRIQUILLON
T. DANIGO
C. PRUVOT

CHAPITRE 9

LA RÉADAPTATION : UN ENJEU DE SANTÉ PUBLIQUE ?

INTRODUCTION

Avant même de développer ce chapitre, il est important de réfléchir aux raisons pour lesquelles nous avons réservé cette place à la réadaptation dans ce guide de pratique. En effet, la réadaptation est liée à la question du changement, des séquelles et du handicap. Il existe un parallèle fort entre le terme de « handicap » et celui de « réadaptation ». Pour Hamonet (2004), on ne peut même « *comprendre l'émergence de la notion de réadaptation si on ne se réfère pas à celle du handicap* ». Or, nous savons la complexité de ce concept de handicap, et nous savons combien ces situations de handicap sont plurifactorielles et non exclusives, ni réductibles à une approche en particulier (Brown, 2006). Ainsi, par exemple, dans nos modèles bio-médicaux, nous avons coutume d'imaginer linéairement la réadaptation dans un continuum où elle suit la rééducation et précède la réinsertion. Mais la réalité nous montre qu'on peut tout autant engager une rééducation au sein d'un processus réadaptatif, ou que dans ce même processus, les actions de réinsertion peuvent tout à fait être parallèles à des actions s'inscrivant dans des programmes de réadaptation. Nos institutions, par leurs fonctionnements, nous ont imposé de cliver et d'organiser chronologiquement ces moments du processus de soin, alors qu'ils participent d'un même processus complexe où l'enjeu est de renouer avec le sens et les perspectives d'un projet de vie. Les Anglo-Saxons ont levé ce problème en inventant le concept de « rehabilitation ». Mais ce terme est controversé en France et n'a pas fait l'objet d'un consensus du fait notamment du sens particulier et non adapté au handicap qu'il prend avec l'immobilier ou la justice. Le sens du terme « réadaptation » est aussi controversé par certains auteurs (Stiker, 1982; Sanchez, 2000) pour qui, historiquement, la « culture de la réadaptation » est une « culture de l'intégration » faisant référence « aux modèles de la normalité en vigueur dans les sociétés » (Sanchez, 2000, p. 310). Cependant, nous prendrons ici le parti d'entendre la réadaptation non pas comme le processus isolé et clivé qui nous confine encore dans nos institutions de soins, mais comme une porte d'entrée dans la complexité de vie ordinaire des situations de handicap.

UN DÉCALAGE TROP MARQUÉ ENTRE LES PRINCIPES DE RÉADAPTATION ET LA RÉALITÉ DE TERRAIN

Eric SORITA

L'ensemble des réflexions engagées au début des années 80 (Triomphe *et al.*, 1989) et qui ont abouti à la classification internationale du fonctionnement, du handicap et de la santé (OMS, 2001), a indéniablement influencé notre façon de penser la prise en charge des patients. La médecine française a pour sa part créé la spécialité de Rééducation et Réadaptation Fonctionnelle à la fin des années 60, spécialité qui deviendra plus récemment la Médecine Physique et de Réadaptation (MPR). Selon la définition de l'O.M.S. la Réadaptation Médicale est définie comme « ... l'application coordonnée et combinée de mesures dans le domaine médical, social, psychique, technique et pédagogique qui peuvent aider à remettre le patient à la place qui lui convient le mieux dans la société et/ou à lui conserver cette place ».

Cette définition, reprise Par J.-M. André (1998) dans le *Traité de Médecine et de Réadaptation* reste cependant fort ambitieuse au regard de la réalité du fonctionnement institutionnel et communautaire français. Selon ce même auteur « recouvrer les fonctions perdues, c'est-à-dire récupérer, représente l'objectif premier de la Médecine Physique et de Réadaptation ». Bien entendu, cet objectif prioritaire ne peut être que louable, mais la réalité de la gravité des atteintes lésionnelles et des séquelles d'un nombre de patients qui va augmentant ne nous autorise plus à nous laisser bercer trop longtemps ni par cet idéal réparateur, ni par les limites d'une prise en charge institutionnelle le plus souvent formatée fondamentalement sur cette base pour des interventions très limitées dans le temps.

L'ergothérapie est depuis toujours plus qu'impliquée dans la démarche réadaptative et dans la complexité de celle-ci (Creek, 2003). Elle est une discipline réadaptative considérant les moyens qu'elle a toujours mis en œuvre pour aider les patients à « ... maintenir ou développer le potentiel d'indépendance et d'autonomie personnelle, sociale, scolaire ou professionnelle » (D'Erceville *et al.*, 2000, p. 25). Sa compétence dans ce domaine est reconnue lorsque dans le chapitre intitulé « Indépendance et vie quotidienne », P.-A. Joseph et P. Daverat (1998) observent que « dans la perspective de développer les capacités résiduelles de l'individu, en tenant compte des exigences de la vie quotidienne, l'ergothérapeute ne cherche plus à améliorer les fonctions déficitaires mais à diminuer le handicap ». Cependant, un nombre grandissant de patients ne peut même plus accéder aux soins institutionnels MPR faute de place, et/ou parce que le pronostic de récupération est mauvais. Ils sont ainsi tenus de revenir chez eux sans bénéficier des soins dont ils auraient besoin du fait de l'inexistence de coordination en ville d'équipes pluridisciplinaires dont l'action est adaptée à la complexité de ces situations.

Cet état de fait est à l'origine de nombreuses contradictions dont la volonté de résolution ouvrirait de nombreuses perspectives pour la réadaptation et l'amélioration de la qualité de prise en charge et de suivi des patients et de leurs familles. En voici quelques-unes pour illustration. Pourquoi par exemple, alors que l'expression des troubles ou des séquelles et de leur impact va apparaître dans la réalité du quotidien ordinaire des patients, persiste-t-on encore trop souvent à ne penser uniquement la réadaptation qu'en amont de la sortie institutionnelle et dans une expérience fort limitée de l'environnement réel par le patient ? Quelles sont les bases scientifiques qui nous permettent de penser que l'intervention réadaptative institutionnelle se transférera et se généralisera automatiquement une fois le patient revenu dans sa vie réelle ? Pourquoi l'implantation communautaire d'équipes pluridisciplinaires de réadaptation est si peu développée (en France) alors que n'importe lequel des professionnels de santé bénéficiant d'une nomenclature libérale peut actuellement s'implanter où il veut et quand il le veut et développer rapidement une clientèle dont le coût en soins est pris en charge par la sécurité sociale ? Bref pourquoi donc la réadaptation a si peu droit de « cité » ?

Ces constats renvoient à notre histoire, c'est-à-dire à des choix et des volontés politiques, économiques, sociales, médicales... L'Ergothérapie se doit d'engager sa réflexion dans une volonté de faire avancer ces questions. D'une part parce que cela l'interpelle et met en tension sa pratique depuis de nombreuses années. La profession en tire notamment beaucoup de doutes et de questions sur elle-même, dans un paysage sanitaire qui a, spécialement en France, du mal à l'assimiler (rappelons nous l'incidence du nombre d'ergothérapeutes en France, l'un des plus bas d'Europe : source www.Enothe.hva.nl, Chapitre « Education », paragraphe « Facts and figures »). D'autre part, parce qu'elle a des outils et des concepts qui font que son intervention est incontournable dans toute démarche de réadaptation.

Nous avons choisi comme illustrations, dans ce chapitre réservé à la réadaptation, des expériences qui rappellent que l'ordinaire de vie des patients et de leurs proches est à la porte des institutions. L'ordinaire de pensée des ergothérapeutes, et a fortiori ceux qui sont confinés dans leurs institutions, ne doit pas se couper de cette réalité.

DES CONSTATS D'INSUFFISANCE DES PRATIQUES RÉADAPTATIVES ET LA SOUS-UTILISATION DES RESSOURCES QU'OFFRE L'ERGOTHÉRAPIE

Cathy PRUVOT

Il est en effet difficile aujourd'hui pour un ergothérapeute d'avoir une action réadaptative optimale. Après un état des lieux de la pratique de l'ergothérapie en réadaptation, de l'évolution actuelle – qui se dessine grâce à des textes législatifs – à des préconisations d'instances nationales, nous tenterons de décrire notre rôle primordial dans la réadaptation des personnes handicapées.

Aujourd'hui, en 2008, la majorité des ergothérapeutes travaillent en milieu institutionnel et non au domicile des personnes handicapées. Cela décrit bien le problème de leur intervention dans la réadaptation. En effet les ergothérapeutes ont beaucoup de difficultés à prendre en charge, à accompagner les personnes en situation de handicap vers une réadaptation, vers une nouvelle vie, à les guider, et à les conseiller dans l'élaboration d'un projet de vie.

La politique de santé évolue mais aujourd'hui encore l'hôpital est trop fermé, coupé de la cité au point que les ergothérapeutes exerçant en CRRF ne sont pas autorisés à accompagner un patient dès lors que celui-ci n'est plus hospitalisé. Nous faisons, lors de l'hospitalisation, une réadaptation « de laboratoire » : des mises en situation dites « écologiques » mais qui restent dans l'enceinte du C.R.R.F. ; nous utilisons un appartement thérapeutique pour mettre les patients en situation du domicile ; nous faisons des visites à domicile pour évaluer les besoins en aides techniques ou en aménagement du domicile. Mais cela reste très restrictif et limité dans le temps. Lors de l'hospitalisation, nous préparons au mieux la sortie du patient et son retour au domicile. Mais nous savons tous que ce moment est très souvent mal vécu. Accompagné d'une régression des possibilités fonctionnelles, d'un déséquilibre psychologique, il nous oblige à repenser la prise en charge des patients plus globalement dans l'espace et le temps. Nous souhaiterions intervenir autrement, au plus proche de la vie du patient, au domicile, afin de mieux accompagner les patients. Cela ne peut se faire que progressivement, grâce à l'évolution de la politique de santé, du système de soins, de l'hôpital. Il devient aussi important de produire des travaux pour démontrer et soutenir l'intérêt de telles démarches. En outre, ceci doit nous aider à sortir d'un positionnement professionnel quasiment exclusivement orienté sur des revendications pour s'inscrire plus activement dans une démarche où l'on démontre les apports de la profession en matière d'accompagnement des patients. Dans cet esprit, nous pouvons citer de façon non exhaustive quelques études étrangères conduites ou non par des ergothérapeutes, bien faites méthodologiquement, et qui œuvrent à démontrer le bien-fondé des interventions à domicile (Graff *et al.*, 2006 ; 2003 ; Steultjens *et al.*, 2004 ; The Lancet, 2004).

Au plan national, nous pouvons bénéficier d'écrits et de recommandations pouvant soutenir nos tentatives pour faire évoluer les pratiques réadaptatives.

Dans le rapport du haut comité de santé publique *(HCSP)* [Rapport du haut comité de santé publique, ministère de l'emploi et de la solidarité : la santé en France 2002], une analyse critique et prospective est faite sur l'organisation du système de santé. Le HCSP nous dit que l'organisation n'est pas adaptée aux enjeux de santé. Il nous faut élargir les stratégies employées notamment dans les domaines du vieillissement et du handicap. En effet, il apparaît clairement que la prise en compte des conséquences des problèmes de santé est indispensable. Or, ce sont précisément les stratégies en amont (préventives) et en aval des soins qui sont les moins développées en France. L'organisation actuelle de notre système de santé n'est donc pas suffisamment adaptée aux enjeux de santé français.

L'évolution de la situation dans ce domaine nécessite d'abord une forte évolution culturelle. En effet, l'inadaptation des stratégies aux problèmes rencontrés résulte en grande partie d'une vision erronée de l'importance respective des stratégies de santé. Malheureusement, pratiquement chaque fois que cette question est évoquée, elle est ressentie par les professionnels de soins comme une remise en cause de leur action et de leur utilité. S'ensuivent des discours radicaux qui ne permettent aucune évolution des manières de voir. Insister sur l'importance des déterminants de la santé en amont des soins et de l'importance des soins en aval ne revient en fait nullement à contester la nécessité de disposer d'un système de soins. Il y aura toujours des personnes malades et ces personnes auront besoin d'accéder le plus équitablement possible, socialement et géographiquement, à des soins de qualité. Il devrait exister en fait un continuum le long duquel chaque professionnel de santé évolue en fonction de la nature de ses interventions. L'évitabilité représente le fil conducteur des actions à mener dans la perspective de ce *continuum*: agir sur les déterminants pour éviter la maladie, éviter l'absence ou le retard de prise en charge, éviter l'aggravation ou les séquelles, éviter au maximum le retentissement sur la vie des personnes concernées, éviter enfin, les répercussions sur l'entourage, elles-mêmes génératrices de maux...

Une telle approche se situe clairement dans le cadre d'une démarche qualité qui concerne l'ensemble des champs d'action en faveur de la santé et ne se limite pas aux seuls soins.

Les instances telles que la DHOS, DGS et DGAS [Circulaire DHOS/DGS/DGAS/ n° 517 du 3 novembre 2003 relative à la prise en charge des accidents vasculaires cérébraux] décrivent la mise en place d'une « filière de prise en charge » pour les AVC. La circulaire nous dit : *« le rôle des structures de MPR consiste en la préparation et le suivi du retour à domicile... », « Le retour à domicile nécessite une démarche de réinsertion et le plus souvent l'intervention d'acteurs du champ des soins de la ville et éventuellement de l'hôpital. Le retour à domicile ne signifie pas la fin des soins de rééducation et permet de donner sa dimension la plus complète et la plus finalisée au travail de réadaptation. Les dispositifs sanitaires et médico-sociaux contribuent à apporter les prestations de soins et d'accompagnement nécessaires aux personnes ».*

Ils préconisent, pour lutter contre le handicap, de constituer un « réseau handicap », de nature « ville-hôpital », de façon à pouvoir bénéficier d'une mutualisation des compétences.

Dans le rapport d'une conférence de consensus sur le thème « Sortie du monde hospitalier et retour à domicile d'une personne adulte handicapée sur les plans moteur et/ou neuropsychologique » (ANAES, 2004), la sortie de l'hôpital est décrite comme « trop souvent une rupture ». Les experts recommandent donc de chercher des formules transitoires qui amoindrissent ce risque. La scission entre l'hôpital et le domicile nuit considérablement à la prise en charge globale d'une personne handicapée. Ce rapport recommande aussi de prendre en compte la difficulté fréquente du transfert des acquis du milieu hospitalier au lieu de vie ordinaire. Le jury recommande la création d'hôpitaux de jour de réadaptation, d'équipes mobiles hospitalières de réadaptation, de services d'HAD de réadaptation et de réseaux de santé handicap.

La Loi du 02 janvier 2002 abolit la scission entre les établissements de soins et les établissements médico-sociaux. Elle est relative aux institutions sociales et médico-sociales, qui sont définies comme riches de beaucoup de potentialités dans le domaine de la qualité de la vie quotidienne des personnes handicapées, y compris au domicile. Les décrets d'application doivent permettre de passer des espoirs aux réalités. Par exemple, devraient être enrichies les conditions d'accompagnement des personnes handicapées au quotidien, le cadre des futurs services d'accompagnement médico-social pour adultes handicapés (SAMSAH), ou les services d'accompagnement à la vie sociale (SAVS).

La Loi du 04 mars 2002 relative aux droits des malades et à la qualité du système de santé réaffirme, par le biais de réseaux de santé, la volonté de favoriser la coordination, la continuité des prises en charge sanitaires.

La Loi du 11 février 2005 pour l'égalité des droits et des chances, la participation et la citoyenneté des personnes handicapées, définit le handicap dans une dimension sociale où l'on retrouve une interaction étroite entre la personne et son environnement. L'Etat doit tout mettre en œuvre pour garantir l'égalité des droits et des chances. Il devrait donc favoriser la réadaptation, la réinsertion et amener des compensations techniques, financières, humaines, animalières. Nous devons espérer que cette loi récente permettra, par son application, une nette amélioration de la prise en charge des personnes en situation de handicap.

Certains textes positionnent même l'ergothérapie :

Dans le rapport de conférence de consensus sur le thème « Sortie du monde hospitalier et retour à domicile d'une personne adulte handicapée sur les plans moteur et/ou neuropsychologique » (HAS, 2005), lorsque le jury parle de la mise en œuvre de la sortie et du suivi, il recommande « de faire connaître les métiers tournés vers le handicap, notamment celui d'ergothérapeute, en recherchant des formules qui permettent l'accès de cette compétence au domicile… d'ouvrir plus largement les formations à ce métier ».

Cette progression aussi bien conceptuelle que législative permet de faire évoluer les actions des ergothérapeutes en réadaptation et de sortir des murs de l'hôpital, ce qui devrait permettre d'être plus en phase avec la réalité des patients (Daniëls, 2002 ; Caire, 2006).

En voici quelques exemples :

Certaines institutions de réadaptation offrent déjà aux ergothérapeutes et à leurs patients, la possibilité de réaliser des séances à domicile concernant les activités de vie quotidienne. Ces interventions ne se cantonnent pas à la maintenant classique « visite à domicile » pour préparer la sortie institutionnelle mais vont au-delà, dans l'idée de séances contextualisées pour améliorer l'impact réadaptatif. Ainsi, certains Centre de Réadaptation permettent à leurs ergothérapeutes de consacrer une journée par semaine à des interventions à domicile. Dans ce cadre, les ergothérapeutes peuvent réaliser des mises en situation écologiques ou des séances de réentraînement.

Avec la mise en place des Sites pour la Vie Autonome puis des MDPH, des équipes sont devenues équipes techniques d'évaluation labellisées. Cela permet, dans certains cas, de suivre les patients après l'hospitalisation et de les accompagner dans leur projet de vie, vers l'acquisition d'aides techniques, l'aménagement du logement ou de leur véhicule.

De nombreuses équipes sont ainsi devenues équipes évaluatrices pour l'acquisition de fauteuils roulants électriques, ce qui permet notamment de recevoir des personnes non hospitalisées. Cependant, même si cela signe d'une certaine façon la reconnaissance de l'action des ergothérapeutes en réadaptation, ce type de sollicitations très « aides-techniques orientées » les confinent malheureusement dans un rôle de technicien. Nous perdons ici, dans ce type d'interventions, notre rôle propre de rééducateur et de réadaptateur. Nous retrouvons là une prise en charge de la personne handicapée scindée, tournée vers une seule demande d'acquisition d'aide technique et non pas une prise en charge holistique avec évaluation globale de la personne, son état de santé, ses attentes, sa qualité de vie, évaluation qui pourrait aboutir à un accompagnement éducatif, rééducatif (si besoin) et réadaptatif. C'est dans cette fonction correspondant à ses compétences que l'ergothérapeute a toute sa place comme intervenant au domicile.

Bien que nous accusions aussi dans ce domaine un certain retard, au regard de ce qui se fait dans différents pays européens (Belgique, Pays-Bas...), des services commencent aussi à être reconnus par les instances préfectorales comme centres évaluateurs pour la conduite automobile des personnes en situation de handicap. Là aussi l'ergothérapeute est amené à revoir des patients après l'hospitalisation, à intervenir auprès de personnes externes.

Dans quelques centres de rééducation et réadaptation fonctionnelle cette intervention se fait de façon pluridisciplinaire avec des tests réalisés par la neuropsychologue sur les capacités visuelles et cognitives de la personne handicapée. L'ergothérapeute réalise une évaluation « écologique » sur route avec un véhicule adapté (si besoin), conjointement avec un moniteur auto-école. Cette évaluation est utilisée par les médecins de la commission médicale des permis de conduire comme une aide à la prise de décision. En aucun cas l'ergothérapeute ne peut valider la reprise de conduite automobile. Cette évaluation n'est pas simple, surtout en présence de troubles cognitifs ou visuels légers. Des centres de réadaptation de plus en plus nombreux se dotent d'un simulateur de conduite. Celui-ci peut aussi être utilisé comme outil d'évaluation (Wald *et al.*, 2000) ou d'entraînement à la conduite, mais il est important d'inciter à la prise de leçons de conduite en auto-école avec le véhicule adapté. Une procédure validée en ergothérapie manque dans ce domaine. Ce champ de l'évaluation et du réentraînement à la conduite relève donc aussi de la compétence réadaptative des ergothérapeutes qui doivent mettre en œuvre une méthodologie scientifique rigoureuse d'analyse de pratique pour montrer l'impact de leurs interventions dans ce domaine. La législation aussi fait défaut et apporte un manque juridique (Cf. Arrêté du 8 février 1999) sur les conditions d'obtention du permis de conduire, arrêté du 21 décembre 2005 donnant la liste des affections médicales incompatibles avec la conduite automobile), mais dans ce registre aussi, ce seront les travaux de qualité réalisés sur le terrain qui contribueront à la faire progresser.

La législation aussi fait défaut et il existe un manque juridique (cf. Arrêté du 8 février 1999) sur les conditions d'obtention du permis de conduire.

L'arrêté du 21 décembre 2005 donne la liste des affections médicales incompatibles avec la conduite. Cependant cette liste ne reflète pas totalement la réalité du handicap de la conduite. Des travaux de recherche, d'évaluation contribueront à la faire évoluer.

Même si progressivement, l'apport reconnu des ergothérapeutes dans ces domaines amène à travailler d'avantage, en prenant en compte la réalité de vie quotidienne, ou à intervenir plus directement au domicile des patients, sur leur lieu de travail ou dans la cité, ceci reste insuffisant. La sortie d'hospitalisation reste encore trop souvent problématique et le suivi de la personne sans continuité, dans un secteur extra-institutionnel relativement mal doté en la matière et hautement inégalitaire selon les départements. La tendance actuelle est à la création d'équipes mobiles de réadaptation à domicile où l'ergothérapeute a toute sa place. Il est vrai que ce type de structure est encore trop rare dans le paysage de la réadaptation. Chaque CRRF devrait contenir une équipe mobile de réadaptation pour amener une continuité dans l'accompagnement, pour que l'hôpital s'imbrique dans le paysage médico-social, sous réserve que celui-ci soit assez développé pour prendre le relais, et pour que les réseaux handicaps soient efficaces.

L'ergothérapeute devrait ainsi à un moment se trouver au centre de la cité pour répondre aux besoins de toute la population. En plus de l'ergothérapie libérale, l'ergothérapie doit s'inscrire dans les différentes structures comme les CLIC (centres locaux d'information et de coordination), les SAVS (service d'accompagnement à la vie sociale) les SAMSAH (services d'accompagnement médico-social pour adultes handicapés), les structures de HAD, mais aussi les CCAS (Centre Communal d'action sociale) et les mairies... L'ergothérapie (y compris les ergothérapeutes institutionnels) doit avoir les moyens de s'exercer au domicile et d'offrir ses compétences et la qualité de ses prestations en dehors des institutions, dans le milieu ordinaire de vie des personnes.

LA QUESTION DU CONTEXTE DE VIE : L'INTERVENTION À DOMICILE NE SE RÉDUIT PAS À LA DÉTERMINATION DE LA HAUTEUR DES BARRES D'APPUIS

Julie CRIQUILLON

Prendre en compte le contexte de vie intéresse autant l'organisation de sortie de structure, que celle du retour ou du maintien à domicile de la personne handicapée.

Nous pouvons retenir ici la définition de la CIF (OMS, 2001) qui détermine les facteurs contextuels comme les facteurs qui représentent le cadre de vie d'une personne ; ils incluent les facteurs environnementaux et personnels.

LES FACTEURS PERSONNELS représentent le « *cadre de vie d'une personne, incluant entre autres le mode de vie, les habitudes, l'éducation reçue, l'origine sociale, la profession, le niveau d'instruction...* » [CIF]. Cela constitue tout autant de paramètres en interaction qui vont favoriser ou faire obstacle à diverses interventions.

Les problématiques de maintien à domicile et de réinsertion socio-professionnelle se rejoignent selon la définition des habitudes de vie dans le PPH (Fougeyrollas *et al.*, 1998) : « *une activité quotidienne ou un rôle social valorisé par le contexte socio-culturel pour une personne selon ses caractéristiques (âge, sexe, identité socio-culturelle, etc.) ; elles assurent la survie et l'épanouissement d'une personne dans sa société tout au long de son existence* ». La situation de handicap est donc étroitement reliée à la réduction des habitudes de vie. Cela s'exprime sous la forme de problématiques par les personnes rencontrées...

Il est donc important de recueillir les demandes et les attentes qui deviendront des objectifs de travail. Un outil comme la Mesure Canadienne de la Performance (ou Rendement) Occupationnelle (Law, 2000) permet une évaluation individualisée. L'entrevue OPHI-II de G. Kielhofner (Kielhofner *et al.*, 1998) ou le questionnaire de style de vie de Mayers (2003) sont des exemples de supports soutenant la relation thérapeutique et le projet de soin et permettant de mieux comprendre l'histoire de l'engagement dans l'activité du patient afin de mieux répondre à ses aspirations.

LES FACTEURS ENVIRONNEMENTAUX « *constituent l'environnement physique, social et attitudinal dans lequel les gens vivent et mènent leur vie* ». Les facteurs environnementaux incluent « *le monde physique et ses caractéristiques, le monde physique bâti par l'homme, les autres individus dans des relations différentes, les rôles, les attitudes et les valeurs, les systèmes et les services sociaux, ainsi que les politiques, les règles et les lois* » [CIF]. Les facteurs environnementaux peuvent être facilitateurs ou obstacles. Les facilitateurs « *par leur présence ou leur absence, améliorent le fonctionnement ou réduisent le handicap* ». L'obstacle « *par sa présence ou son absence, limite le* *fonctionnement et provoque l'incapacité* ». La classification des facteurs environnementaux proposée par la CIF comprend notamment l'environnement matériel et humain de la personne.

Ces définitions sont proches de celle proposée par le PPH qui définit un facteur environnemental comme « *une dimension sociale ou physique qui détermine l'organisation et le contexte d'une société. La qualité d'un facteur environnemental se mesure sur une échelle allant du facilitateur optimal à l'obstacle complet* » [PPH]. Un facilitateur correspond à un facteur environnemental qui favorise alors qu'un obstacle entrave la réalisation des habitudes de vie lorsqu'il entre en interaction avec les facteurs personnels (les déficiences, les incapacités et les autres caractéristiques d'une personne).

L'ENVIRONNEMENT MATÉRIEL: A ce sujet, dans les textes de recommandation, la HAS préconise, pour préparer le retour à domicile, l'évaluation du contexte de vie par une évaluation du contexte psychosocial et des conditions de vie. L'évaluation du contexte de vie « *vise à identifier tous les aménagements à prévoir dans la perspective du retour à domicile, qu'il s'agisse du logement, des aides techniques, des ressources financières ou des aides humaines pour l'accomplissement des actes de la vie quotidienne et des tâches domestiques* » (ANAES, 2004, p. 10). Il est ensuite précisé que l'évaluation de l'accessibilité et l'adaptation du domicile nécessite le recours à la compétence d'un ergothérapeute.

Ainsi notre rôle est d'évaluer les éléments environnementaux qui font obstacle à la personne et de proposer une compensation en adaptant ou aménageant l'environnement. Egalement, l'évaluation devrait comporter systématiquement « *une mise en situation écologique sous la forme de visite(s) à domicile, permettant une confrontation avec la situation réelle de vie* », faisant alors apparaître les obstacles environnementaux (ANAES, 2004, p. 15).

L'évaluation pose la question des outils utilisés; elle doit prendre en compte les dimensions personnelle et architecturale. En effet, des éléments environnementaux peuvent être indifféremment obstacles ou facilitateurs selon les capacités/incapacités des personnes, d'où l'intérêt d'organiser l'évaluation autour d'une mise en situation au sein du lieu de vie.

LE LIEU DE VIE N'EST ÉVIDEMMENT PAS NEUTRE. Il faut cependant porter notre attention sur certains aspects qui caractérisent ce lieu si convoité par les ergothérapeutes qui travaillent en institution, le domicile... Il est trop souvent le sujet des premières modifications du contexte de vie (aménagement du lit médicalisé dans le salon, pose d'une planche de bain, voire transformation de la salle de bains...). Pourtant, il est primordial de considérer le domicile comme « *le lieu de confort de soi, de la solitude, lieu de l'intimité physique et de la sexualité, mais aussi lieu d'interactions familiales, d'expression de l'affectivité de l'individu et lieu des relations sociales en terrain connu* » (Bon, 1991). On distingue d'ailleurs le domicile qui correspondrait à la demeure officielle, administrative, de la maison qui évoque le chez-soi (Wilheim, 1991).

Alors que l'ergothérapeute préconise l'adaptation de l'environnement pour un gain d'indépendance, de sécurité et de confort, c'est pour la personne handicapée et son entourage, non seulement une décision très difficile, parfois impensable, voire refusée, mais c'est surtout l'étape ultime pour renoncer définitivement à un état antérieur. Cela constitue une des grandes difficultés de l'intervention à domicile. Pour certaines personnes, l'adaptation participe au travail de deuil de leur vie antérieure, d'autres la vivent comme un échec supplémentaire.

On peut voir ainsi comment le retour et le maintien à domicile peuvent s'inscrire dans une dimension médicale, entre démédicalisation hospitalière et médicalisation du domicile (Aiach, 1998).

D'ailleurs, dans ses recommandations, l'HAS insiste très logiquement sur La participation de la personne et de son entourage dans le projet de sortie ; l'évaluation et les préconisations d'adaptation ou d'aménagement doivent être proposées et discutées avec la personne et son entourage. Leurs choix doivent être respectés.

LA PRISE EN COMPTE DE L'ENVIRONNEMENT ET DU CONTEXTE C'EST AUSSI BIEN ENTENDU CELLE DE L'ENVIRONNEMENT HUMAIN

Nous parlons ici des proches, aussi appelés « ***aidants naturels*** », rôle qu'ils investissent ou pas, à leur souhait ou pas. La politique favorisant la « déshospitalisation » met en évidence l'émergence d'un nouvel acteur, la famille, qui est centrale dans la prise en charge des soins de santé (Aiach, 1998). Elle fait partie intégrante de la gestion des soins à domicile. En effet, l'entourage peut penser que c'est un devoir de favoriser l'insertion sociale d'un proche et donc de favoriser son maintien à domicile. Le terme de devoir *« se rattache au rôle de la famille devant la maladie, aux valeurs liées à la conception de la famille, que celles-ci s'appuient ou non sur des pratiques religieuses »* (Waissman, 1989, p. 205). Toutefois, l'adhésion de la famille ne va pas toujours de soi. D'une part les projets de vie du patient et de sa famille ne seront jamais irrémédiablement figés dans le temps. Ce processus dynamique occasionne de la variabilité et de l'imprévisibilité et pose forcément la question dans le temps de l'autonomie des uns et des autres et des uns par rapports aux autres. A l'inverse, lorsque le temps est figé par la souffrance et/ou la culpabilité, ce qui occasionne des situations de repli pour la personne et sa famille, les risques d'exposition à l'épuisement et les effets néfastes sur la santé, sur l'humeur et sur le comportement sont majorés. Parfois le projet de retour et/ou de maintien à domicile est décidé sans la préparation nécessaire, incluant les proches (Belio *et al,* 1997 ; Destaillats *et al.*, 1994, 1999). Ces projets souvent inhérents aux logiques institutionnelles de gestion des patients rencontrent ou se confrontent parfois douloureusement à l'impréparation des familles et aux logiques d'appartenance. Les aspects centraux du quotidien des familles face au handicap méritent donc d'être pris sérieusement en compte. Ils conditionnent grandement tout projet d'intervention et de soins à domicile, de la même façon qu'ils influencent la qualité de vie de chacun.

Sur un registre plus opérationnel, il est aussi essentiel d'évaluer la charge de soins et d'aide quotidienne pesant sur les aidants familiaux ; à ce sujet, l'HAS recommande l'élaboration de méthodes et d'outils permettant cette appréciation. Notons par exemple qu'il existe en ergothérapie, un outil canadien validé, le Profil des AVQ (Dutil et Bottari, 2005), qui permet d'évaluer chez les personnes victimes d'un traumatisme crânien le niveau d'indépendance dans diverses tâches de la vie quotidienne et par conséquent met en évidence le besoin d'assistance verbale et/ou physique pour aider la personne en difficulté dans la réalisation de tâches. Cet outil, construit selon des conditions méthodologiques rigoureuses, est l'illustration type des supports sur lesquels nous devons nous appuyer pour mettre en évidence, tant les difficultés des patients qui nous sont adressés, que l'impact de nos pratiques.

Ainsi, l'évaluation des ressources humaines peut motiver l'arrivée au domicile de professionnels (aide à domicile, auxiliaire de vie...), s'inscrivant notamment dans le cadre de l'aide aux aidants. Là aussi, la participation de la personne et de son entourage est primordiale dans la réflexion, car une des difficultés peut être pour un professionnel d'entrer dans le domicile (Duriez, 1996). Au-delà de l'évaluation, l'ergothérapeute a donc un rôle de médiateur en vue de faciliter et de maintenir l'intervention de la tierce personne. En effet, il aura un rôle d'éducation et de formation auprès de l'entourage concernant les gestes de la vie courante, l'utilisation des aides techniques... la stimulation verbale de la personne... La place de l'ergothérapeute est prépondérante dans ce processus (ANAES, 2004, p. 18). Ses actions vont favoriser le plus possible, selon les objectifs fixés, l'indépendance de la personne handicapée et/ou le maintien à domicile (APF, CTNERHI, 1995).

Un dernier principe de la réadaptation, important, mais bénéficiant de peu de moyens pour être réellement exploité, concerne le transfert et la généralisation en milieu ordinaire des acquis du travail réadaptatif réalisé antérieurement en institution. Cette question est particulièrement vraie avec des patients atteints de troubles cognitifs (Toglia, 2005) ou nécessitant un accompagnement réadaptatif de type psychosocial. A ce sujet, la HAS préconise dans ses textes de recommandations, de poursuivre la progression des compétences acquises en phase de rééducation, en situation écologique. Prendre en compte les réalités de l'environnement, du lieu de vie, passe par *« la mise en perspective écologique du handicap »* (ANAES, 2004, p. 7).

LA QUESTION DES AIDES TECHNIQUES ET DE LEUR ADAPTATION PERSONNALISÉE : OU COMMENT LA RÉALITE DU PROJET ET DE L'ENVIRONNEMENT ORDINAIRE DE VIE PRÉVAUT SUR LA PRESCRIPTION ET LA STANDARDISATION

Nicolas BIARD, Thierry DANIGO

Durant leur pratique de préconisation d'une aide technique, les ergothérapeutes sont souvent amenés à adapter les aides techniques existantes. En effet, les situations de handicap sont très diverses, et chaque personne étant différente, chaque situation de handicap l'est également, avec ses limites personnelles et architecturales, ses habitudes de vie (Fougeyrollas, 1998). Ainsi, il est difficilement concevable de développer, industrialiser et commercialiser une aide technique spécialement pour une seule personne. Dans le cas d'un appareillage, il est possible de réaliser un produit sur mesure, mais cela est rarement le cas pour une aide technique. Si celle-ci est correctement conçue, elle doit être suffisamment ouverte et modulable pour pouvoir s'adapter à la personne. Ce n'est, en effet, pas à la personne à s'adapter à l'aide technique.

Dans un contexte général d'aide à l'indépendance, où nos objectifs communs sont de proposer aux personnes en situation de handicap une solution technique la plus appropriée à leurs besoins tout en garantissant sa sécurité, nous devons nous poser certaines questions. Pourquoi les professionnels ou l'entourage de l'utilisateur sont-ils souvent contraints d'intervenir sur les aides techniques pour les adapter à l'utilisateur ? Quelles en sont les limites et les risques encourus pour l'utilisateur ou la personne réalisant l'adaptation ?

Nous traiterons ici des aides techniques classification iso 9999, de certains appareillages à but fonctionnel (ex. : flèche de déambulation), et des adaptations personnalisées conçues et réalisées par un particulier ou un professionnel.

POURQUOI RÉALISER DES ADAPTATIONS PERSONNALISÉES ?

Comme nous l'avons évoqué précédemment, la principale raison qui pousse professionnels ou particuliers à intervenir sur une aide technique est de faire en sorte que cette dernière s'adapte de manière optimale aux besoins et aux capacités de la personne. A notre connaissance, il n'existe pas d'études consacrées à l'adaptation personnalisée des aides techniques, mais notre expérience professionnelle met en évidence certains facteurs justifiant d'une démarche d'adaptation personnalisée de ces aides techniques :

- Certaines aides techniques, telles que les aides à la communication, doivent être utilisables à tout moment (Sperandio *et al.,* 2002). Pour cela il peut être nécessaire de les fixer sur le fauteuil roulant de la personne.

Même s'il existe dans le commerce des modules de fixation certifiés, ils ne sont pas adaptés à tous les produits. Il peut donc être nécessaire de concevoir une pièce mécanique permettant de fixer l'aide technique à un endroit précis pour être correctement utilisée sur le fauteuil roulant. Cela est également vrai pour les interfaces de commande du fauteuil roulant. Dans les cas les plus complexes, l'interface doit être positionnée au millimètre près, dans une configuration peu banale. Cela peut donc induire, pour pouvoir être utilisé de manière optimale, une fixation personnalisée de l'interface sur le châssis ou sur la tablette du fauteuil roulant.

- Certaines aides techniques ont un coût élevé et leur renouvellement ne peut être financé qu'après un certain laps de temps (Lecomte, 2003). Pour exemple, bien qu'il n'existe aucun texte sur le délai de renouvellement d'un fauteuil roulant, notre expérience montre que celui-ci peut être renouvelé en moyenne tous les 3-4 ans avec accord de la sécurité sociale. Ce délai peut être réduit en argumentant les raisons d'une demande anticipée. L'adaptation de ce type d'aide technique permet donc de la faire évoluer avec la personne en attendant son remplacement. Cela est vrai entre autres pour des enfants qui grandissent, ou dans le cas de maladies évolutives. Cela pose la question des essais en Institution préalables aux essais à domicile, la réalisation n'est pas toujours facile quand il s'agit de matériel spécifique et souvent coûteux.
- La durée d'attribution et de financement des aides techniques peut motiver des utilisateurs à adapter l'existant. Dans le cas particulier des maladies à évolution rapide, telle que la Sclérose Latérale Amyotrophique, les personnes peuvent préférer adapter du matériel existant et grand public (car moins cher) plutôt que de constituer un dossier de demande d'aide financière ou attendre un financement qui ne peut arriver que un an plus tard, voire plus... avec le risque qu'il ne soit déjà plus adapté si l'aggravation de l'état de santé a été importante !
- Contraintes institutionnelles : dans certains services, les budgets étant restreints, les équipes cliniques se voient dans l'obligation, pour servir au mieux et assurer un confort et une sécurité d'accueil du patient, de réaliser des aides techniques à moindre coût ou d'adapter le matériel déjà en stock, plutôt que d'acquérir pour chaque personne du matériel chez les distributeurs spécialisés. Les exemples sont multiples : système d'appel infirmier, souris dérivées, guides doigts « maison », attribution d'un fauteuil roulant du parc de matériel avec une commande spécifique, planche de transfert...
- Il peut arriver que des aides techniques ne soient plus commercialisées. Ainsi, pour continuer à proposer le service rendu par celles-ci, les professionnels peuvent être amenés à reproduire l'aide technique disparue pour la proposer au patient.
- Le manque d'information peut également conduire à la conception personnalisée d'aides techniques. Des familles peuvent fabriquer artisanalement un outil d'aide à la prise du repas, sans savoir que cette dernière est disponible dans le commerce.
- Le manque d'information des professionnels et particuliers sur les risques que comportent une adaptation personnalisée, conduit à une prise de

risque non mesurée et mal appréciée. Il est probable que si l'information était mieux véhiculée, les professionnels ou l'entourage des utilisateurs d'aides techniques, préféreraient, lorsque cela est possible, acquérir un produit du commerce plutôt que d'intervenir sur l'existant.

QUI PEUT RÉALISER CES ADAPTATIONS ? Plusieurs personnes gravitant autour de la personne en situation de handicap peuvent être amenées à réaliser ces adaptations personnalisées :

- Le préconisateur, bien souvent l'ergothérapeute, qui lors de la préconisation peut soit désigner les adaptations appropriées à la situation dans le catalogue du fabricant, soit réaliser des adaptations par lui-même ou bien rédiger un cahier des charges des adaptations à réaliser par le constructeur ou le revendeur. Le Décret n° 86-1195 du 21 novembre 1986 fixant les catégories de personnes habilitées à effectuer des actes professionnels en ergothérapie est cependant extrêmement vague concernant le rôle des ergothérapeutes sur les aides techniques. Il se limite à un alinéa (4°) : « L'application d'appareillages et de matériels d'aide technique appropriés à l'ergothérapie ».
- Le revendeur peut être amené à proposer des options personnalisées, inscrites dans les catalogues des fabricants ou à réaliser des installations et aménagements par lui-même (ex. : soudure sur le fauteuil roulant pour fixer une synthèse vocale...).
- La famille ou l'entourage proche peuvent être amenés à réaliser des adaptations personnalisées du matériel existant, que ce soit l'aide technique déjà en possession de la personne, ou du matériel grand public. Ce phénomène est accentué par certaines publications disponibles sur internet ou dans des revus spécialisées (ex. : *Les papas bricoleurs*).

QUELS NIVEAUX D'ADAPTATION PERSONNALISÉE ? L'ergothérapeute peut être amené à intervenir sur une aide technique pour la personnaliser à différents moments :

- Au moment de la préconisation : il s'agit du choix d'options standard figurant au catalogue du fabricant ou l'adjonction d'accessoires non prévus par le fabricant (poses de sangles, mousses, velcros...). Dans ces exemples, l'aide technique est personnalisée sans modification de sa configuration d'origine et conserve la garantie du fabricant par l'intermédiaire d'un distributeur. Dans certains cas, la personnalisation nécessite une modification du matériel non prévue par le fabricant (ex. : découpe ou allongement de tubes pour rapprocher ou éloigner un accessoire). Ici, 3 cas de figures :
  - * le fabricant réalise la modification et maintient la garantie de son matériel ;
  - * le fabricant ne réalise pas la modification, mais autorise le distributeur à faire le travail. Cela peut entraîner un partage de garanties et devrait nécessiter une trace écrite ;
  - * le fabricant et le distributeur n'acceptent pas de réaliser la modification ou la déconseillent. Dans ce cas, toute modification réalisée sur le matériel par un professionnel autre que le distributeur engage sa

responsabilité professionnelle. Toute modification peut aller jusqu'à la perte de garantie du matériel.

– Après la préconisation : la situation est identique à la précédente. Une modification de la structure de l'aide technique entraîne une perte de garantie (si elle existe encore), et engage une responsabilité professionnelle ou civile. Même si la réalisation paraît mineure et sans danger apparent, nul n'est habilité, sans avis du fabricant, à certifier que la modification ne fragilisera pas le matériel. Ainsi, en établissement, un certain nombre de modifications de matériels standard, engagent la responsabilité de l'établissement en cas d'incident dès lors que la procédure de matério-vigilance exclut toute cause liée à une défectuosité quelconque du matériel tel qu'il a été initialement livré. La procédure de matério-vigilance s'applique à tous les matériels standard, utilisés en établissement sanitaire dans le cadre des soins, de la rééducation et de la réadaptation. Elle s'applique également aux aides techniques.

Dans le cas particulier des adaptations sur appareils électroniques ou électriques, la notion de risque encouru au niveau de la sécurité de la personne, comme au niveau de la sécurité du matériel, est souvent mal appréciée par de nombreuses personnes (particuliers et/ou professionnels) qui ne peuvent pas être experts dans tous les domaines.

QUELLES SONT LES LIMITES DE L'ADAPTATION PERSONNALISÉE DES AIDES TECHNIQUES ? Ces adaptations sont indispensables, mais elles peuvent également présenter un risque pour l'usager. Parmi une multitude d'exemples, nous pouvons retenir celui de l'adaptation d'un système d'appel infirmier dans un milieu hospitalier pour combler soit un manque dans l'offre des fabricants, soit des budgets limités ne permettant pas l'acquisition de ce genre de matériel. En règle générale, ces dispositifs sont conçus pour être utilisés avec la main. Dans le cas de certaines personnes en situation de handicap, il est souvent nécessaire de les adapter pour les rendre utilisable. Ces adaptations peuvent avoir des conséquences dramatiques si elles viennent à défaillir. Dans le cas extrême où l'usager est en détresse respiratoire et qu'il ne peut avertir les équipes de soins à cause d'une soudure défectueuse, et que dans le pire des cas cette personne vienne à décéder, la responsabilité du professionnel hospitalier ayant réalisé l'acte est engagée. Nous pouvons également prendre pour exemple celui de l'adaptation d'un jouet du commerce pour le rendre utilisable par des enfants ayant des capacités motrices réduites. Nous ne pouvons exclure le risque de voir apparaître un court-circuit pouvant provoquer un incendie.

Fort heureusement, tous ces incidents aux répercussions dramatiques sont extrêmement rares, mais ils doivent être pris en compte et les professionnels ou l'entourage doivent en avoir conscience avant d'intervenir sur une aide technique. Il est donc nécessaire pour éviter ce type d'incident de fixer des limites afin de protéger les utilisateurs d'aides techniques des risques engendrés par ces adaptions personnalisées. Cependant, il faut être attentif à ne pas interdire toutes les adaptations personnalisées. Il est certainement plus pertinent d'informer les personnes pouvant être amenées à réaliser ce type d'adaptation des risques encourus.

En terme de responsabilité, nous retrouvons 2 cas de figure :

- la conception et la réalisation d'une aide technique, quelle qu'elle soit, par un particulier (la personne handicapée elle-même, un parent, l'entourage...) engagent sa responsabilité civile ;
- la conception d'une aide technique par un professionnel, et son utilisation en établissement, ou même à domicile sur indication d'un professionnel, engagent sa responsabilité professionnelle.

QUELLES PERSPECTIVES ? Dans la perspective de l'acquisition d'une aide technique pour une personne en situation de handicap, l'ergothérapeute a une mission d'évaluation des capacités de la personne, de ses besoins, il procédera à une préconisation, des essais comparatifs... et chaque fois qu'une adaptation personnalisée, nécessitant une intervention avec modification d'un produit manufacturé, sera jugée utile ou indispensable à la personne, l'ergothérapeute aura pour mission d'en rédiger le cahier des charges, et d'en confier la réalisation à un technicien agréé, de manière à ne pas avoir à intervenir lui-même en complément d'une prestation de service assurée et facturée par un distributeur. L'ergothérapeute devra certainement, dans les années à venir, se positionner du côté « ingénierie » et laisser de côté la partie « technique ». En ce qui concerne l'adaptation personnalisée de matériels existants, on commence à percevoir une paralysie des initiatives dans certains secteurs, avec pour causes le poids des règlements intérieurs, la rédaction de protocoles d'utilisation des matériels, les règles de matério-vigilance, le respect des normes, etc. Comment préserver ce savoir-faire, cette ingéniosité indispensables au projet et à la qualité de vie de la personne handicapée ? Les ergothérapeutes de terrain ont besoin de savoir ce qu'ils peuvent faire ou ne pas faire, ce qui nécessite une meilleure information sur tous les aspects qui touchent à la sécurité (respect des normes et protection de la personne), et le partage des responsabilités. L'évaluation plus globale des aides techniques standard ou personnalisées et de leur apport dans le quotidien des personnes mérite aussi une démarche d'évaluation plus poussée et formalisée que l'ergothérapeute devrait inclure dans sa pratique (Demers *et al.,* 1999 ; Dumas, 2002). Ces points nous amènent à une réflexion qui permettrait de lier écologie et aides techniques : n'y aurait-il pas place pour ce domaine à une formation post-universitaire, diplômante ou non, sous forme de modules, permettant aux professionnels de se perfectionner sur le plan technique et qui aborderait tous ces aspects ?

LA RÉADAPTATION EN PSYCHIATRIE

Jeannette BERNARD

La réadaptation semble enfin depuis quelques années s'orienter vers ce qu'elle aurait toujours dû être : un processus qui ne relève ni d'une spécificité professionnelle, ni de pathologies particulières. Ce XXIe siècle qui la voit se développer devrait être le garant d'un travail de collaboration entre partenaires des réseaux de soins et sociaux pour un service que chaque personne à un moment donné de sa trajectoire de vie est en droit d'attendre.

Si la finalité de la réadaptation est bien la qualité de vie de chaque personne accompagnée, comment mettons-nous en œuvre les ressources nécessaires pour répondre à ses besoins ?

Des ergothérapeutes revendiquent un rôle de premier plan dans ce domaine. Pourtant, ces propos n'ont pas le même sens pour tous. Selon leurs convictions certains parmi nos pairs défendent cette mission comme étant prioritaire et devant intervenir au plus tôt dans la prise en charge des patients.

Une personne qui a bénéficié d'une excellente rééducation ou d'une aide thérapeutique, est-elle pour autant préparée à vivre dans son milieu de vie, surtout lorsqu'elle quitte du jour au lendemain le milieu institutionnel ? En outre, lorsque s'ajoutent les difficultés liées au déni ou à l'anosognosie, on sait bien que seules les mises en situation écologiques peuvent éventuellement permettre au patient et à sa famille d'avancer par la prise de conscience des incapacités.

En psychiatrie, la réadaptation a été jusqu'à ces dernières années, largement menée par les infirmiers, les ergothérapeutes étant historiquement « orientés » vers le travail en atelier (peinture, reliure...). Même si les soins médiatisés ont gagné en intérêt dans la panoplie de ceux proposés aux patients psychiatriques en leur permettant de prendre conscience des mécanismes psychologiques en œuvre dans leurs difficultés quotidiennes ou de travailler leurs affects ; sont-ils suffisants à eux seuls pour assurer une réinsertion ? Nous pouvons finalement regretter que les compétences transversales des ergothérapeutes (fonctionnelle, psychologique, relationnelle, cognitive) ne soit pas mieux utilisées comme des ressources pour accompagner les patients en psychiatrie, alors qu'elles le sont de plus en plus pour d'autres pathologies complexes, comme le traumatisme crânien par exemple.

AU-DELÂ DU SUBSTANTIF... RÉADAPTATION

Au-delà de sa définition, au-delà aussi des objectifs de la réadaptation, autour desquels d'une façon générale les ergothérapeutes pourraient plutôt tomber d'accord, c'est la question même de l'éthique qui nous paraît déterminante dans cette démarche. Celle-ci ne peut sans doute pas faire l'économie d'un effet miroir ; et c'est, il nous semble, un aspect singulier qui sépare les professionnels. Certains de nos pairs en effet, mettent volontiers en avant la notion d'intrusivité pour limiter les mises en situation (au domicile, dans la ville, au travail...) jugées nécessaires par d'autres qui osent poser un regard sur les capacités de la personne en situation ordinaire de vie. Comment se fait-il donc qu'en 2008 cette question continue de se poser? Et pourquoi se la poser alors, seulement au moment de la phase de passage à l'action dans ces lieux de vie? En quoi accompagner un patient dans ce qui lui est personnel ne relèverait justement pas de la réadaptation? Les aptitudes relationnelles sont déterminantes dans ce domaine si particulier qui « confronte » la personne à son devenir. Au-delà des compétences professionnelles et des connaissances techniques qui s'expriment dans cette partie de notre profession, il semble que nos ambitions à répondre au mieux aux patients seront travaillées plus facilement et efficacement si nos relations sont basées sur l'empathie et l'authenticité et complétées par un minimum de bon sens.

En psychiatrie, comme cela est le cas ailleurs, mais peut-être avec des différences plus largement marquées, en fonction des approches/orientations conceptuelles diverses des chefs de services (psychothérapique institutionnelle, psychanalytique, cognitivo-comportementaliste, systémique...), la réadaptation peut commencer dans la structure où la personne est hospitalisée. Le corps des psychiatres semble s'accorder pour dire que plus une personne passe de temps en service d'admission, plus grand est le risque qu'elle perde ses compétences.

PRINCIPE D'UNE DÉMARCHE DE RÉADAPTATION EN PSYCHIATRIE

La fin de la phase aiguë est le signe que la personne peut commencer à intégrer l'unité extrahospitalière. Ceci est matérialisé par le changement de chambre. Débute alors un autre travail d'équipe orienté vers la stimulation de l'amorce des compétences de la personne. Ce travail ne se limite pas aux soins personnels, bien que ceux-ci soient rarement acquis à ce stade.

ORGANISATION PRATIQUE

Il est important d'aborder la nécessité des évaluations avec la personne comme étant la base indispensable à un travail d'accompagnement vers son projet de vie.

La première semaine d'accompagnement en réadaptation, il est important que les référents rencontrent le nouveau patient qui dort dans l'unité, afin de saisir dans le détail son projet de vie et adapter le suivi en fonction des besoins du patient. De la même façon, une rencontre avec l'assistante sociale peut être envisagée rapidement pour évaluer les ressources financières. Des séances de régulation donnent aux résidents l'occasion de s'exprimer sur l'avancée de leur projet de vie, leurs doutes, les difficultés qu'ils rencontrent dans la vie en collectivité. Cette pratique hebdomadaire est nécessaire à l'avancée du projet du résident et n'interfère pas avec les entretiens psychologiques individualisés.

Pour les patients en ayant plus spécifiquement besoin, l'atelier de « réadaptation psycho-sociale » est un moyen complémentaire pour donner un espace de parole aux résidents. Cet atelier peut être animé en binôme (entre autres par un ergothérapeute). La terminologie de « réadaptation psycho-sociale » peut-être empruntée à la définition qu'en fait Mosey (1999). Elle précise le caractère « *des expériences qui développent les aspects intrapersonnels, interpersonnels, et sociaux de la personne ainsi que les interactions qui influencent le comportement et le développement occupationnel* ». L'atelier permet d'aborder les compétences cognitives, en vue de leur acquisition et de leur maintien ; ainsi que leurs compensations possibles dans les domaines de la vie quotidienne. Il peut avoir un impact direct sur le projet de vie de la personne, en lui permettant une plus grande autonomie dans ses démarches relationnelles et pratiques.

Dans le cadre de l'atelier, d'autres intervenants peuvent être amenés à collaborer dans leur domaine propre. Par exemple, l'Infirmière pour la compréhension des traitements prescrits et la connaissance des signes de rechute..., la diététicienne pour l'équilibre des repas... Cet atelier permet de mieux déterminer le profil des compétences psychosociales de chaque patient en anticipant les situations réelles. Il sert également à partir d'un travail en salle, à préparer les personnes à transférer leurs acquis lors des mises en situation écologiques. Les capacités neurocognitives complexes nécessitant un entraînement sont travaillées par le patient, avec son accord, avec la neuropsychologue. Les impacts en termes de situations de handicap sont travaillés avec l'ergothérapeute référent du patient.

ÉVALUATIONS

Les évaluations débutent avant même le passage dans une unité de réadaptation psycho-sociale. A l'entrée du patient chaque intervenant est amené dans un premier temps à évaluer les capacités de la personne. L'évaluation de l'ergothérapeute, conjointe ou préalable à celle des autres membres de l'équipe permet de « *renvoyer à l'autre mon interprétation pour que l'autre devienne le lecteur de ce qu'il produit et qu'il se comprenne... Nous ne pouvons qu'évaluer des productions et en aucun cas des hommes* » (Guilhard, 2000).

L'ensemble des évaluations et des observations permet de préparer le projet de soin qui sera validé par le médecin, en synthèse ou en entretien avec le résident.

L'ergothérapeute en psychiatrie utilise de plus en plus des outils standardisés, même s'ils sont encore peu nombreux à être réalisés en France, ou non traduits lorsqu'ils sont produits dans d'autres pays (Kielhofner, 1998). Leur choix se révèle parfois difficile, notamment du fait des contraintes qu'ils induisent (rigueur des outils à laquelle les ergothérapeutes de psychiatrie, du fait de leur histoire, en France, sont peu accoutumés ; durée de passation, défaut de validité en France).

- La première évaluation mise en œuvre est destinée à mieux connaître le patient, cibler son environnement, ce qui est important pour lui et ce sur quoi les soignants pourront s'appuyer. Nous pouvons utiliser des outils comme : la M.C.P.O. (Kaiser, 2005 ; Caire, 2004), ou le Questionnaire de

Mayers (2003). Ils permettent l'amorce d'une représentation du projet de vie de la personne et des objectifs et moyens qui en découlent.

- Les mises en situation de « type écologique » en milieu hospitalier, ont évidemment une validité relative, toutefois, en phase précoce elles sont nécessaires pour évaluer les activités et la participation de la personne.
- D'autres évaluations permettent de mettre en exergue les situations de handicap et/ou les capacités dans la vie courante. On peut ici faire appel aux *trois composantes de base impliquées dans l'occupation humaine et qui réfèrent aux racines de notre profession: la personne, l'occupation dans laquelle elle s'engage et l'environnement spécifique de cette personne* (Dutil, 2005). Cela implique que les MES écologiques ou de type écologique (hors du milieu de vie naturel du patient), en appartement supervisé hors de l'établissement hospitalier, dans des magasins non connus des personnes... si elles sont réalisées régulièrement nécessitent cependant la mise en place de grilles de lecture plus élaborées afin de pouvoir mieux cerner dans la durée les capacités ou incapacités supposées de la personne lorsqu'elle sera dans son lieu de vie. Seules des évaluations permettant de véritables comparaisons entre le début de la prise en charge et le moment où la stabilisation semble acquise, pourront aboutir à des conclusions suffisamment fiables en ce qui concerne les aides à la décision pour préparer la sortie des patients dans les meilleures conditions. Le Profil des A.V.Q. (Dutil, 2005), ou le A.M.P.S. (Fisher, 2001) sont des opportunités à étudier pour répondre à ce besoin.
- Les évaluations cognitives ont bénéficié des avancées réalisées auprès de la population cérébro-lésée. Elles se sont récemment bien développées, auprès des patients dont on sait que la pathologie psychiatrique et ses traitements médicamenteux ont une incidence sur les troubles cognitifs. Dans le détail, les principales perturbations concernent les fonctions exécutives et les capacités attentionnelles, tandis que les capacités procédurales semblent plutôt préservées. Tout ceci contribue aux situations de handicap dans les activités de la vie quotidienne observées par les ergothérapeutes qui de ce fait peuvent utiliser certaines évaluations pour se rendre compte de l'étendue des troubles. Cependant ils ne peuvent analyser les processus cognitifs mis en cause sans l'aide d'une neuropsychologue. Ce travail de collaboration permet en retour au neuropsychologue d'avoir une vision concrète des troubles objectivés au cours des évaluations. A titre indicatif, nous donnons quelques évaluations utilisables dans le domaine psychiatrique (liste non exhaustive) :
  - L'E.R.F.C. (Evaluation Rapide des Fonctions Cognitives) (Gil *et al.*, 1986) permet d'aborder très rapidement la personne sur ce terrain. Toutefois, s'il y a le moindre doute, le médecin demande à la neuropsychologue des évaluations plus approfondies.
  - Le T.E.M. (Test des Errances Multiples) adaptation française de Shallice et Burgess (Le Thiec *et al.*, 1999). Outil d'évaluation dont le mérite est l'approche écologique des troubles des fonctions exécutives. Transposé en psychiatrie, il a permis une nette avancée sur la compréhension des difficultés de certains patients dans les activités

de vie ordinaire et sur l'intérêt d'envisager avec eux des stratégies de compensation.

- Le R.B.M.T. (Rivermead Behavioural Memory Test) (Wilson *et al.*, 2007). Utilisé auprès de la population cérébro-lésée depuis de nombreuses années, il a le mérite d'une présentation écologique pour évaluer les capacités mnésiques et tient compte également des troubles phasiques associés.

L'ACCOMPAGNEMENT VERS LA RÉADAPTATION

Basé sur les évaluations réalisées et les projets personnalisés des personnes, cet accompagnement s'appuie sur des prises en charge individuelles et collectives dans un contexte d'alliance thérapeutique. La compréhension de la place de l'entourage pour la personne est indispensable. En psychiatrie, il est fréquemment observé que les personnes sont en difficulté pour se lever le matin, ce qui peut les amener à manquer leurs rendez-vous. La toilette est souvent délaissée car elle ne se manifeste pas comme un respect de soi et/ou des autres. Les troubles cognitifs, les idées délirantes peuvent parasiter la réalisation de cette activité. Il en est de même pour l'habillage, les mêmes vêtements pouvant être portés durant plusieurs semaines. L'évaluation de ces activités peut être vécue comme une intrusion et si le rôle de l'ergothérapeute est de mesurer les potentiels de la personne, il doit souvent rappeler qu'il le fait parce que ce travail a été envisagé avec l'accord du patient dans l'objectif de l'aider.

« *Proposées ou imposées, les aides sont donc fréquemment contestées, soit dans leur forme, soit dans leur légitimité. Dans les situations où il y a absence de demande explicite, les professionnels, s'ils estiment que ces refus, ces dénégations, interdisent tout travail, peuvent renoncer à la mise en place d'une relation thérapeutique. Mais cette attitude, a priori respectueuse du désir de l'autre, ne risque-t-elle pas de s'apparenter à une forme d'indifférence tant qu'aucun signe annonciateur de changement n'est perceptible chez ces patients ? En constatant, sans réagir, des conduites autodestructrices, les soignants adoptent alors une attitude, semblable à celle des parents, qu'ils réprouvent par ailleurs. Aussi, plutôt que d'accepter ces refus, ces invitations au silence, il semble plus juste d'essayer d'en comprendre les origines et le sens. Pour les personnes, refuser les aides, affirmer qu'elles sont inutiles ou illégitimes, rend a priori tout changement improbable. Pourtant, paradoxalement, les patients justifient leur prise de position – prise de pouvoir sur l'intervenant – en rappelant qu'ils sont les seuls capables de décider de changer. Il paraît donc plus utile de considérer cette méfiance, cette hostilité, non pas comme un refus sans appel des aides proposées, mais comme un refus « pour voir » si cette opposition suffira à décourager les intervenants.* » (Caillé, 1991)

Partant de la proposition de Mony Elkaïm (1995) et y substituant les thérapeutes au psychothérapeute, on peut penser que *lorsque le patient tente de reproduire certains schémas antérieurs,* les thérapeutes, *par leurs réactions, créeront un contexte différent qui à un certain moment permettra de modifier les comportements du patient. Les recadrages doivent paraître culturellement plausibles à ceux auxquels ils sont proposés.* Ce type d'intervention n'a d'utilité que s'il offre une autre lecture de la situation, s'il ouvre d'autres possibles. Or, si le thérapeute *s'installe dans la position de celui qui est pleinement ancré dans un monde de vérité et sait ce qui est en train de se passer « pour de vrai », il court le risque d'usurper la place de l'autre et de limiter toute tentative d'altérité* (Caillé, 1991). Il est donc essentiel de suivre la notion de recadrage à partir de la définition qu'en donnent Watzlawick, Weakland et Fisch : « *recadrer consiste essentiellement à modifier le contexte d'une situation afin d'en changer complètement le sens* » (Caillé, 1991, p. 176).

- Cette mise en perspective va donner à celui dont nous sommes partenaire, la possibilité de s'approprier progressivement et à sa façon, un autre point de vue que celui qu'il avait jusqu'alors. Il pourra peut-être le transformer comme sien. Cet accompagnement quotidien ou pluri-hebdomadaire pour le moins peut par cette constance rassurer la personne sur sa valeur identitaire et sa capacité à réaliser pas à pas son projet de vie. Avant d'être réalisées individuellement, d'autres MES dans des contextes collectifs comme la conception des menus, la participation à la réalisation des courses, à la préparation des repas et autres tâches domestiques, utilitaires et/ou sociales, complètent cette première phase en permettant aux patients d'expérimenter, là encore, un autre mode de comportement dans les activités de vie quotidienne.

Il est important que les patients soient sollicités pour progressivement, prendre en compte leurs déplacements (dans l'idée que cela pourra leur servir lorsqu'ils auront leur propre appartement).

La régularité sans problème des nuitées passées et du suivi des soins va favoriser l'évolution vers un passage sur une structure comme la maison le week-end. Dans la journée, les soins prescrits lors de l'admission (à médiation corporelle, d'expression...) peuvent être poursuivis ou modifiés. Ils restent un support pour soutenir la personne dans la compréhension de ses difficultés et la gestion des émotions que peut entraîner le travail de réadaptation. Pour le reste, l'accompagnement des soignants consiste à les aider à trouver comment utiliser (gérer) leur temps libre, en prenant en compte leur projet de vie.

LES ACTIONS INDIVIDUELLES

Après le temps des évaluations doit venir celui de l'entraînement ou de l'accompagnement vers des actions ciblées en lien ou non avec d'autres professionnels : le travail d'autonomisation pour réclamer l'ordonnance et se rendre à la pharmacie, la constitution du pilulier et l'observance des traitements (avec l'infirmière), la recherche d'un appartement (avec assistante sociale et l'ergothérapeute). L'accompagnement pour la réalisation des menus hebdomadaires, des courses pour la préparation des repas (permet une intégration progressive dans le lieu de vie. Il se fait par un accompagnement séquencé : alternance de vie à domicile et en maison à visée thérapeutique.

LES ACTIONS COLLECTIVES

Elles permettent d'observer les personnes dans un cadre où les interactions sociales vont avoir une incidence sur leur comportement ; les patients se retrouvant entre eux dans des lieux de vie communs ou à partager : cuisine, salle à manger, salle de bain...

- Ces temps collectifs permettent aux thérapeutes à travers leurs observations de présumer des risques éventuels que les personnes pourraient encourir en étant livrées à elles-mêmes à l'extérieur de leur lieu de vie si elles n'y sont pas suffisamment préparées.
- Le temps hebdomadaire de régulation permet de rétablir une communication altérée par la symptomatologie de chaque patient (dédramatiser, informer, réguler les comportements non adaptés...).

LES AUTRES FORMES DE RÉADAPTATION

L'ergothérapeute travaille souvent avec le patient autour d'un projet de vie qui se situe dans un domicile personnel. Cependant, il est aussi amené à préparer avec l'équipe l'accompagnement des personnes, lorsque leurs capacités d'autonomie sont plus réduites, vers des projets menant à d'autres modes ou lieux de vie :

- Le groupe d'entraide mutuel (GEM – circulaire 2005DGAS/3B n° 2005-418 du 29 août 2005), développe une alternative pour des personnes présentant des troubles psychiques graves et persistants, qui sont autonomes mais isolées dans leur domicile, et ont des difficultés dans la préservation du lien social. A travers leur adhésion, ces personnes s'engagent à participer à la vie du groupe dans un esprit d'entraide. Emanant d'associations, porteuses et gestionnaires de ce type de projet, les G.E.M. pourraient se développer dans les années à venir comme des passerelles permettant de retrouver une vie sociale satisfaisante. Par convention, les équipes de CMP, interviennent lors de besoins d'accès aux soins ou en cas d'urgence. Leur rôle est aussi de limiter les risques de rechute.
- La famille d'accueil peut être la solution lorsque la personne – au vu des évaluations – présente des difficultés trop importantes pour vivre de façon autonome mais a des capacités physiques, psychiques et comportementales compatibles avec une vie en famille. Cette dernière présente le côté rassurant par la constance et la sécurité que la personne y trouve en même temps qu'elle peut répondre à ses demandes. Dans la durée, le maintien du lien social et d'un comportement adapté peut parfois surprendre les soignants, tant la famille d'accueil obtient des améliorations qu'on n'osait pas espérer. Cela nécessite toutefois une préparation avec les multiples partenaires au moyen des rencontres différentes entre l'accueilli, la famille naturelle, la famille d'accueil, le tuteur. La mise en place d'un suivi de la personne accueillie comme de la famille d'accueil, par des personnes variées mais constantes, est également nécessaire afin de prévenir les situations qui pourraient devenir conflictuelles. Dans ce cadre, la place de l'ergothérapeute est autant d'évaluer les capacités de la personne accueillie que d'informer la famille des difficultés qui pourraient être mal interprétées. *Par exemple, un patient qui ne fait pas sa toilette tous les jours peut être qualifié de fainéant par les accueillants, alors que cette incurie peut être un symptôme relié à sa pathologie* (Dulaurens, 2007).

C'est pourquoi, il est important que les accueillants soient choisis parmi ceux qui ont une expérience des personnalités psychiatriques afin d'assurer un comportement adapté, et donc pas strictement éducatif, face à la personne accueillie. Dans le contexte de famille d'accueil, le rôle de l'ergothérapeute est le maintien de l'autonomie et aussi la poursuite de l'accompagnement du patient dans son projet de vie. A ce titre, il peut, avec le patient et en lien avec l'assistante sociale contacter les autres partenaires (ESAT, par exemple) pour construire un projet à visée professionnelle.

- La Famille Gouvernante est l'étape intermédiaire entre la vie autonome et le Foyer d'Accueil Médicalisé. Elle regroupe en effet plusieurs personnes dont les capacités d'autonomie, quoique existantes, sont réduites. Leur comportement nécessite aussi une présence suffisamment cadrante pour éviter les débordements. Un des atouts de ce type de structure est la mutualisation des financements (par exemple, l'allocation logement permet la location du logement, la prestation de compensation du handicap délivrée par la MDPH permet d'employer une aide humaine à temps plein pour compenser les incapacités de chaque co-locataire). Ainsi, chacun a son espace d'intimité, est respecté quant à ses capacités, mais en contrepartie doit accepter de participer à un minimum de vie collective (course, repas, ménage...). La « gouvernante » est là pour aider aux décisions et à la participation de chacun à hauteur de ses possibilités. Là encore, les soignants peuvent intervenir, toutefois, il est préférable lorsque cela est réalisable que les patients aient des rendez-vous de suivi à l'extérieur de la maison. Quant à l'ergothérapeute, son rôle reste le même dans l'accompagnement du projet de vie (sociale et/ou à visée professionnelle), avec des avancées peut-être moins spectaculaires que pour les personnes vivant en milieu ordinaire.
- Le Foyer d'Accueil Médicalisé (FAM) est l'alternative destinée aux personnes les plus déficitaires. Pour autant il est possible d'imaginer une évolution vers un lieu de vie personnel pour des personnes ayant besoin de davantage de temps pour évoluer et construire leur projet. Dans ce sens, le rôle de l'ergothérapeute qui s'intéresse à la réadaptation peut y être déterminant par le biais des évaluations décrites plus haut et d'entraînements pour les personnes accessibles à un apprentissage. Le passage par un studio intégré au FAM le temps de se familiariser avec les gestes de la vie ordinaire, peut ouvrir vers une sortie en famille gouvernante ou en famille d'accueil.

Un lien ergothérapique existe entre ces différentes structures et il peut être le fait du SAMSAH, avec des interventions de l'équipe pluridisciplinaire en amont comme en aval des différentes structures présentées :

- L'intervention de l'ergothérapeute peut être axée sur le développement des activités dites sociales (de loisirs, ou professionnelles). Dans cette structure, l'ergothérapeute est également associé à un rôle d'expertise pour les orientations demandées à la MDPH. Enfin, nous pouvons aussi imaginer qu'il apporte sa contribution en évaluant les difficultés d'une personne en cours d'emploi, pour les confronter à une évaluation neuropsychologique demandée par le médecin après consultation (afin d'éviter une rechute par un accompagnement adapté et une information si besoin et si possible à l'entourage).

- Le signalement par un IDE de CMP concernant un patient psychotique déficitaire, en difficulté chez des parents vieillissants, peut faire également l'objet d'une évaluation de la personne. Cela conduira, qui sait, à une hospitalisation de jour ou de courte durée qui permettra de « décharger la famille », voire de préparer la personne à son futur lieu de vie.

EN GUISE DE CONCLUSION : QUELLES RECOMMANDATIONS POUR AMÉLIORER ET VALORISER LA PRATIQUE DE LA RÉADAPTATION PAR LES ERGOTHÉRAPEUTES ?

Eric SORITA

Pour conclure, nous souhaitons souligner quatre points qui nous semblent stratégiquement importants pour les années à venir, dans le but d'améliorer et de valoriser nos pratiques :

- Le premier et le plus fondamental de ces points est de réfléchir aux moyens qui sont à notre disposition pour ramener de la réalité dans nos soins. La prise en charge institutionnelle est décontextualisée. Cela peut cependant avoir vis-à-vis des patients une ou plusieurs fonctions : de protection, de réparation, de maturation, de réflexion d'accompagnement, mais ça n'est pas la réalité. La réalité de la personne institutionnalisée est une amputation de son contexte ordinaire de vie. Ce dernier s'inscrit forcément dans le projet de vie de la personne dès lors qu'il y a un projet de sortie institutionnel. Nous avons vu qu'il est difficile pour beaucoup d'ergothérapeutes d'évoluer vers cette perspective d'intervention qui reste trop complexe pour être traitée dans nos institutions. Nous devons pour améliorer cela partager et faire connaître nos expériences en ergothérapie qui font du principe de réalité la centralité du travail de réadaptation : modalités de visites à domicile, modalités d'interventions et de séances de réadaptation à domicile depuis l'institution, modalités d'interventions et de séances de réadaptation en ville ou ailleurs depuis l'institution, différentes formes d'interventions avec et auprès des familles, modalités d'interventions au sein d'équipes de secteur ou autres équipes mobiles, développement d'interventions par l'intermédiaire de SAMSAH... Nous devons constituer un corpus de connaissances sur ces interventions réadaptatives recontextualisées et autant que faire se peut, montrer l'intérêt et l'impact de notre travail avec une méthodologie rigoureuse.

- Nous avons vu qu'il y avait un manque concernant l'utilisation d'outils : évaluations, tests, bilans... Non pas que ces outils n'existent pas. Il n'est qu'à visiter un site comme celui d'ergotheca produit par nos amis suisses (www.ergotheca.ch), pour voir l'importante quantité d'outils créés par des ergothérapeutes. Nous avons une fâcheuse tendance à utiliser des outils maisons. Ceux-ci sont le plus souvent non validés, et n'ont fait l'objet d'aucune étude ou travaux soutenus par une méthodologie scientifique pour en vérifier ne serait-ce que le bien-fondé. Bien entendu, l'expérience clinique que chacun de nous a pu acquérir nous autorise aussi à « naviguer à vue » et à faire de l'empirisme. Cependant, nous perdons beaucoup de force de persuasion, et pour le patient, et vis-à-vis des partenaires et décideurs, à ne vouloir démontrer qu'en étant soutenus par nos propres convictions.

- A la décharge de l'ergothérapie, il est beaucoup plus facile de démontrer qu'un patient a gagné en habileté motrice en s'appuyant sur un outil comme le Box and Block par exemple (Mathiowetz *et al.*, 1985) que de mesurer l'impact de nos interventions sur les activités de vie instrumentales quotidiennes des patients. Cela tient au fait que le Box and Block a été étalonné et validé avec des personnes incluses dans le protocole expérimental selon des principes d'inclusions prédéterminés et parce qu'il se réalise selon une certaine procédure dans un environnement contrôlé. Cette démarche n'est certainement pas aussi simple pour une activité instrumentale significative s'exerçant dans le contexte singulier de l'environnement de vie ordinaire d'un patient parmi d'autres. Elle n'est pas non plus simple du fait de la complexité même de l'activité : s'habiller complètement comme préparer un gâteau au chocolat incluent une quantité de paramètres qui interagissent de sorte que, premièrement, différents processus et sous-processus interagissant différemment peuvent aboutir à des résultats identiques et, deuxièmement, on ne peut de ce fait inférer des causes à partir de ce que l'on observe. Tout au moins peut-on formuler des hypothèses qui devront être vérifiées par des évaluations analytiques... et encore ! Mais est-ce que notre intervention a pour objectif de cerner des causes et de faire des relations de causes à effets ? Dès lors que nous approchons de la vie quotidienne, nous sommes en ergothérapie dans une approche qui relève plutôt de la complexité (Creek, 2003 ; Brown, 2006). L'évaluation de cette complexité ne correspond pas tout à fait à la méthodologie classique académique et nous manquons encore de références dans ce domaine, même si un certain nombre de travaux et d'outils créés par des ergothérapeutes comme Kielhofner, Fisher ou Law, tentent d'approcher cette réalité complexe avec la singularité de l'ergothérapie. Pour clore ce point, le British Medical Council a produit un guide pour l'évaluation de la complexité (British Medical Council, 2000) dont se sont inspirés des ergothérapeutes anglais (Graff *et al.*, 2006) pour montrer l'impact de leurs interventions à domicile auprès de personnes démentes. Le résultat est très concluant.

- Pour ceux qui souhaitent s'informer, ou au-delà s'engager dans des réflexions cliniques plus poussées, la littérature ergothérapique est très abondante et la qualité scientifique de nombre de travaux produits par des ergothérapeutes dans le monde est avérée. Cela tient notamment au cursus d'étude plus élevé des ergothérapeutes dans de nombreux pays où l'université laisse une place à l'enseignement paramédical : Canada, Etats-Unis, Suède, Angleterre, Australie... et au développement et au soutien de la recherche en ergothérapie dans ces pays. Il est important de lire, de se renseigner sur ce qui existe déjà et ce qui a été produit dans les domaines cliniques qui nous intéressent. Cela ne sert à rien de réinventer des choses qui existent déjà. Il est plus aisé, en revanche, de positionner la singularité d'une démarche qui est la nôtre en connaissance de ce qui a pu se faire ailleurs, ou de compléter des travaux réalisés par d'autres auteurs en créant un protocole expérimental que nous appliquerons à notre clinique.

BIBLIOGRAPHIE

Aiach, P. (1998). *L'ère de la médicalisation.* Delanoe, D. Paris, Anthropos.

ANAES. (2004). *Conférence de consensus: « Sortie du monde hospitalier et retour à domicile d'une personne adulte handicapée sur les plans moteur et/ou neuropsychologiques »,* Paris. En ligne sur site www.has-sante.fr

ANAES. (2005). *Conférence de consensus*: « *Sortie du monde hospitalier et retour au domicile d'une personne adulte évoluant vers la dépendance motrice ou psychique* ». Paris. En ligne sur site www.has-sante.fr

André, J.M. (1998). Fondements, stratégies et méthodes en médecine physique et de réadaptation. In J.P. Held et O. Dizien (Eds), *Traité de médecine physique et de réadaptation* (pp. 3-13). Paris : Flammarion.

APF, CTNERHI. (1995). *Conditions de vie des personnes de plus de cinquante ans, atteintes de déficiences motrices, vivant à domicile et suivies par le service social de l'APF*, Vanves : co-édition CTNERHI/APF.

Belio, C., Destaillats, J.M. (1997). L'ergothérapie dans la construction du projet thérapeutique alliant le patient, la famille et l'institution. *Expérience en ergothérapie, 3*, 135-141.

Bon, C. (1991). Le domicile: espace de vie, de confort et de soin. In *ANFE.* 8e journée d'études nationales d'ergothérapie. Paris : Masson.

British Medical Council. (2000). A framework for development and evaluation of RCT's for complex intervention to improve health. En ligne sur leur site

Brown, C.A. (2006). The Adaptation of complex adaptative systems theory to clinical practice in rehabilitation. *Disability and rehabilitation*, May, *28*(9): 587-593.

Caille, P. (1991). *Familles et thérapeutes, lecture systémique d'une interaction* 2e édition. Paris : ESF.

Caire, J.-M., Chalufour, A., Vergnes, R., Rouanet, F. (2006). Partenariat Famille/patient/Institution: les familles face au handicap en neurologie aiguë. *Expérience en ergothérapie,* 19e série, Sauramps médical, Montpellier

Caire, J.-M., Sureau, P., Taunais, A. (2004). L'entretien, un espace d'évaluation de l'impact de la douleur sur la qualité de vie. *ErgOThérapies,* septembre 2004, technimediaservices, Montaigu.

Creek, J. (2003). *Occupational therapy defined as a complex intervention.* London. British Association of Occupational therapists. (En ligne).

Daniëls, R., Winding, K., Borrel, L. (2002). Experiences of occupational therapists in stroke rehabilitation: Dilemmas of some occupational therapists in inpatient stroke rehabilitation. *Scandinavian journal of occupational therapy. 9*: 167-175.

D'Erceville, D., Detraz, M.-C., Eiberlé, F., Gable, G., *et al.* (2000). *Ergothérapie: Guide de pratique.* Ed. ANFE.

Demers, L., Ska, B., Giroux, F., Weiss-Lambrou, R. (1999). « Stability and Reproducibility of the Quebec User Evaluation of Satisfaction with Assistive Technology ». *J Rehabil Outcomes Meas, 3*, 42-52

Dumas, C. (2002). « Evaluation des aides techniques ». *Expériences en ergothérapie*, 15e série,120-124

Destaillats, J.-M., Belio, C. (1999). L'abord systémique du handicap : plaidoyer pour la prise en compte de la dimension familiale et institutionnelle. *Expériences en ergothérapie, 5*, 12e série, 148-156.

Destaillats, J.-M., Belio, C. (1994). Inclusion et appartenance. Ergothérapie en institution et système familial.*Expérience en ergothérapie, 9*, 30-37.

Duriez, B. (1996) « L'aide familiale à domicile : entre le respect et la transformation de l'organisation familiale ». In Kaufmann, J.-C. (ed.), *Faire ou faire-faire ? : famille et services.* Rennes : Presses universitaires.

Dutil, E., Bottari, C. (2005). *Le Profil des AVQ : Une évaluation écologique axée sur les processus exécutifs.* Emerson.

Elkaïm, M. (1995). *Si tu m'aimes, ne m'aimes pas. Approche systémique et psychothérapie.* Paris : Seuil.

Fisher, A.G. (2001). *Assessment of Motor and Process Skills : Vol 1. Development, standardisation, and administration manual* (4th ed). Fort Collins, CO : Three Stars Press.

Forsyth, K., Kielhofner, G. (1998). The Assessment of Communication and Interaction Skills ACIS version 4.0 Chicago : University of Illinois at Chicago. Traduction BELANGER R., erg., janvier 2004, Hôtel-Dieu de Lévis, Québec, Canada.

Finlay, L. (2001). Holism in Occupational Therapy : Elusive Fiction and Ambivalent Struggle. *AJOT, 55*(3) : 268-276.

Fougeyrollas, P., Chartier, R., Bergeron, H., Cote, J., Cote, M., Saint-Michel, G., Blouin, M. (1998). *Révision de la proposition québécoise de classification. Processus de production du handicap,* Québec : CQCIDIH/SCCIDIH, 164p.

Fougeyrollas P. *et col.* (1996). *Révision de la proposition québécoise de classification de la CIDIH : Processus de Production du Handicap,* Québec : Réseau internationale sur le processus de production du handicap.

Garnier, S. (2007). Une approche écologique de l'ergothérapie en psychiatrie. *ErgOthérapies, 25*, 37-45.

Gil, R., Toullat, G., Pluchon, C. (1986). Une méthode d'Evaluation Rapide des Fonctions Cognitives (ERFC). *La semaine des hôpitaux de Paris, 62,* 27 : 2127-2133. Ed. Expansion scientifique.

Graff, M.J.L., Vemooij-Dassen, M.J.F.J., Hoefnagels, W.H.L., Dekker, J., de Witte, L.P. (2003). Occupational Therapy at Home for Older Individuals With Mild to Moderate Cognitive Impairments and Their Primary Caregivers : A Pilot Study. *Occupational Therapy Journal of Research., 23*(4), 155-163.

Graff, M., Vernooij-Dassen, M., Thijssen, M., Dekker, J., Hoefnagels, W., Rikkert, M. (2006). Community based occupational therapy for patients with dementia and their care givers : randomised controlled trial. *British Medical Journal, 333*, 1196-1199.

Guilhard, J.P. (2000). L'évaluation au risque de l'ergothérapie en psychiatrie. *Journal d'ergothérapie, 22*, 3, 111-118.

Joseph, P-A., Daverat, P. (1998). Indépendance et vie quotidienne. In J.P. Held et O. Dizien (Eds), *Traité de médecine physique et de réadaptation* (pp. 262-278). Paris : Flammarion.

Hadjedorn, R. (2001). Foundation for practice in occupational therapy. In Manidi, M.J. (ed.), *Ergotherapie comparée en santé mentale et en psychiatrie* (p. 129).

Hamonet, C. (2004). *Les personnes handicapées.* Paris : PUD, Que sais-je?

Hernandez, H. (Coordination assurée par) (2007). *Ergothérapie en psychiatrie. De la souffrance psychique à la réadaptation.* Marseille : Solal, Collection Ergothérapie.

Kaiser, M.L., Braun, M. (2005). Evaluer les effets du traitement en ergothérapie: Utilisation de la mesure canadienne du rendement occupationnel. *ErgOthérapies, 20*, 49-57.

Kielhofner, G., Mallinson, T., Forsyth, K., Lai, J-S. (2001). Psychometric Properties of the Second Version of the Occupational Performance History Interview (OPHI-II). *AJOT, 55*(3): 260-267.

Kielhofner, G. *et al.* (1998).Université de l'Illinois, Chicago. Révisé par N. Larivière erg. et S. Rivard erg. 22 décembre 2003 HLHL Québec Canada. In Manidi, M.J. *Ergotherapie comparée en santé mentale et en psychiatrie.*

Law, M., Baptiste, S., Carswell, A., Mc Coll, M., Polatajko, H., Pollock, N. (2000). *La Mesure Canadienne du Rendement Occupationnel.* ACE.

Lecomte, D. (2003). *Aides techniques aux personnes handicapées: Situation actuelle, données économiques, propositions de classification et de prise en charge.*
http://archives.handicap.gouv.fr/point presse/rapports/lecomte/sommaire. htm

Le Thiec, F., Jokic, C., Enot-joyeux, F., Durand, M., Lechevalier, B., Eustache, F. (1999). Evaluation écologique des fonctions exécutives chez les traumatisés crâniens graves: pour une meilleure approche du handicap. *Ann Réadaptation Méd Phys*, *42*: 1-18.

Manidi, M.J. (2006). *Ergothérapie comparée en santé mentale et en psychiatrie.* Lausanne, Suisse: École d'études sociales et pédagogiques, ésp.

Mathiowetz, V., Volland, G., Kashman, N., Weber, K. (1985). Adult Norms for the Box and Block Test of Manual Dexterity. *American Journal of Occupational therapy, 39*(6): 386-391.

Mayers, C. (2003) The Development and Evaluation of the Mayers'Lifestyle Questionnaire. *British Journal of Occupational Therapy, 66*(9) : 388-395.

Mosey, A.C. (1999). *Psychosocial components of Occupational Therapy.* (4th edition) New York: Raven Press. Cité In Manidi, M.J. (2005) *Ergothérapie comparée en santé mentale et psychiatrie,* ésp Lausanne p30.

OMS. (2001). *CIF: Classification internationale du fonctionnement, du handicap et de la santé.* Genève.

Sanchez, J. (2000). *L'accessibilisation et les associations dans les années soixante.* In Barral, C., Paterson, F., Stiker, H-J., Chauvière, M. (Eds), *L'institution du handicap. Le rôle des associations.* P.U.R. 303-311.

Sperandio, J.C., Uzan, G. (2002). « Ergonomie des aides techniques informatiques pour personnes handicapées ». *Handicap revue de sciences humaines et sociales*, 57-83.

Steultjens, E.M.J., Dekker, J., Bouter, M.L., Jellema, S., Bakker, E.B., Van den Ende, C.H.M.. (2004). Occupational therapy for community dwelling elderly people : a systematic review. *Age and Ageing, 33*(5) : 453-460.

Stiker, H-J. (1982). *Corps infirmes et société.* Paris : Dunod.

The Lancet. (2004). *Rehabilitation therapy services for stroke patients living at home : systematic review of randomised trials, 363*: 352-356. On line : www.thelancet.com.

Toglia, J.P. (2005). A dynamic interactional approach to cognitive rehabilitation. In Noomi Katz (Ed.), *Cognition And Occupation Across The Life Span : Models for Intervention in Occupational Therapy.* Seconde edition.

Triomphe, A., Minaire P., Henrard, J-C., Tomkiewicz, S. (1989). *Classification internationale du handicap : du concept à l'application. Acte du colloque CTNERHI 28-29 novembre 1988.* Ed. CTNERHI.

Waissman, R. (1989). Le travail médical de la famille. In Aiach, P., Kaufmnn, P., Waissman, R. (Eds), *Vivre une maladie grave* (pp. 000-000). Paris : Méridiens-Klincksieck.

Wald, J.L.., Liu, L., Reil, S. (2000). Concurent validity of a virtual reality driving assessment for persons with brain injury. *Cyber Psychology and behaviour, 3*(4), 643-653.

Willem, A. (1991). *Le domicile : espace de vie, de confort et de soin.* In ANFE. 8e journée d'études nationales d'ergothérapie. Masson, Paris.

Wilson, B.A., Clare, L., Baddeley, A.D., Cockburn, J., Watson, P., & Tate. R. (1999). *The Rivermead Behavioral Memory Test - Extended Version.* London : Harcourt Assessment (version RBMT III, 2007).

Collection ergothérapies
Nouveau guide de pratique en ergothérapie : entre concepts et réalités
Coordonnateur : J.-M. CAIRE
Solal, éditeur, Marseille - 2008.

C. JOUBERT
H. HERNANDEZ
P. OSVALD-SOULÉ
E. TROUVÉ

CHAPITRE 10

DROIT, ÉTHIQUE ET LÉGISLATION EN ERGOTHÉRAPIE

INTRODUCTION

Dans un premier temps, avant d'aborder les droits et devoirs de l'ergothérapeute, il semble nécessaire de définir les concepts de valeur, éthique et déontologie. Souvent usités, ces termes ne sont pas pour autant toujours clairement utilisés et les limites entre éthique et déontologie, notamment, méritent d'être explicitées. Etablir un lien clair entre ergothérapie, valeurs, éthique et déontologie, c'est avant tout s'interroger de deux façons sur le sens : les sens en général que revêtent les termes mais aussi la finalité recherchée par l'ergothérapeute dans sa pratique, le sens de sa pratique. Il est possible de dire que l'ergothérapie va tendre à redonner à l'individu la meilleure autonomie souhaitée. Mais ce seul constat ne suffit pas, et force est de constater qu'à travers l'histoire de la profession, mais aussi à travers les valeurs portées par les différents modèles conceptuels qui sous-tendent la pratique, notre profession, comme toute autre, est dans une mouvance permanente. Ainsi la notion de repères semble essentielle dans ce contexte. Catherine Joubert et Eric Trouvé présentent les repères pour mieux appréhender les valeurs posées et l'éthique professionnelle, et pour envisager un code de déontologie. Pascale Osvald-Soulé définit deux points fondamentaux dans la législation des ergothérapeutes : la prescription et l'assurance professionnelle. Enfin, Hélène Hernandez partage avec nous une réflexion sur un possible référentiel métier.

MORALE, VALEUR, ÉTHIQUE

Eric TROUVÉ

La mode est à la création des Conseils de l'Ordre. Tandis que celui des masseurs-kinésithérapeutes s'installe progressivement, celui des infirmiers, toujours controversé dans la profession, est encore loin d'être effectif. Prix de la cotisation prohibitif, impression d'inutilité, peur de ce que cela peut représenter, enfermement dans un cadre légal trop rigide, obligation d'adhésion... sont autant d'arguments avancés par ses détracteurs. Devant cette « contamination » progressive des professions paramédicales, les ergothérapeutes peuvent légitimement s'interroger sur la pertinence d'un Conseil de l'Ordre devant les déboires et les succès de leurs collègues. Pour pouvoir soutenir la réflexion d'un code déontologique, essence même d'un Conseil de l'Ordre, il est important tout d'abord de s'interroger sur les différents termes de morale, valeur et éthique.

LA MORALE

La morale, du latin « *moralitas* », façon, caractère, comportement approprié, est la science de la recherche du « Bien absolu » et des moyens pour y parvenir, utilisée dans les systèmes de principes parfois appelés « conduite morale » partagée au sein d'une communauté culturelle, religieuse, civile ou philosophique. La morale est-elle propre à l'espèce humaine ? Existe-t-il une morale universelle ? Alors que les philosophes cherchent à la fonder depuis longtemps (Descartes, Spinoza, Comte-Sponville, Kant...), certains sur la nature, d'autres sur la conscience, aujourd'hui les scientifiques se penchent également dessus. La morale est tout d'abord liée aux traditions et trouve son origine dans le maintien de l'ordre établi. Il y est question de transmission de valeurs et de conservatisme, puisqu'elle fait référence à des faits passés. Il s'agit d'une vision misonéiste où toute nouveauté est mal vue : du latin « *miso* », rejeter et « *néo* », nouveau. Le bien absolu peut être interprété comme tout ce qui ne fait pas de mal, qui n'avilit pas, qui n'empêche pas l'être humain de s'épanouir. Le bien se confond alors avec l'idéal et la morale est l'effort pour l'atteindre. En effet, dans la morale, on se pose la question du « comment est-ce que je dois faire pour être dans le bien ? ». Cette notion de devoir introduit la notion de renoncement à son propre plaisir au profit de l'autre. La morale culmine dans le fait de prendre sur soi pour le bien de tous. Le devoir implique l'élévation et le renoncement qui correspond au sacrifice du plaisir pour le devoir. Il s'agit donc d'un devoir d'excellence. Car exceller n'est pas seulement faire les choses bien, mais il est nécessaire de sortir de soi. L'aboutissement de ce cheminement est la sainteté, la perfection ou bien encore l'héroïsme, qui mènent à la vertu absolue. Il n'existe pas de mérite lorsque l'on fait son devoir. Car lorsque l'on est habité par l'idéal, il y a toujours mieux, quoi que l'on fasse... La morale est donc toujours une exigence de perfection, l'une ne va pas sans l'autre.

Le respect des règles établies passe par la notion de conviction, de valeurs et d'idéaux. Cela implique un conservatisme et une forte implication personnelle avec économie de la pensée, « j'obéis car on me le dit », avec le risque de la passion, de la paranoïa, du sacrifice de sa propre personne, « martyr » comme témoignage de la vigueur de l'idéal. Arthur Rimbaud pense même que « *La morale est la faiblesse de la cervelle* ». Pour lui, elle représente un danger si elle n'est pas atténuée par la pensée raisonnable. Acquise sans aucune réflexion, elle s'imprimerait en nous à nos dépens. Dans cette pensée, il est nécessaire de préciser que la fin ne pas justifie en aucun cas les moyens. Afin d'assurer une certaine adéquation, la morale ne s'intéresse pas qu'à la finalité de nos actions, mais aussi aux moyens d'y parvenir.

LES VALEURS

Elles sont multiples, variables dans le temps, et avant tout propres à chaque individu selon son histoire, sa culture... et donc à chaque professionnel. L'ergothérapeute va en outre voir sa pratique guidée par un modèle conceptuel. Dans *Approche des modèles conceptuels en Ergothérapie*, Marie-Chantal Morel-Bracq nous explique qu'« *un modèle conceptuel est une représentation mentale simplifiée d'un processus qui intègre la théorie, les idées philosophiques sous-jacentes, l'épistémologie et la pratique. Cela signifie qu'un modèle va s'élaborer à partir d'hypothèses plus ou moins vérifiées, selon des valeurs fondamentales plus ou moins explicites...* ». Au-delà des valeurs personnelles les valeurs sous-tendues par tel ou tel modèle viendront baliser la pratique et le mode d'exercice de l'ergothérapeute.

D'une façon plus élargie, force est de constater qu'un établissement de soins présente lui aussi ses valeurs propres en lien avec son projet d'établissement. D'une façon générale, chaque lieu ou type d'exercice fait appel à ses valeurs propres : pratique hospitalière ou associative, pratique de l'expertise ou de l'ergothérapie chez un revendeur de matériel médical... De multiples valeurs viendront donc s'entremêler et interagir dans un système globalement complexe, et notamment celles de la personne soignée et de sa famille. C'est ce que confirme la définition apportée par l'*Encyclopaedia Universalis* qui nous en donne la définition suivante : référence morale, sociale, esthétique d'un groupe humain donné à une époque donnée.

La notion de relativité dans le temps est donc prégnante. La notion de référence l'est tout autant. Est-il possible de lister ces valeurs telles qu'elles animent la profession actuellement ?

La tâche semble malaisée dans ce contexte mais nous retiendrons celles travaillées et énumérées par l'ANAES qui publie en 2001 un ensemble de recommandations relatives au dossier du patient en ergothérapie.

Il s'agit là d'un écrit de référence, travaillé selon une méthodologie stricte :

« *Les valeurs incluses dans le dossier considèrent que :*

- *la personne est capable d'autonomie et d'autodétermination ;*
- *la personne est responsable, digne et ses droits fondamentaux sont respectables ;*

- *les activités thérapeutiques significatives et créatives permettent à la personne de se développer, de se transformer et de trouver sa place dans la société ;*
- *la relation établie dans le cadre thérapeutique est essentielle pour la progression du patient, sa participation et son aptitude à être acteur dans sa prise en charge ;*
- *la motivation et les valeurs de vie de la personne sont les moteurs de l'action, du changement et de l'adaptation ;*
- *la personne humaine doit être envisagée dans sa globalité, dans laquelle le corps et l'esprit forment un tout ;*
- *l'environnement humain et l'environnement matériel sont des facteurs déterminants, qui interagissent avec toutes les composantes physiques, psychiques et sociales du patient, dans ses différents domaines d'activités.* »

Telles sont donc les valeurs professionnelles portées par les ergothérapeutes, sachant que chaque ergothérapeute les fera vivre et les enrichira au travers d'un modèle conceptuel, d'un projet d'établissement, de particularismes régionaux.

Nous pouvons reprendre à notre compte le témoignage suivant : « *Les valeurs évoluent chaque jour, même si certaines d'entre elles que nous avons adoptées nous définissent plus que d'autres. La personne malade nous sollicite et nous remet en question à chaque instant. Il importe donc d'adopter une position d'extrême vigilance afin de ne pas se trahir soi-même et de ne pas trahir la confiance que la personne nous fait.* » (AP-HP, 2003)

L'ÉTHIQUE

L'éthique renvoie à l'idée de morale et de valeur explicitée plus haut. Il s'agit, selon l'*Encyclopaedia Universalis*, « *d'une partie de la philosophie qui étudie la morale et ses fondements* » *mais aussi* « *d'une façon de se diriger, de se comporter* ». Armande Saint-Jean explique qu'« *Elle* (l'éthique) *se situe en amont de la déontologie qui, elle, s'apparente davantage au domaine de la pratique* ».

Le mot éthique vient du grec « ηθικη », science morale », de « ηθος », lieu de vie, habitude, mœurs, caractère. Elle découle du même principe que la morale, c'est-à-dire de « *ce qui est établi* ». Mais à la différence de la morale, l'éthique vise le bien en remettant tout le temps en cause ce qui est établi : « *Est-ce que c'est toujours bien*? » La question n'est plus seulement « *Que dois-je* faire ? », mais « *Comment dois-je faire* » ? La fin de l´éthique elle-même fait donc d'elle une science pratique. Il ne s'agit pas d'acquérir un savoir pour lui-même mais de nous rendre à même d´agir de manière responsable. Paul Ricœur propose d'entendre l'éthique comme « *la visée de la « vie bonne » avec et pour autrui dans des institutions justes* », héritage aristotélicien (Ricœur, 1996). Le bien est ici l'épanouissement, la complétude (nous réjouir complètement), l'entrée dans la joie et le bonheur de l'humanité. L'éthique culmine alors dans la sagesse et cherche à faire le moins de mal possible. L'éthique est animée d'une réflexion profonde et s'affranchit des institutions conservatrices. En éthique, le bien et le mal se transforment en bon et mauvais. Emmanuel Kant (philosophe allemand, 1724-1804) s'est d'ailleurs opposé à Benjamin Constant (homme politique et écrivain franco-suisse, 1767-1830) sur l'acceptation du mensonge, car il pensait que l'on ne devait jamais mentir. Cette question s'est posée pour la résistance pendant la seconde guerre mondiale, qui a fini par vanter le mensonge pour sauver des vies. L'idéal parfait serait de ne pas mentir, mais l'éthique nous pose quand même la question, car dans cet exemple, le mensonge est ici un bien pour l'humain. La question du bon et du mauvais est bien sûr subjective, c'est là que réside le risque de l'éthique. Il ne faut donc pas la confondre avec nos *desideratas* ou encore nos lubies. Il s'agit de toujours rechercher le bien suprême, le bien collectif et non individuel. Le sage ne répond jamais par rapport à son bien à lui. Par exemple : la question de la protection de l'environnement va au-delà de l'intérêt d'une commune ou d'un pays. Il s'agit du bien de l'humanité. On constate d'ailleurs un abus de langage fréquent chez les professionnels de santé, lorsqu'ils disent « mon *éthique ne me permet pas de...* ». Mais il ne s'agit pas d'éthique, puisque ce principe n'est pas fondé sur l'intérêt collectif.

Dans l'éthique, il doit y avoir la volonté d'une rigueur de pensée morale. La question de l'éthique est parfois difficile car nous avons tous des représentations et des influences sociales. Par exemple : lors d'un accouchement difficile, le choix entre sauver la mère et sauver l'enfant. En éthique personne ne peut prendre de décision à la place du sujet lui-même. C'est d'ailleurs pourquoi le Comité national d'éthique ne prend jamais de décision mais se contente de donner des avis. Notons ici l'ambiguïté du *Code d'éthique européen des ergothérapeutes*, puisque l'éthique ne peut être réglementée. La confusion vient de la différence sémantique entre le français et l'anglais. Ce texte relève davantage d'une charte qualité. Nous l'aurons compris, il n'y a jamais d'éthique s'il n'y a pas de morale. Mais l'éthique est une réflexion critique sur la moralité des actions. Il s'agit d'une dialectique où l'un se nourrit de l'autre.

Elle touche forcément à l'humain et demande de faire preuve d'humilité en se décentrant de soi. Il s'agit d'être capable d'interroger les principes enseignés, d'en faire une synthèse, de s'interroger sur soi pour prendre position ici et aujourd'hui. Cela passe par l'humilité, la sagesse et la prudence. Pierre Reverdy (poète français, 1889-1960) dit que « *l'Ethique est l'esthétique de l'intérieur* ».

« *L'éthique est une discipline qui vise à analyser l'expérience morale. L'éthique ne crée pas la morale ou l'expérience morale. Son but est beaucoup plus modeste : analyser intellectuellement cette expérience humaine, en donnant les raisons de l'universalité du phénomène et en expliquant en même temps dans quelle mesure la morale peut varier.* » (UNESCO, 2007)

Partant de ces approches, est-il possible de dire ce qu'est un problème d'éthique dans le domaine médical ? Un problème d'éthique vient poser question dans la pratique, sur le plan moral, philosophique...

« *A mon sens*, nous dit Myriam Stammbach (2007) à propos des problèmes d'éthique, *il s'agit d'une question qu'il faut résoudre, qui prête à discussion et qui met en jeu la situation singulière de soin d'une personne unique ; la réponse à ce problème est multiple, elle demande l'engagement de chacun et doit être en adéquation avec les principes sociétaux du moment (législation, recherche médicale, déontologie, culture...) ... Après avoir pris en compte les divers éléments apportés par l'analyse, un acte éthique est choisi par la (les) personne(s) la plus directement concernée. Un acte éthique est le résultat d'un compromis, il doit respecter les lois, les codes de déontologie, les chartes, les valeurs personnelles.* »

Les réponses aux questions éthiques sont donc multiples et dépendantes de systèmes complexes régis par des codes, des lois, des valeurs... et ce dans un contexte de contraintes économiques, humaines... Elles seront les meilleurs possibles, à un moment donné, pour une situation particulière.

Elles sont donc, au même titre que les valeurs, mouvantes et évolutives. Les lois du 4 mars 2002 et du 11 février 2005, les contingences économiques, les moyens humains en présence, les attentes des individus... ne sont que quelques déterminants qui donneront à la réponse une couleur et une teneur toujours différentes.

Mais alors comment élaborer et construire cette « meilleure réponse possible »; quelle aide à la prise de décision envisager? Il s'agit avant tout d'un temps de réflexion et de concertation en groupe interprofessionnel. Il s'agit là d'une discipline pratique et l'UNESCO propose, dans son document de travail de mars 2007, l'élaboration d'un « programme d'éducation à l'éthique », une méthodologie qui nous a semblé intéressante et pertinente, dont nous retiendrons ici les principaux points:

Une méthode de raisonnement éthique pour la prise de décision.

- Première étape: présentation du cas qui pose un problème moral puis discussion et analyse des faits. Cette étape prend beaucoup de temps.
- Deuxième étape: discussion des valeurs: identification des problèmes moraux (identifier et décrire les différents problèmes moraux soulevés), choix du problème principal (celui posé par la personne qui a présenté le cas), identification des valeurs en jeu.
- Troisième étape: discussion des devoirs avec les solutions extrêmes (ce ne sont pas les meilleures car elles poussent à faire un choix entre deux valeurs), les solutions intermédiaires (dans de nombreuses cultures l'éthique veut que « la vertu soit au milieu »), la solution la meilleure (celle qui est la plus favorable à la réalisation de valeurs ou celle qui y porte le moins atteinte).
- Quatrième étape: test de cohérence: le test de la conformité avec le droit (en général, les décisions morales sont légales), le test de la « publicité » (une décision n'est pas éthique lorsqu'elle ne peut être portée à la connaissance d'autrui), le test du temps (les décisions prises sous l'emprise de l'émotion risquent d'être peu judicieuses).
- Cinquième étape: décision finale (faire prévaloir la sagesse même lorsqu'il y a diverses solutions).

POUR L'ÉMERGENCE D'UN CODE DE DÉONTOLOGIE ?

Catherine JOUBERT, Eric TROUVÉ

La déontologie, du grec « *deon-ontos* », ce qu'il faut faire, et « *logos* », discours, est la science morale qui traite des devoirs à remplir. C'est en 1825 que le mot « déontologie » apparaît pour la première fois en langue française, dans la traduction de l'ouvrage du philosophe anglais Jeremy Bentham (1748-1832) intitulée *Essai sur la nomenclature et la classification des principales branches d'Art et Science.* Il écrit : « *L'éthique a reçu le nom plus expressif de déontologie.* » Cependant, le Pr Marc-François Bernier distingue l'éthique et la déontologie en expliquant que « ... *si l'on confond morale, éthique et déontologie, il deviendra impossible de discuter avec rigueur des pratiques professionnelles, de distinguer les règles de conduite sociale (morale) des règles de conduite professionnelle (déontologie), et l'éthique sera tantôt associée aux premières, tantôt aux secondes, et plus personne ne s'arrêtera au fait que l'éthique est justement le carrefour « philosophique » où se discutent et se hiérarchisent les valeurs ayant inspiré les règles morales et déontologiques* » (Bernier, 2004, p. 47).

La déontologie prend racine au sein d'un groupe de personnes exerçant la même profession et correspond à des règles professionnelles imposées et partagées par tous. Elle est toujours utilitaire et se rapporte surtout à une construction identitaire de ce groupe. Elle se donne pour mission d'établir par écrit des règles permettant que les professionnels concernés veillent les uns sur les autres et se soutiennent dans l'adversité, contre l'exigence des citoyens et de ceux qui ont autorité. Elle permet également que le groupe soit reconnu à l'extérieur. En effet, si un acte est mal fait, il porte atteinte à l'intégrité du groupe. La déontologie profite également au consommateur qui peut saisir les professionnels contre un autre professionnel pour avoir gain de cause en cas de litige. Notons que la notion de confrérie et l'utilisation du terme de confrère sont réservées à ceux qui possèdent un code de déontologie, sinon il convient d'utiliser tout simplement le terme de collègue.

Un code de déontologie est donc un ensemble de règles qui régissent une profession, la conduite de ceux qui l'exercent, les rapports entre ceux-ci et le public.

Une déontologie s'établit selon trois axes :

- Un minimum de technicité car elle vise à perfectionner certains actes et chasser les charlatans.
- Une morale inspirée des droits de l'homme et du citoyen : on ne peut, par exemple, accepter la science sans conscience.
- Un respect évident du droit commun.

La déontologie se définit comme un ensemble de règles de bonne conduite constituant la morale d'une profession. En France cependant, il n'existe pas de code de déontologie pour les ergothérapeutes, contrairement aux ergothérapeutes suisses, par exemple, qui, au travers de leur code, font état des qualités personnelles que l'ergothérapeute présente et de ses responsabilités... Ces codes, disponibles pour la plupart des professions médicales et paramédicales, viennent lister les devoirs généraux, ceux envers les patients, des devoirs de confraternité... La déontologie matérialise donc un ensemble de droits et de devoirs. Elle vient régir le mode d'exercice d'une profession.

Le *Code of ethics* proposé par l'association mondiale des ergothérapeutes (WFOT) peut en réalité poser les prémices d'un code de déontologie en France. Rappelons que l'éthique ne peut se codifier puisque c'est une casuistique ! (Voir encadré ci-contre.)

Le Code de Déontologie trouve sa place dans l'entrebâillement du droit. En effet, les règles doivent en premier lieu être conformes au droit du pays, mais doivent aller plus loin. Elles doivent pouvoir donner des pistes lorsqu'il y a conflit entre le droit et la technicité ou entre le droit et la morale, comme le secret professionnel.

Le plus connu est le Code de déontologie régissant le mode d'exercice du corps médical français. Il est établi par le Conseil national de l'Ordre des médecins. Il est intégré au Code de la santé publique, nouvelle partie réglementaire, livre Ier « Professions médicales », titre II. En France, ce sont les Conseils de l'Ordre qui créent et veillent au respect de la déontologie. Ils sont constitués de représentants élus par et parmi les membres d'une profession. C'est ensuite le Conseil d'Etat qui promulgue le Code de déontologie. Par cela, l'Etat reconnaît au groupe la maturité nécessaire pour s'autogérer et délègue alors une partie de ses prérogatives. C'est donc la même organisation qui exécute et sanctionne l'infraction aux règles. Celui-ci est alors divisé en trois groupes pour éviter une dérive totalitariste : il y a ceux qui établissent, ceux qui exécutent et ceux qui sanctionnent. Un jugement peut être rendu par les pairs au niveau régional, puis national s'il y a appel, mais le professionnel peut toujours en référer au droit commun s'il n'est pas en accord. Le risque pour le consommateur est d'être confronté de son côté à un certain corporatisme, mais il peut lui aussi avoir recours à une juridiction administrative.

Certaines professions ont fait le choix d'une création d'un code de déontologie en l'absence de Conseil de l'Ordre. C'est par exemple le cas des psychologues. Leur Code n'est donc pas réglementaire, car il n'a jamais fait l'objet d'une promulgation et n'est pas applicable en l'absence d'un ordre. Il s'agit d'un consensus professionnel qui possède une légitimité relative car il n'est pas représentatif. En cas de conflit, son application est alors laissée à la subjectivité des avocats et du juge. L'évolution vers un code de déontologie reconnu commence souvent par ce type d'initiative ou la mise en place de chartes, comme c'est le cas en ergothérapie avec *la Charte des ergothérapeutes libéraux* et les *Standards de pratique* de COTEC.

Ainsi, s'il est possible pour chacun de faire le choix d'un modèle conceptuel, s'il est possible aussi de lister nos valeurs, s'il est possible enfin de se référer à un code de déontologie (encore inexistant pour les ergothérapeutes français), les questions d'éthique ne trouvent quant à elles généralement pas de réponses préétablies et nécessitent une réflexion commune, d'équipe et

WORLD FEDERATION of OCCUPATIONAL THERAPISTS (WFOT)

Code d'éthique - Standards de pratique

Ce code décrit d'une manière générale la conduite à adopter par les ergothérapeutes dans l'ensemble des situations professionnelles. Il est bien entendu que chaque association membre doit elle-même définir un code détaillé tenant compte de ses spécificités et de ses besoins.

Qualités personnelles

Les ergothérapeutes doivent faire preuve d'intégrité personnelle, de fiabilité, d'ouverture d'esprit et de loyauté dans tous les aspects de leur rôle professionnel.

Responsabilité vis-à-vis des bénéficiaires de services

Les ergothérapeutes approchent les personnes recevant leurs services avec respect et tiennent compte de leur situation individuelle. Les ergothérapeutes n'exercent aucune discrimination envers ces personnes, sur base de leur race, couleur, incapacités, handicaps, origine nationale, âge, sexe, préférence sexuelle, religion, appartenance politique ou statut dans la société.
Les ergothérapeutes tiennent compte des valeurs personnelles, des préférences et de la volonté de participer des personnes recevant leurs services.
La confidentialité des informations personnelles est garantie et les détails personnels ne sont communiqués qu'avec le consentement des personnes.

Conduite professionnelle en collaboration inter-professionnelle

Les ergothérapeutes reconnaissent le besoin de collaboration inter-professionnelle et respectent les contributions spécifiques des autres professions.
La contribution des ergothérapeutes à la collaboration inter-professionnelle est basée sur le rendement occupationnel[1], car il est un élément de base de la santé et du bien-être.

Développement des connaissances professionnelles

Les ergothérapeutes participent au développement de la profession en poursuivant leur formation tout au long de leur carrière et en appliquant, dans leur travail, les connaissances et les compétences acquises.
Quand ils participent à des activités de recherche, les ergothérapeutes respectent les implications éthiques qui y sont liées.

Promotion et développement

Les ergothérapeutes s'engagent à participer à l'amélioration et au développement de la profession en général. Ils s'impliquent également dans la promotion éthique de l'ergothérapie vis-à-vis du public, d'autres organisations professionnelles et d'organismes gouvernementaux au niveau régional, national et international.

Veuillez toujours vous référer au document original en anglais étant donné que de légères différences peuvent survenir lors de la traduction. Certains termes en anglais n'ont pas d'équivalent en français.
Traduction : C. et J. Valentin, Belgique, août 2004 avec l'aide des délégués WFOT canadiens, français et suisses.
Adopté au Council Meeting WFOT en 2004.

1. Occupationnel ici est compris dans un sens large incluant toutes les activités que réalise une personne pour s'épanouir à travers un projet de vie personnel.

interprofessionnelle et ce dans un objectif unique et constant de qualité des soins et de respect de l'individu.

« *La responsabilité du soignant consiste parfois à renoncer à sa position afin de conférer, de reconnaître à la personne malade une autorité, un pouvoir. Notre rôle vise aussi à lui redonner la parole. La toute-puissance du soignant doit être parfois comprise dans sa faculté d'être dans la retenue* » (AP-HP, 2003).

QUID DE LA PRATIQUE ERGOTHÉRAPIQUE ?

La création d'un code de déontologie est-elle la marque d'une maturation d'une profession ? En dépassant le droit pour garantir la qualité de nos prestations, la pratique ergothérapique ne peut que s'améliorer. Nous sommes au début de nos réflexions concernant la possibilité d'un Conseil de l'Ordre. L'apport réglementaire n'est pas encore prouvé, l'exercice paramédical étant déjà bien encadré en France. Il faut davantage chercher son utilité dans l'apport à la construction professionnelle. Comme nous avons pu le voir dans les chapitres précédents, il existe à l'heure actuelle de nouvelles pratiques en ergothérapie qu'il est important de définir clairement tant dans le champ d'action que dans les missions spécifiques de l'ergothérapeute. De plus l'ergothérapie devient plus médiatique et le risque de discrédit de la profession peut être augmenté sans une garantie reconnue de nos pratiques. Il ne s'agit pas de fabriquer une instance exerçant un contrôle rigide et enfermant qui limiterait l'initiative et la créativité de notre profession, mais bien plus d'offrir à la profession un moyen structuré susceptible de garantir une régulation, un arbitrage et un mode d'exercice commun. Nous pouvons noter que de nombreuses associations de personnes handicapées réservent aujourd'hui leur soutien à nos revendications, en l'absence d'un Conseil de l'Ordre, afin de garantir notre pratique…

Dans de nombreux pays d'Europe, il n'existe pas d'autres instances que le conseil de l'ordre pour assurer les missions de régulation, d'arbitrage et de garantie d'exercice. La mise en place de tels ordres chez nos collègues paramédicaux français et la disparition du Conseil supérieur des professions paramédicales nous poussent à envisager avec sérieux cette question.

EXEMPLE DE PRATIQUE EXPERTALE

Catherine JOUBERT

L'exemple donné ci-dessous est la synthèse de l'article de Anne Moreau et de Catherine Joubert, *Démarche expertise et éthique*, paru dans le n° 27 d'*ergOThérapies*.

La démarche de l'ergothérapeute dans un contexte d'expertise est aujourd'hui expérimentée par une poignée d'ergothérapeutes en France. L'ergothérapeute peut être mandaté par le juge, l'expert judiciaire, l'avocat, la victime, l'assureur. Le cadre d'intervention peut être amiable ou judiciaire. L'ergothérapeute est un expert ou assistant technique à qui le mandant demande de donner son avis sur des faits nécessitant des connaissances techniques spécialisées et des investigations spécifiques.

Cette démarche expertale est particulière, et ce pour trois raisons principales.

D'une part parce que l'expertise n'est pas un acte de soin : il s'agit d'un acte d'évaluation ou de contrôle qui aura un impact sur le financement des compensations du handicap dues à la victime. Il permet à l'assureur d'évaluer les coûts, de fixer sa provision, à l'avocat d'établir sa réclamation, au juge d'arbitrer ; d'où l'importance de son objectivité, de l'indépendance de l'expert (Moore, 1999).

D'autre part l'ergothérapeute n'est pas choisi par la victime. Il est désigné, imposé, par une juridiction, une compagnie d'assurance, même dans le cadre d'une expertise dite amiable. Enfin, il appartient à la victime d'apporter la preuve de son dommage.

L'expertise n'a au fond de sens que dans la perspective de réparation. (Proust, 2001).

A qui et comment l'expert doit-il rendre des comptes ? Quelles sont ses obligations face à la victime ? Y a-t-il des règles de conduite pour l'expert ?

RÈGLES, DEVOIRS ET OBLIGATIONS DE L'EXPERT

Il n'y a pas à ce jour, nous l'avons vu, de code de déontologie pour les ergothérapeutes français. Une législation, des règles reconnues (un code de déontologie et une juridiction ordinale) sont cependant définies pour les médecins ou les architectes. Nous ne pouvons que retenir des règles de bonne conduite qui peuvent servir de repères dans notre démarche expertale.

Pour pouvoir légitimement s'inscrire dans un processus de règlement du dommage corporel, les ergothérapeutes français peuvent s'inspirer non seulement des différents standards de pratique européens et mondiaux (celui de la WFOT) mais aussi des règles auxquelles sont soumis les experts, particulièrement le nouveau code de procédure civile et les codes de déontologie d'experts tels que médecins, architectes et experts judiciaires.

Nous avons retenu certains chapitres donnant lieu à une appréciation du respect de l'éthique, et tenté de déterminer à quelles qualités professionnelles ces exercices font appel :

DEVOIRS DE L'ERGOTHÉRAPEUTE dans un CONTEXTE d'EXPERTISE (en tant qu'assistant technique ou expert)	**QUALITÉS REQUISES**
1 Devoirs envers lui-même	
Personne expérimentée dans un art, une science, une technique ou un métier. **Il exerce dans les limites de ses compétences, une activité répondant à la mission qu'il a reçue**. Il doit **entretenir les connaissances** techniques et procédurales nécessaires au bon exercice de son activité expertale. S'il se trouve confronté à une question qui échappe à sa compétence : soit il recueille l'avis d'un autre technicien compétent dans la spécialité dont il s'agit après consultation éventuelle des parties, soit il sollicite le mandant en suggérant la nomination d'un technicien spécialisé, soit il sollicite la disjonction de la partie de la mission qui échappe à sa compétence.	***Compétence professionnelle, Reconnaissance des limites de compétence, Savoir-faire, Loyauté***
Il respecte les textes qui régissent l'activité expertale. L'ergothérapeute ne conçoit pas aux lieux et place de la victime la mise en œuvre des compensations du handicap qu'il préconise, ne les dirige pas, ne surveille pas l'exécution. En tant qu'expert et dans les limites de sa mission, il donne seulement son avis sur les propositions faites par les parties. Lorsqu'il constate un danger ou un risque, il doit en avertir la ou les parties concernées dans le respect du contradictoire et sous réserve du secret professionnel. S'il accepte la mission, **il la remplit jusqu'à complète exécution** (s'il a un motif légitime pour interrompre sa mission, il peut en informer le mandant).	***Respect du cadre de son activité***
L'ergothérapeute doit remplir sa mission avec **impartialité**. Il doit procéder avec dignité et correction en faisant abstraction de toute opinion ou appréciation subjective.	***Neutralité***
Il doit conserver **une indépendance absolue**, ne cédant à aucune pression ou influence, de quelque nature que ce soit. (Nous n'avons pas la naïveté de croire que tous les praticiens, selon la partie qui les missionne, sont sourds aux intérêts de leur mandataire. Mais il faut avoir le courage de résister aux pressions et agir dans l'intérêt de la victime et de la réparation.) L'expert doit s'interdire d'accepter toute mission privée qui fasse directement ou indirectement suite à la mission judiciaire qui lui a été confiée. Nul ne peut être à la fois ergothérapeute expert et ergothérapeute rééducateur ou réadaptateur d'un même patient. Un ergothérapeute ne doit pas accepter une mission d'expertise dans laquelle sont en jeu ses propres intérêts, ceux d'un de ses patients, d'un de ses proches, d'un de ses amis ou d'un groupement qui fait habituellement appel à ses services.	***Indépendance***
Il rédige **un rapport clair, précis et complet**, comprenant une conclusion synthétique répondant à tous les points de la mission. L'expert ou l'assistant technique remplit sa mission dans le minimum de temps compatible avec la nature de l'affaire et dans le respect du délai fixé.	***Célérité, Clarté, Savoir dire***
L'expert **s'interdit toute publicité** en relation avec sa qualité d'expert judiciaire. Il peut toutefois porter sur son papier à lettres et ses cartes de visite la mention de son inscription sur une liste dans les termes prévus par l'article 3 de la loi du 29 juin 1971 modifiée le 11 février 2004.	***Discrétion***

2 Devoirs de l'ergothérapeute envers les magistrats, auxiliaires de justice, parties	
L'ergothérapeute adopte **une attitude correcte et courtoise** à l'égard des parties. L'expert observe une attitude déférente envers les magistrats, et courtoise à l'égard des auxiliaires de justice.	***Savoir être***
L'ergothérapeute doit se déporter s'il est mandaté dans une affaire où l'une des parties l'a déjà consulté, et dans tous les cas où il estime ne pas être totalement indépendant ou ne pas satisfaire à l'apparence d'indépendance. Il donne son opinion en toute conscience, sans se préoccuper des appréciations qui pourraient s'ensuivre. En aucun cas il ne doit rendre un rapport tendancieux. Il remplit la mission avec conscience, objectivité, impartialité.	***Indépendance***
L'expert **rappelle aux parties dès le début de ses opérations le libellé de sa mission**. Il procède en utilisant un langage intelligible et adapté à ses interlocuteurs. Il expose, dans la mesure du possible, le déroulement prévisible de ses opérations. En tant qu'assistant technique, l'ergothérapeute répond à l'expert qui lui demande de se présenter, en décrivant clairement sa mission.	***Clarté et transparence***
Lorsque l'expert croit devoir procéder hors la présence des parties à certaines constatations, il peut le faire, mais il se doit de leur **rendre compte** aussitôt après en leur faisant part des constatations faites, et enfin de le mentionner dans son rapport. En tant qu'assistant technique, l'ergothérapeute se plie à la décision de l'expert qui lui demande de participer ou non à certains examens médicaux ou constatations.	***Respect du contradictoire***
L'expert **respecte le principe du contradictoire** et en rappelle l'obligation aux parties et à leurs conseils.	***Respect du contradictoire***
L'expert commis **ne peut recevoir aucune somme ni avantage**, sous quelque forme que ce soit, qui ne soient précisés dans une décision préalablement rendue ou prévue dans les textes. En tant qu'assistant technique, l'ergothérapeute ne peut recevoir ni somme ni avantage d'une autre partie que son mandant et qui ne soient précisés dans le contrat initial. Si l'ergothérapeute est témoin de dérapages (tentatives d'escroquerie, tentative de sous-évaluation des dommages), il ne doit pas s'immiscer dans ce type de litige.	***Indépendance, Intégrité, Probité***
L'intervention de l'ergothérapeute s'inscrit dans un processus de règlement du dommage corporel hiérarchisé. Les relations et communications sont organisées comme suit : 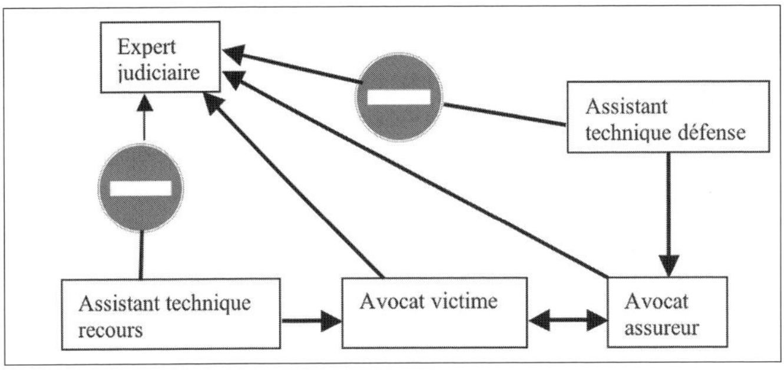 En cas d'expertise amiable contradictoire, il est d'usage, pour un assistant technique, de communiquer par l'intermédiaire de son mandant.	***Respect de la procédure***

3 Devoirs de l'expert envers la victime	
Porter une attention à la victime « sujet » et non « objet », à la personne atteinte dans son être et dans son avoir, sujet de parole et non objet d'une observation scientifique et de décisions prises sans lui. Les conditions matérielles de l'examen, doivent faire l'objet d'une grande attention, permettant au sujet d'être considéré avec le respect dû à tout citoyen et non comme un être anonyme, objet d'une procédure de routine. L'attitude de l'ergothérapeute doit être bienveillante, empreinte d'une certaine neutralité et dépourvue de suspicion a priori. Il doit se présenter et savoir informer la victime (information loyale, claire et appropriée). Dans le cadre de l'expertise, le consentement de la personne examinée est implicite (il doit faire preuve de son dommage pour avoir droit à réparation). Si toutefois la personne, en état d'exprimer sa volonté, refuse les investigations ou les mises en situations proposées, l'ergothérapeute doit respecter ce refus après l'avoir informée de ses conséquences. L'ergothérapeute ne doit faire courir aucun risque inutile.	***Respect, neutralité, bienveillance*** ***Savoir-faire*** ***Sens profond d'humanité*** ***Prudence***
Le secret professionnel doit être respecté. L'ergothérapeute ne doit révéler que les éléments qui sont de nature à apporter une réponse aux questions posées. Il doit être circonspect dans ses propos et s'interdire toute révélation ou commentaire superflu.	***Respect du secret médical et professionnel***
4 Devoirs de l'expert envers ses confrères	
L'ergothérapeute ne doit pas porter atteinte à l'honneur, à l'indépendance, à la probité, ou à l'objectivité d'un confrère. Il est parfaitement possible de ne pas être d'accord sur une opinion, un avis, mais la contradiction ne peut porter que sur des éléments de raisonnement professionnel, et non sur les éléments ci-dessus. En cas de rapport critique, être très attentif aux termes utilisés : ils ne doivent porter que sur des éléments techniques et ne doivent pas mettre en doute l'objectivité d'un confrère.	***Loyauté***

Si la bonne mise en œuvre de ces « qualités requises » ne revêt aucune valeur réglementaire ou légale, nous ne pouvons que constater sur le terrain qu'elles viennent servir notre pratique. Leur application est d'autant plus importante que la pratique de l'ergothérapie, dans le champ de l'expertise, n'en est qu'à ses prémices et qu'à ce titre, l'exemplarité doit être de mise.

Aucune sanction ne peut s'imposer en cas de comportement dérogeant aux règles de bonne conduite, si ce n'est celle qui serait définie par une juridiction civile ou pénale au service du citoyen. La pratique de l'expertise de l'ergothérapeute étant très récente, aucune jurisprudence n'a eu à traiter de différends mettant en cause l'éthique de l'ergothérapeute à notre connaissance aujourd'hui.

Comme pour tout expert, les reproches qui pourraient être faits seraient l'incompétence, le non-recours à un spécialiste devant une difficulté, une analyse incomplète au regard de la mission confiée, un non-respect de la procédure, des risques inutiles (par exemple, mises en situation pouvant entraîner un problème de santé), l'infraction au secret professionnel, le non-respect des limites de ses compétences (par exemple, pose de diagnostic en lieu et place du médecin), éventuellement la perte de documents, enfin l'atteinte à la probité ou à l'honneur de ses confrères.

LA PRESCRIPTION ET L'ASSURANCE PROFESSIONNELLE

Pascale OSVALD-SOULÉ

L'ASSURANCE PROFESSIONNELLE

La question de l'assurance professionnelle doit être abordée au regard de différents paramètres déterminants en matière de responsabilité. En effet, le statut de l'ergothérapeute mais aussi l'objectif poursuivi par la victime ou sa famille sont deux éléments qui conditionneront l'intervention de l'assureur et la nature de celle-ci.

STATUT ET OBLIGATION D'ASSURANCE

Cadre d'exercice

Les ergothérapeutes exercent leurs compétences dans différents secteurs d'activité. Le secteur privé regroupe les ergothérapeutes salariés des établissements privés mais aussi les libéraux exerçant au sein de cabinets individuels ou de groupe.

Les ergothérapeutes du secteur public exercent quant à eux au sein d'établissements publics.

Il est important pour chaque professionnel de savoir déterminer précisément son statut car de celui-ci dépendent les règles applicables en matière de responsabilité et de prise en charge des indemnisations.

Obligation d'assurance

La Loi du 4 mars 2002 relative aux droits des malades et à la qualité du système de santé (Loi 2002-303) impose aux professionnels de santé libéraux de s'assurer au titre de la responsabilité civile professionnelle. Ainsi, en cas de condamnation civile, l'assureur prendra en charge l'indemnisation c'est-à-dire les dommages et intérêts réclamés. Le non respect de cette obligation expose le professionnel à 45 000 euros d'amende selon les termes du Code de la santé publique (Article L1142-25). Cette obligation d'assurance ne s'applique pas aux ergothérapeutes salariés du secteur privé ni à ceux exerçant dans le secteur public. En effet, ces professionnels bénéficient, sauf exception, de la prise en charge par l'assureur de l'employeur des éventuels dommages et intérêts. L'assurance obligatoire ne concerne donc que les professionnels libéraux et ne couvre que l'aspect indemnitaire de la responsabilité professionnelle.

OBJECTIF POURSUIVI PAR LE PATIENT

Outre le cadre d'exercice, l'objectif poursuivi par le patient est déterminant. Ainsi, le patient qui s'estime victime d'un dommage dispose d'une liberté totale quant aux actions à engager. Il pourra souhaiter obtenir une indemnisation compensatrice du préjudice subi ou voir sanctionner le professionnel responsable de son préjudice. Ces deux actions peuvent aussi être cumulatives.

Le patient souhaite obtenir une indemnisation

Sur le plan indemnitaire, deux orientations sont possibles. Le patient pourra choisir de s'orienter vers une transaction amiable ou au contraire choisir la voie contentieuse.

Les procédures amiables :

Le patient, s'estimant victime d'un dommage, peut tenter un arrangement amiable. Ces procédures sont fréquentes et un accord sera recherché par les assureurs respectifs du patient et du tiers responsable (ergothérapeute libéral ou établissement en ce qui concerne les salariés ou les hospitaliers). Ce type de négociations suppose qu'il y ait une faute à l'origine du dommage et qu'elle soit reconnue par son auteur. La Loi du 4 mars 2002 prévoit, par ailleurs, la possibilité pour un patient de saisir la commission de conciliation et d'indemnisation. Cette commission est chargée de faciliter l'indemnisation des victimes d'accidents médicaux, d'affections iatrogènes et des infections nosocomiales par un règlement amiable des litiges. Cette procédure n'est pas obligatoire mais présente l'avantage d'aboutir à un règlement rapide des litiges. L'analyse du dossier par la commission donne lieu à un avis portant sur l'existence ou non d'une faute. De cet avis résulte les modalités de l'indemnisation (Article L1142-14 et L1142-16) et les prises en charge. Ainsi de façon schématique, l'existence d'une faute débouchera sur l'indemnisation par l'assureur du tiers responsable alors que l'aléa débouchera sur une indemnisation par l'Office national d'indemnisation des accidents médicaux, chargé d'indemniser l'aléa thérapeutique au titre de la solidarité nationale.

Les procédures contentieuses :

Le patient peut opter pour une procédure contentieuse dont le but est toujours l'indemnisation du dommage. Le tribunal d'instance ou le tribunal de grande instance sera alors compétent pour des affaires relevant du secteur privé. Le tribunal administratif sera quant à lui compétent pour les affaires relevant du secteur public. Les conditions de l'indemnisation diffèrent d'un secteur à l'autre. Ainsi, en matière de responsabilité civile professionnelle, trois conditions cumulatives doivent être remplies pour qu'une indemnisation soit prononcée. Le professionnel devra avoir commis une faute et le patient subi un dommage résultant directement et sans conteste de la faute. Lorsque la faute incombe à un professionnel libéral, l'assureur de celui-ci interviendra pour le paiement de l'indemnité. Lorsque le professionnel est salarié, la responsabilité de l'établissement sera recherchée, sauf exception, et l'assureur de celui-ci interviendra pour le paiement de la compensation financière. Lorsque le dommage résulte de l'action d'un professionnel, membre de la fonction publique, la responsabilité administrative de l'établissement sera alors recherchée. Si le juge estime qu'une faute dans l'organisation et le fonctionnement du service est à l'origine du dommage, il pourra condamner l'établissement à réparation. L'assureur de l'établissement interviendra alors pour le paiement des dommages et intérêts.

Le patient souhaite que l'auteur soit sanctionné

Lorsque la faute est constitutive d'une infraction le patient pourra agir devant le tribunal correctionnel. Les sanctions encourues par le professionnel sont une peine de prison avec ou sans sursis, une amende et/ou une interdiction d'exercice.

Les infractions les plus fréquemment invoquées contre les professionnels de santé sont la violation du secret professionnel (Article 226-13 du Code Pénal), la non-assistance à personne en danger (Article 223-6 du Code Pénal), l'homicide involontaire (Article 221-6 du Code Pénal), la mise en danger d'autrui (Article 223-1 du Code Pénal), ou encore les blessures involontaires (Article 222-19 du Code Pénal). L'illégalité étant inassurable, aucune assurance ne peut garantir une condamnation pénale et aucune couverture par l'établissement n'est possible. Ainsi l'amende sera payée par l'auteur de l'infraction sans aucune prise en charge possible. Néanmoins, la souscription à une assurance protection juridique professionnelle permettra notamment à l'assuré, en cas de procès pénal, de bénéficier d'une défense gratuite par des avocats rémunérés par l'assureur. D'autre part, en cas de procédure disciplinaire (toujours possible) pour manquement aux devoirs professionnels, l'assureur protection juridique professionnelle assistera le professionnel dans le cadre de la procédure.

Secteur d'activité	Objectif du patient	Tribunaux compétents*	Type de responsabilité
Secteur privé	Indemnisation	Tribunal d'instance Tribunal de grande instance Cour d'appel Cour de Cassation	Responsabilité civile
Secteur public	Indemnisation	Tribunal administratif Cour administrative d'appel Conseil d'état	Responsabilité administrative
Tous secteurs	Sanction (amende, prison avec ou sans sursis, interdiction d'exercice)	Tribunal correctionnel Cour d'assises Cour de Cassation	Responsabilité pénale

* la compétence de chaque tribunal du niveau de la procédure (première instance, appel, cassation).

Outre le cas de l'assurance obligatoire en matière d'exercice libéral, l'ergothérapeute doit donc s'interroger sur l'intérêt d'une assurance professionnelle facultative. En effet, les couvertures offertes par l'employeur ne couvrent pas tous les risques et le recours d'un établissement contre son employé dans le cadre d'une action récursoire est toujours possible. De plus certaines situations restent délicates, comme le dépassement de compétences ou encore la faute détachable dans le secteur public, puisque non prise en charge par l'établissement. Dans ces hypothèses, l'indemnisation du patient incombe donc au professionnel lui-même.

LA PRESCRIPTION

L'arrêté du 6 janvier 1962 modifié notamment par celui du 22 février 2000 renseigne sur l'habilitation des paramédicaux ainsi que sur leur cadre d'exercice. L'article L 4331-1 du Code de la Santé Publique stipule dans son premier alinéa qu'« *est considérée comme exerçant la profession d'ergothérapeute toute personne qui, non médecin, exécute habituellement des actes professionnels en ergothérapie, définis par décret en Conseil d'Etat pris après avis de l'Académie nationale de médecine* ». L'alinéa 2 quant à lui précise que « *les ergothérapeutes exercent leur art sur prescription médicale* ». L'article R 4331-1 CSP relatif aux actes professionnels rappelle l'habilitation sur prescription médicale en ces termes : « *les actes professionnels qu'au cours de ces traitements ces personnes sont habilitées à accomplir, le cas échéant, au domicile des patients, sur prescription médical, sont...* ». Les textes sont donc clairs, l'ergothérapeute, en sa qualité d'auxiliaire médical, agit sur prescription médicale. Par conséquent, pour permettre l'exercice sécurisé de l'ergothérapie, il semble nécessaire de définir la prescription tant en terme de forme que de fond.

En matière d'ergothérapie la prescription est un acte médical consistant à prescrire des actes ou une prise en charge. Elle constitue donc une obligation préalable à toute intervention de l'ergothérapeute. Le non-respect de cette obligation expose le professionnel à une sanction pénale pour exercice illégal de la médecine.

Le caractère préalable de la prescription doit permettre à l'ergothérapeute de vérifier la cohérence de la prescription et au besoin de se rapprocher du prescripteur afin d'obtenir les précisions utiles à l'exécution sécuritaire de cette dernière sous peine de voir sa responsabilité engagée en cas de dommage résultant d'une mauvaise interprétation. En effet, le médecin engage par sa prescription sa responsabilité mais l'ergothérapeute, quant à lui, engage la sienne dans sa réalisation. Les professionnels de santé agissant sur prescription ne sont pas de simples exécutants chargés de réaliser aveuglément une prescription, comme le rappelle une décision du 7 juin 2004. Face à une imprécision ou une impossibilité à déchiffrer une ordonnance, il est nécessaire de se rapprocher du médecin voire de solliciter une nouvelle ordonnance plus précise ou correctement rédigée.

Selon l'article R 5194 CSP l'ordonnance doit indiquer lisiblement :

- le nom, la qualité et, le cas échéant, la qualification ou le titre du prescripteur, son identifiant quant il existe, son adresse, sa signature et la date à laquelle l'ordonnance a été rédigée,
- les noms, prénoms, sexe et âge du malade ; s'il s'agit d'un enfant son poids.

La prescription doit résulter d'un examen préalable du patient au cours duquel le prescripteur aura procédé à l'information du patient. Ainsi bien que l'article R 5132-3 CSP ne rende pas cet examen préalable obligatoire dans le cas de la prescription de médicaments ou de produits, il est difficile d'imaginer une prescription ergothérapique échappant à cette règle. Cet examen préalable doit permettre d'assurer la qualité de la prise en charge mais aussi d'obtenir le consentement du patient éclairé par l'information reçue. La réalisation de cette formalité n'exclut pas celle qui doit être effectuée par l'ergothérapeute en vertu de son devoir d'information, tel qu'il a été édicté par la Loi du 4 mars 2002. L'article R 4127-34 CSP (art. 34 du Code de déontologie) rappelle que « *le médecin doit formuler ses prescriptions avec toute la clarté indispensable, veiller à leur compréhension par le patient et son entourage et s'efforcer d'en obtenir la bonne exécution* ».

Les prescriptions à distance posent quant à elles la question de leur licéité. Ainsi les prescriptions informatiques, de plus en plus utilisées, ne posent pas de problème particulier à partir du moment ou elles respectent les exigences de forme propres à toute prescription. La question des prescriptions adressées par courriel ou fax mérite quelques précisions.

Ainsi l'article 34 de la Loi n° 2004-810 du 13 août 2004 relative à l'assurance maladie stipule qu'« *une ordonnance comportant des prescriptions de soins ou de médicaments peut être formulée par courriel dès lors que son auteur peut être dûment identifié, qu'elle a été établie, transmise et conservée dans des conditions propres à garantir son intégrité et sa confidentialité, et à condition qu'un examen clinique du patient ait été réalisé préalablement, sauf à titre exceptionnel en cas d'urgence* ». La prescription par courriel est donc autorisée, sous réserve du respect des conditions de forme mais aussi de la réalité de l'examen médical préalable, l'urgence en matière d'ergothérapie étant quasi inexistante.

L'article ne semble pas régler la question des ordonnances faxées. En effet, le terme courriel, adopté et publié par la commission générale de terminologie et de néologie au Journal officiel de la République Française le 20 Juin 2003, rend obligatoire l'utilisation de ce mot à la place du terme e-mail. Le critère d'identification et de confidentialité énoncé par la Loi n'est pas non plus applicable aux fax ne répondant pas à ces critères. En effet, rien ne permet d'assurer sans conteste l'identité de l'émetteur ni la confidentialité des informations lors de la réception, non maîtrisée sur le plan matériel, par le destinataire. Par conséquent, la licéité du fax semble contestée. Les prescriptions adressées par courriel ou fax, quant à elles, règlent la question de la lisibilité. Néanmoins, elles répondent aux mêmes exigences de forme que la prescription manuscrite.

VERS UN RÉFÉRENTIEL MÉTIER POUR LES ERGOTHÉRAPEUTES

Hélène HERNANDEZ

La nécessité d'un référentiel métier émerge de problématiques diverses au sein de l'ANFE et des ergothérapeutes, de tous les métiers paramédicaux, mais aussi au niveau des services du ministère de la santé. A l'heure de l'universitarisation, de l'évaluation des compétences et de la validation des acquis de l'expérience, la question d'un référentiel métier pour l'ergothérapie se pose avec une certaine acuité. Changement de paradigme que celui d'entrer dans le concept de compétence, alors que nous avions l'habitude en France de réfléchir en termes de contenu de formation d'une part, et d'activités et de capacités attendues sur le champ professionnel, d'autre part. C'est pourquoi ce travail de réflexion s'est ouvert, dans un cadre interprofessionnel, accompagné de consultants, spécialistes des compétences et de l'analyse de l'activité.

L'ANFE porte ce projet par l'intermédiaire d'une demande de révision du décret d'actes réclamée par la grande majorité des ergothérapeutes : ce décret datant de 1986 (Décret n° 86-1195) est devenu bien vite obsolète dans le contexte d'évolution des pratiques ergothérapiques, des progrès scientifiques et technologiques et de la demande de plus en plus prégnante de la part des personnes handicapées d'un maintien ou d'un retour à domicile et d'une pleine participation sociale. En effet, le champ des pratiques ergothérapiques s'est largement ouvert vers le domicile dans le cadre d'associations de soins ou d'éducation spécialisée et en exercice libéral. La pratique s'est élargie aussi vers la prévention, l'éducation à la santé, l'évaluation écologique, l'expertise, le conseil, la recherche et maintenant vers les maisons départementales pour les personnes handicapées. Le texte de 1986 apparaît dès lors comme une stagnation de la réglementation, entravant pour une part le développement de la profession. Prenons par exemple les notions de « domicile » et d' « environnement ». Dans le texte réglementaire, il est fait référence à ces deux notions mais elles sont accompagnées du vocable « le cas échéant » qui en diminue la portée :

> *« Les actes professionnels qu'au cours de ces traitements ces personnes sont habilitées à accomplir, le cas échéant, au domicile des patients »*
> *« Ces actes professionnels peuvent, le cas échéant, être assortis d'actions sur l'environnement »* (Décret n° 86-1195)

Comment les professionnels peuvent-ils légitimement argumenter auprès des employeurs leurs missions de réadaptation et de réinsertion dès lors que l'action au domicile et dans l'environnement n'est pas inscrite, dans la réglementation, au cœur du métier et comme objectif primordial ?

D'autant que les autres professions voient sur la même période leur décret d'actes évoluer, et même à plusieurs reprises. L'offre de soins se retrouve ainsi décalée vers les professions paramédicales à forte densité alors que la demande de soins s'oriente vers l'accompagnement à la personne le plus possible dans son milieu de vie. Les frontières se modifient entre les professions de santé mais sans jamais que soit établie préalablement une discussion entre elles. Sont ainsi notifiées des activités socio-thérapiques ou la prescription d'appareillage ou d'aide technique à des professions[2] qui n'ont pas le référentiel formation correspondant et pour lesquels les professionnels souhaitent se former en formation continue alors que pour ces mêmes activités, les ergothérapeutes sont formés en formation initiale.

L'idée d'un processus de référentialisation des métiers paramédicaux s'est exprimée au fil des années et notamment au sein de l'UIPARM, Union InterProfessionnelle des Associations de Rééducateurs et Médicotechniques[3] depuis le début des années 90. La réunion des associations paramédicales a bien vite fait ressortir les problèmes de frontières entre métiers, les évolutions professionnelles liées à chacun des métiers et à la réponse indispensable aux besoins de la population, et finalement à la nécessité de proposer des textes charpentés de la même façon mais permettant l'évolution continue des professions. Des travaux ont été initiés pour d'une part créer des décrets d'exercice aux professions qui en étaient dépourvues et d'autre part élaborer un corpus d'activités communes ou transversales ainsi qu'une éthique partagée par les professions de santé. Cette réflexion a été confortée par l'édition des textes sur la validation des acquis de l'expérience (VAE), notamment le décret du 24 avril 2002 et la loi de 2004, en complément de la validation des acquis professionnels tels que définis par les décrets de 1985 (Validité des Acquis) et 1993 (Validité des Acquis Personnels). Rappelons que la loi de 2004 institue un répertoire national des certifications professionnelles (RNCP) pour les diplômes et titres à finalité professionnelle ainsi que pour les certificats de qualification. Le diplôme d'Etat d'ergothérapeute, tout comme l'ensemble des diplômes paramédicaux, figure dans ce répertoire. Aujourd'hui, les pouvoirs publics ont acté l'approche par les compétences pour administrer les différents métiers du secteur sanitaire (Ministère de la santé, 2004 ; Barthes, 2004). Dans ce contexte très prometteur de réformes, chacun a pu mesurer qu'il y avait urgence pour les professionnels à concevoir eux-mêmes des projets de référentiels métier et de renforcer l'opposabilité par l'homogénéité interprofessionnelle. « *Aux fins d'être acteurs et auteurs des évolutions de leurs professions, les associations de l'UIPARM ont souhaité lors du conseil d'administration de décembre 2004 mettre en œuvre une première démarche de réflexion commune accompagnée par des consultants.* » (UIPARM, 2004). Dans le cadre posé par l'UIPARM,

2. Pour les exemples cités : la profession d'infirmière et celle de masseur-kinésithérapeute. Leur décret d'exercice a été revu à plusieurs reprises sur les 20 dernières années sans que soit consulté le Conseil supérieur des professions paramédicales, instance qui réunissait sous l'égide du ministère de la santé, les représentants de 14 professions paramédicales et les représentants des employeurs et des syndicats professionnels. Ce Conseil est remplacé depuis 2007 par le Haut conseil des professions paramédicales.

3. L'UIPARM, créée en 1992, regroupe actuellement 4 associations de rééducateurs (ADLF : diététiciens, ANFE : ergothérapeutes, ANKS : masseurs-kinésithérapeutes salariés, AFEPP : psychomotriciens), et 3 associations de médicotechniques (AFPPE : manipulateurs d'électroradiologie médicale, ANPPH : préparateurs en pharmacie hospitalière, ANTAB : techniciens de laboratoire). L'ANFE est membre fondateur de l'UIPARM.

l'ANFE a donc participé pleinement à ces travaux. Se sont joints aux associations parties prenantes deux syndicats: la Fédération Nationale des Orthophonistes et la Fédération Nationale des Pédicures podologues. Cette réflexion a poursuivi plusieurs objectifs (Hernandez et Feigueux, 2006):

- partager les bases conceptuelles et architecturales de référentiels métiers pour les professions paramédicales;
- établir un schéma identique, une ossature commune, proposer une méthodologie partagée;
- cerner les communautés et les spécificités des professions.

L'appel à des consultants « naïfs » par rapport à nos métiers vise à pouvoir extraire la connaissance que nous avons de nos pratiques, souvent incorporée dans l'expérience, c'est-à-dire assurer une pratique réflexive par un regard extérieur, et aider à la formalisation de façon intelligible. La difficulté dans cet exercice réside entre l'activité implicite et la compétence cachée. « *En effet, derrière la réalisation d'une activité, à résultat identique, les compétences mobilisées par les individus sont différentes* » (Feigueux, 2006).

A partir de références théoriques présentées par Philippe Astier (maître de conférences à Lille II et CNAM) sur l'analyse de l'activité, et par Jean-Claude Coulet (maître de conférence à Rennes II) sur les compétences, et sur la base des travaux de Gérard Vergnaud (Vergnaud, 1999) et d'une méthodologie commune, chaque association a travaillé à identifier des situations professionnelles caractéristiques puis à repérer les éléments structurants de l'activité (Astier, 2003; Blin, 1997).

La fonction d'un référentiel c'est de rendre public, de rendre commun. La première approche correspond à l'élaboration d'une liste, mais cette liste n'a de valeur que parce qu'il existe un consensus. Le référentiel aura valeur de référence pour un groupe déterminé. Le référentiel a pour fonction de permettre la comparaison aux éléments de la liste dans un objectif d'évaluation, mais aussi celle de représentation, représenter le métier, le travail. La deuxième approche consiste à répondre à la question : qu'est-ce que l'on peut rendre public? Il est nécessaire d'articuler l'extrême singularité des pratiques, des sujets et des situations en repérant les invariants de structure.

Si les premiers séminaires interprofessionnels ont favorisé la compréhension et l'intégration des notions indispensables et préliminaires à l'élaboration d'un référentiel métier, les travaux qui ont suivi ont permis l'émergence d'une trame commune du référentiel reconnue et déclinable dans tous les domaines d'exercice et capable de décrire la diversité de nos tâches quotidiennes.

Ainsi pour l'exercice professionnel des ergothérapeutes, les activités ont pu être classées en catégories, d'une part partagées avec d'autres professions, d'autre part, communes à d'autres professions mais mises en œuvre avec des approches particulières, et enfin spécifiques à l'ergothérapie. Le projet de référentialisation des activités a été mené par un groupe mandaté par l'ANFE[4] qui

4. Ont participé à ce groupe mandaté par l'ANFE: Catherine Bourrellis, Jean-Philippe Guihard, Hélène Hernandez, Florence Jeay et Ollivier Martin. Sabine Blanc a rejoint le groupe pour la phase de mise en forme du travail. Merci à tous les ergothérapeutes qui ont bien voulu rendre compte de leurs pratiques dans un cadre méthodologique contraint.

PROJET DE RÉFÉRENTIEL D'ACTIVITÉS DES ERGOTHÉRAPEUTES

La profession d'ergothérapeute s'appuie sur des valeurs telles que le respect de la singularité de chaque personne et sa capacité d'autonomie et d'autodétermination, la nécessité d'une approche globale mettant en évidence l'interaction entre la personne et l'environnement humain et matériel. Elle se fonde aussi sur le principe selon lequel les activités signifiantes et significatives permettent à la personne de se développer, de se transformer et de trouver sa place dans la société (HAS, 2001). Toute action professionnelle s'inscrit dans une coordination avec les divers acteurs et répond à une dimension éthique.

ACTIVITÉS ERGOTHÉRAPIQUES COMMUNES ET PARTAGÉES PAR LES PROFESSIONNELS DE SANTÉ

Relation et communication

- Accueillir, informer et communiquer avec
  - les personnes et leur entourage,
  - les membres de l'équipe et autres partenaires, dans le respect des règles de la confidentialité et du secret professionnel.
- Participer aux réunions professionnelles, institutionnelles.
- Communiquer au niveau professionnel, interprofessionnel, et public.

Organisation (Conception, Elaboration, Réalisation, Evaluation)

- Du travail (ressources humaines, matérielles, environnement, qualité)
- Du système d'information
- Des stocks
- Des flux

Formation-Recherche

- Actualiser ses connaissances et assurer la veille professionnelle.
- Accompagner et intégrer les stagiaires et les nouveaux collaborateurs.
- Contribuer à l'enseignement des pratiques professionnelles.
- Concevoir, élaborer, réaliser, évaluer, actualiser les protocoles et les pratiques professionnelles et en assurer la transmission.
- Développer la recherche professionnelle et participer à la recherche interprofessionnelle.

Démarche qualité et gestion des risques

- Participer à la politique qualité
- Participer à la politique de prévention et de gestion des risques
- Assurer la sécurité des biens et des personnes
- Evaluer les pratiques professionnelles.

ACTIVITÉS ERGOTHÉRAPIQUES : ACTIVITÉS « CŒUR » DE MÉTIER

Entretien ergothérapique avec la personne et son entourage

Evaluation des facteurs personnels, environnementaux, des habitudes de vie et des situations de handicap.

Elaboration du projet d'intervention ergothérapique et choix d'une stratégie d'action

Prévention, conseil et éducation

Soin de rééducation et soins psychothérapiques par la médiation d'activités thérapeutiques

Réadaptation, réinsertion et réhabilitation sociale par la compensation des situations de handicap

Réalisation d'un traitement orthétique et prescription d'aides techniques

Elaboration et suivi de projet d'un aménagement environnemental

Expertise dans le domaine du handicap

Accompagnement à l'élaboration du projet de vie

s'est entouré du concours de nombreux ergothérapeutes disponibles pour rendre compte de manière procédurale de leurs pratiques. A partir des activités répertoriées, il a été procédé à la description des activités par l'approche compétences de Gérard Vergnaud.

L'encadré ci-dessus ne présente que les activités inventoriées par grandes classes. Les fiches de compétences déclinées pour chacune des classes d'activités répondent aux questions suivantes :

- contexte de mobilisation
- comment l'activité est-elle mise en œuvre ?
- dans quel(s) but(s) ?
- quelles circonstances peuvent conduire à modifier la manière de faire ?
- sur quoi cette activité est-elle fondée ?
- quels principes stratégiques est-il pertinent d'utiliser ?
- quels concepts sont utiles voire indispensables pour « penser » cette activité ?

Le projet de référentiel ainsi constitué (classes d'activités et fiches de compétences) a été présenté, en avril 2007, au ministère de la santé et au ministère de l'éducation nationale conjointement avec le projet de cahier des charges pédagogique, réalisant ainsi une double démarche de référentialisation. Les compétences extraites peuvent ensuite être comparées avec celles qu'affiche ENOTHE dans le réseau de formation européen. Ainsi le travail mené permet d'alimenter la réflexion pour tous les travaux de réforme des études dans le cadre du système LMD (Licence-Master-Doctorat) mais aussi pour ceux à venir sur l'étude des métiers sensibles de la fonction publique hospitalière[5] (dont fait partie l'ergothérapie), sur la validation des acquis de l'expérience, et garantir la lisibilité des frontières entre les diverses professions paramédicales lors de l'élaboration des futurs décrets d'exercice. L'ANFE, comme tous les autres partenaires paramédicaux pour leur propre profession, a su positionner l'ergothérapie dans un cadre interprofessionnel tout en renforçant le cœur du métier d'ergothérapeute et en s'enrichissant d'un certain nombre d'activités qui ne lui étaient pas reconnues dans ses textes réglementaires.

Le dossier sur la référentialisation du métier d'ergothérapeute est ouvert, les bases de travail sont posées : les années à venir doivent donc permettre une traduction en actes de ces ambitions.

5. Etude prospective des métiers de la fonction publique hospitalière menée par la DHOS en 2007-2008 : l'ergothérapie fait partie des 20 métiers sensibles aux évolutions sociétales, technologiques et médicales.

BIBLIOGRAPHIE

ANAES-HAS (2001). *Le dossier du patient en ergothérapie, Recommandations pour la pratique clinique.* Paris.

AP-HP (2003). *Enquête nationale 2003. Ethique et pratiques hospitalières*, AP-HP, Collection Espace Ethique, HS n°1.

Astier, P. (2003). Analyse du travail et pratique enseignante. *Analysons nos pratiques 2, Cahiers pédagogiques, 416.*

Barthes, R. (2004). Le répertoire des métiers, une aide à la décision pour chacun d'entre nous. *Soins Cadres, 51,* 21-24.

Bernier, M-F. (2004). *éthique et déontologie du journalisme.* Laval : Les Presses de l'Université.

Blin, J.-F. (1997). Les représentations professionnelles : un outil d'analyse du travail. *Education permanente, 132*, 159-170.

ENOTHE-COTEC (2005). *Compétences en ergothérapie.* Copenhague, traduction Marie-Chantal Morel.

Feigueux; C. (2006). Référentiels métiers et compétences : approche interprofessionnelle pour les médicotechniques et rééducateurs. *Soins Cadres, 56,* 11.

Geadah, R. (1999). La déontologie aux risques de l'emploi. La déontologie est-elle identique suivant qu'elle est élaborée par les employeurs ou par les employés ? *Journées d'études du CREAI Bourgogne,* avril 1999.

Hernandez, H., Feigueux, C. (2006). Construire un référentiel de compétences dans une approche interprofessionnelle, *10ème Journée nationale d'étude et de réflexion.* Paris : UIPARM.

Hernandez, H. (2006). L'élaboration d'un référentiel métier pour les ergothérapeutes. In Izard, M.-H., Nespoulos, R. (Eds), *Expériences en ergothérapie,* (pp. 27-31). Montpellier : Sauramps Médical.

Hernandez, H. (1998). *Ethique en rééducation*, Mémoire de Cadre de santé, IFCS Rééducation Croix-Rouge Française, Université de Provence Aix-Marseille 1, Département des Sciences de l'Education.

Hirsch, E. (2006). *L'éthique au cœur des soins.* Paris : Vuibert.

Ministère de la santé et de la protection sociale (2004). *Répertoire des métiers de la fonction publique hospitalière*, ENSP.

Ministère de la santé, de la jeunesse et des sports (2007). *Etude prospective des métiers de la fonction publique hospitalière*, Tome 2, Monographie de 10 métiers et groupes de métiers sensibles.

Moreau, A., Joubert, C. (2007). Démarche expertise et éthique. *ErgOThérapies, 27*, 51-57.

Observatoire National de la Démographie des Professions de Santé (2005). *Le rapport 2005. Les professionnels de santé. Comptes rendus des auditions*, La documentation française, Tome 3.

Ricœur, P. (1996). *Soi-même comme un autre.* Paris : Seuil, Collection Points.

Saint-Jean, A. (2002). *Ethique de l'information,* (pp. 38-39). Montréal : Les presses de l'Université.

Stammbach, M. (2007). *Pour une éthique partagée,* DIU d'Ethique Médicale Nancy-Strasbourg.

UIPARM (2005). *Compendium: Premier cycle de séminaires interprofessionnels.* Elaboration de référentiels métiers. Professions paramédicales.

UNESCO (2007). *Elaboration d'un « programme d'éducation à l'éthique »,* Document UNESCO.

Vergnaud, G. (1989). La formation des concepts scientifiques. Relire Vygotski et débattre avec lui aujourd'hui. *Enfance, 42,* 111-118.

Vergnaud, G. (1999). Le développement cognitif de l'adulte. In Carre, P., Caspar, P. (Eds), *Traité des sciences et des techniques de la formation,* (pp. 189-203). Paris : Dunod.

WFOT (2004). *Code of Ethics,* Council meeting WFOT.

TEXTES OFFICIELS

Code de la Santé publique: Article L1142-25, Article L1142-14 et L1142-16.

Code Pénal : Article 226-13, Article 223-6, Article 221-6, Article 222-19.

Décret n° 85-906 du 23 août 1985 relatif à la validation des études, expériences professionnelles ou acquis personnels.

Décret n° 93-538 du 27 mars 1993 relatif à la validation des acquis professionnels.

Décret n°86-1195 du 21 novembre 1986 fixant les catégories de personnes habilitées à effectuer des actes professionnels en ergothérapie, JO du 23 novembre 1986.

Décret n° 2002-590 du 24 avril 2002 relatif à la validation des acquis de l'expérience.

Loi 2002-303 du 4 mars 2002 relative aux droits des malades et à la qualité du système de santé, JO n°54 du 5 mars 2002.

Loi n° 2004-391 du 4 mai 2004 relative à la formation professionnelle tout au long de la vie et au dialogue social.

Collection ergothérapies
Nouveau guide de pratique en ergothérapie : entre concepts et réalités
Coordonnateur : J.-M. CAIRE
Solal, éditeur, Marseille - 2008.

H. HERNANDEZ
P. BEYNETTE
P. GUILLEZ
F. JEAY
M.-C. MOREL-BRACQ
C. ORVOINE
Y. PERSON
N. SÈVE-FERRIEU

CHAPITRE 11

LA FORMATION INITIALE ET LES ÉVOLUTIONS DE CARRIÈRE

Inauguré en 1954 par les écoles[1] de Nancy et de Paris, puis de Lyon en 1965, l'enseignement fut, jusqu'à la création du diplôme d'Etat en 1970, essentiellement médical, kinésithérapique et artisanal. La réalisation de l'activité par le patient était l'objectif de l'ergothérapeute : faire faire. La pédagogie étant fragmentée, toutes les matières étaient évaluées séparément. Le diplôme d'école impliquait la moyenne aux examens finaux et la réussite à une mise en situation professionnelle.

La mise en place du premier programme officiel dont bénéficièrent les promotions diplômées en 1974, permit d'asseoir l'ergothérapie et d'ouvrir cinq nouvelles écoles. Très encyclopédique (descriptif pour la clinique et événementiel pour l'ergothérapie : « telle activité est bonne pour telle pathologie »), ce programme biomédical et psychiatrique s'organisait autour d'une activité adaptée comme solution aux problèmes des patients. Parallèlement, l'ergothérapeute devait être le « trait d'union entre deux mondes, celui de la médecine et celui du monde du travail ». De ce fait, l'étudiant apprenait en parallèle ce qu'est « le travailleur, le travail et le milieu professionnel ». Bien que formé pour travailler dans les hôpitaux et les centres de rééducation, on assiste alors à une ouverture vers la réadaptation (réinsertion professionnelle, loisirs, conduite automobile...) qui s'organise également au domicile.

Dans ce chapitre, Christine Orvoine et Marie-chantal Morel décrivent en introduction les critères minimums requis pour la formation des ergothérapeutes. Nicole Sève-Ferrieu et Hélène Hernandez présenteront ensuite l'organisation actuelle des études en ergothérapie et leur évolution s'organisant

1. En application du décret n°96-1255 du 26 décembre 1996, les écoles d'ergothérapie deviendront des Instituts de formation en ergothérapie et les élèves des étudiants.

autour de l'acquisition d'une identité professionnelle spécifique en lien avec les concepts de handicap et de réadaptation de la personne dans son milieu de vie. Pascal Guillez nous parle du contexte particulier de l'alternance et du tutorat dans les études en ergothérapie. Il considère l'alternance « *non comme une formation à la pratique mais comme une pratique de formation, c'est-à-dire une organisation pédagogique qui met en place d'autres rapports à la pratique* » (Morandi, 2001). Il est difficile de séparer les activités du tuteur de la notion d'alternance, et, bien que fréquemment décriée, l'appellation de « tuteur de stage » semble actuellement connue et partagée dans la formation d'ergothérapeute.

La formation des ergothérapeutes a bénéficié de peu de réformes. La dernière en date a marqué un changement important, première marche vers la reconnaissance universitaire espérée : le mémoire de fin d'études qui est une invitation à la recherche. A ce jour, la France paraît en retard au regard des pays des divers continents quant à la reconnaissance de la formation en ergothérapie par l'université ou à l'intégration dans le cursus universitaire. Hélène Hernandez fait le point sur ces dernières avancées dans le domaine de la formation.

Yann Person aborde les formations après le Diplôme d'Etat. Le panorama sur la formation serait incomplet si nous n'abordions pas la formation continue en France et la Validation des Acquis d'Expérience (VAE) ; ces thèmes sont abordés respectivement par Florence Jeay et Pascal Beynette.

Les différentes références élaborées pour la formation des ergothérapeutes sont bien des aides précieuses pour guider un institut de formation sur le plan qualitatif. L'accent fort porté sur des fondements communs et des compétences partagées entre pays renforce l'identité professionnelle et participe à la reconnaissance universitaire de l'ergothérapie.

LES CRITÈRES MINIMUMS REQUIS POUR LA FORMATION DES ERGOTHÉRAPEUTES

Christine ORVOINE, Marie-Chantal MOREL-BRACQ

En France, l'élaboration et la validation des programmes de formation en ergothérapie sont soumises à des contraintes de différents niveaux qu'il n'est pas aisé de comprendre.

Au niveau national, le Ministère de la Santé est seul habilité à valider le programme officiel de la formation en ergothérapie. Cette procédure est longue et coûteuse en énergie, ce qui permet de comprendre qu'un programme officiel en France a une durée de vie très longue.

Au niveau international, la Fédération mondiale des ergothérapeutes (WFOT) impose aux pays adhérents, via leur association nationale, le respect de Critères Minimums Requis pour la Formation des Ergothérapeutes. En France, c'est donc l'ANFE qui est chargée de vérifier l'application de ces directives. Elles sont admises par les instituts de formation en France, mais ne font pas force de réglementation pour le Ministère de la Santé. Ces standards sont en cours de traduction par la WFOT et l'ANFE.

Au niveau européen, la formation des ergothérapeutes cherche à s'inscrire dans les directives issues de la Déclaration de Bologne en 1999, connues du Ministère de la Santé mais signées par le Ministère de l'Enseignement Supérieur. Dans ce contexte européen, deux associations sont particulièrement actives : le Conseil des ergothérapeutes pour les Pays Européens (COTEC) auquel adhère l'ANFE et qui s'intéresse particulièrement à la pratique professionnelle, et le Réseau Européen des Ergothérapeutes dans l'Enseignement Supérieur (ENOTHE) auquel adhèrent les instituts de formation en ergothérapie et qui s'intéresse particulièrement à la formation des ergothérapeutes. Ces deux associations se sont réunies pour participer au processus TUNING d'harmonisation des structures de formation au niveau universitaire en Europe, initié par les universités de Groningen aux Pays-Bas et Deusto en Espagne à la suite de la Déclaration de Bologne.

FINALITÉS ET ENJEUX DE LA FORMATION PROFESSIONNELLE

FORMER DES PROFESSIONNELS DE QUALITÉ POUR RÉPONDRE AUX BESOINS DES USAGERS

C'est la finalité de toute formation professionnalisante. L'ergothérapie, de par sa définition et ses fondements, est particulièrement en phase avec le contexte médico-social, les besoins et les attentes des usagers. Les critères européens et mondiaux développent une conception commune aux ergothérapeutes pour l'ensemble des pays concernés.

ACQUÉRIR DES COMPÉTENCES POUR EXERCER L'ERGOTHÉRAPIE

Dans le champ professionnel, la compétence renvoie en général à des activités, à une fonction, à un domaine professionnel ou à un objet particulier. Elle est toujours contextualisée, finalisée et multiréférentielle. Dans une perspective de formation, le concept de compétence est associé aux capacités et performances d'un individu, valorisées par des connaissances et des apprentissages acquis en formation et par l'expérience en milieu professionnel, pour traiter efficacement un ensemble de situations liées à son domaine d'activité. Aujourd'hui, les projets et programmes de formation professionnelle sont formalisés en termes de compétences, déterminant des contenus et méthodes pédagogiques.

AVOIR UN HAUT NIVEAU DE FORMATION

Des critères de qualité de formation sont nécessaires pour évaluer et améliorer le programme de formation et le projet pédagogique d'un institut. Les formateurs ont pour obligation d'analyser leur pratique afin de garantir un haut niveau de formation aux étudiants. Les futurs professionnels devront être pertinents vis-à-vis des priorités de santé, satisfaire les besoins des usagers, savoir travailler en équipe, être ouverts à l'interdisciplinarité, participer à la recherche et chercher à améliorer leurs compétences.

HARMONISATION AVEC LES AUTRES PAYS EUROPÉENS ET MONDIAUX

La formation professionnelle vise à l'adaptation des diplômés aux différentes pratiques et aux contextes d'activité des ergothérapeutes. L'harmonisation des programmes européens facilite aussi les échanges au niveau de la formation et au niveau de la pratique professionnelle.

AU NIVEAU INTERNATIONAL : LES CRITÈRES MINIMUMS REQUIS POUR LA FORMATION DES ERGOTHÉRAPEUTES

Depuis 1958, les Critères Minimums Requis pour la formation des ergothérapeutes servent de guide au niveau international pour le développement des programmes de formation. L'application des Critères Minimums Requis pour la formation des ergothérapeutes fait partie des prérequis pour les pays désirant être membres de la WFOT. Une révision de ces critères a été effectuée en juin 2002 afin de prendre en compte les évolutions de la pratique médico-sociale et les approches multiples de la pratique de l'ergothérapie et des programmes de formation dans le monde. Ils précisent les savoirs, savoir-faire et savoir-être requis par les étudiants pour devenir ergothérapeute diplômé.

Les Critères Minimums Requis pour la formation des ergothérapeutes sont basés sur des fondements philosophiques partagés avec l'OMS pour la formation des professionnels de santé.

La WFOT insiste sur l'importance de la formation des professionnels de santé pour assurer une pratique fiable et efficace en fonction de leurs domaines de pratique professionnelle, du contexte local de cette pratique et de l'identification des besoins de santé de la population ciblée.

Les principes pédagogiques internationaux sont guidés par la compréhension et l'intégration de l'activité signifiante et significative dans les interventions ergothérapiques, en fonction des personnes et des contextes spécifiques, en particulier :

- *La nature et la signification de l'activité*
- *La place des activités dans la nature humaine*
- *Les types de problèmes et de satisfactions que les gens expérimentent lorsqu'ils s'investissent dans une activité*
- *Les différences culturelles dans la façon d'envisager les problèmes liés à l'engagement dans des activités et la façon d'améliorer l'expérience et les résultats d'une telle participation* (WFOT, Critères Minimums Requis pour la Formation des Ergothérapeutes, p. 10).

Les critères pour l'évaluation d'un programme de formation en ergothérapie sont organisés en six catégories : les fondements philosophiques et l'objectif du programme, le contenu et l'organisation du programme, les méthodes pédagogiques, les stages, les ressources pédagogiques, les formateurs.

LE CONTENU ET L'ORGANISATION DU PROGRAMME SONT RÉPARTIS EN CINQ DOMAINES DE COMPÉTENCES

Domaine 1 : La relation Personne-Activité-Environnement et ses liens avec la santé
Domaine 2 : La relation thérapeutique et les relations professionnelles
Domaine 3 : Le processus d'intervention en ergothérapie
Domaine 4 : Le raisonnement et la conduite professionnelle
Domaine 5 : Le contexte de la conduite professionnelle.

Chaque domaine de compétences est décliné en Savoirs, Savoir-faire et Savoir-être selon l'option classique des compétences (Chomsky : « *la compétence est un ensemble de savoirs, savoir-faire et savoir-être qui rendent capable de traiter convenablement une catégories de situations* »). Les savoirs sont les connaissances d'ordre théorique. Le savoir-faire constitue un ensemble de capacités nécessaires pour mettre en place les actions et les activités. Le savoir-être concerne les attitudes personnelles et professionnelles.

Le projet pédagogique de chaque institut doit favoriser l'acquisition de ces compétences en proposant des stratégies et méthodes pédagogiques pertinentes et adaptées.

ADAPTATION DES CRITÈRES MINIMUMS REQUIS DE LA WFOT AU CONTEXTE FRANÇAIS

La pratique de l'ergothérapie est évidemment influencée par de nombreux paramètres spécifiques au pays ou à la région : l'historique de l'ergothérapie, les aspects culturels, le contexte économique, les habitudes de vie, les dimensions et les domaines de la santé locale, les propositions de formation, la législation, les services… Ces différents facteurs participent à l'élaboration d'un programme de formation et à sa réforme. Ils constituent un socle pour la construction des compétences des nouveaux diplômés qui seront à associer aux directives européennes et aux critères universitaires.

AU NIVEAU EUROPÉEN : LE PROCESSUS TUNING

ENOTHE et COTEC ont permis à l'ergothérapie de rentrer dans la démarche d'harmonisation des structures de formation au niveau européen. Cette démarche vise à décrire les activités professionnelles selon les niveaux de formation (Licence, Master et Doctorat), définir les compétences générales et spécifiques liées à ces activités et structurer les programmes de formation pour aboutir à ces compétences. Il s'agit bien d'une harmonisation des structures de formation et en aucun cas d'une uniformisation des contenus de formation.

Trente-cinq compétences spécifiques à développer pendant la formation d'ergothérapeute ont été regroupées en six grands champs de compétences attendues à la fois pour le Diplôme d'Etat et au niveau licence.

1er champ : Connaissance de l'ergothérapie
5 compétences sont attendues concernant la capacité de l'ergothérapeute à expliquer, intégrer et appliquer les différentes théories de l'ergothérapie, fondées sur l'activité humaine, la participation sociale, la santé et le bien-être pour tous.

2e champ : Processus de l'ergothérapie et raisonnement professionnel
9 compétences sont attendues concernant la capacité de l'ergothérapeute à développer sur les plans théorique et pratique des processus d'intervention centrés sur la personne et adaptés à ses besoins en santé et bien-être, par la médiation d'activités signifiantes et significatives.

3e champ : Relations et partenariats professionnels
5 compétences sont attendues concernant la pratique centrée sur la personne et la capacité à établir des relations professionnelles.

4e champ : Autonomie et responsabilité professionnelle
5 compétences sont attendues concernant la capacité de l'ergothérapeute à exercer selon les règles légales, déontologiques et éthiques de sa profession, dans le respect du client.

5e champ : Recherche et développement en ergothérapie et science de l'activité humaine
6 compétences sont attendues concernant la capacité de l'ergothérapeute à identifier et à définir des questions de recherche pertinentes, relatives à l'activité humaine et à la pratique de l'ergothérapie.

6e champ : Gestion et promotion de l'ergothérapie

5 compétences sont attendues concernant la capacité à établir des priorités dans les services proposés et l'engagement dans l'amélioration continue des prestations en ergothérapie.

ADAPTATION AU CONTEXTE FRANÇAIS

En complémentarité et continuité des compétences listées précédemment, un travail a été mené par l'ANFE pour élaborer les bases d'un référentiel d'activités et de compétences. Ce référentiel français est abordé selon une méthodologie spécifique d'identification des compétences, d'après un modèle cognitiviste (Vergnaud, 1990). L'intérêt de ce modèle est qu'il permet de définir ce que l'ergothérapeute met en œuvre lors d'une tâche dans sa pratique. Le fait de préciser dans quels objectifs l'ergothérapeute travaille, dans quels contextes et quelles situations, avec quelles règles d'action, quels fondements et quelles stratégies, permet de mieux comprendre les particularités de l'exercice professionnel en France.

LA FORMATION INITIALE ET LES ÉVOLUTIONS DE CARRIÈRE

Nicole SÈVE-FERRIEU

FORMATION INITIALE ACTUELLE, CADRE LÉGISLATIF : DÉCRET ET ANNEXES

L'arrêté du 24 septembre 1990 relatif aux études préparatoires au diplôme d'Etat d'ergothérapie fixe les conditions de fonctionnement des écoles, pose les deux épreuves du diplôme d'Etat et établit un nouveau programme. Ce nouveau programme sera modifié par les arrêtés du 24 septembre 1990 et du 21 juillet 1994, et le diplôme d'Etat par celui du 25 février 2004.

Les études s'organisent en deux cycles. L'enseignement et la formation, quel que soit le type de cours dispensé (cours magistraux, travaux pratiques, travaux dirigés...) sont envisagés en tant que « théorie », alors que la « pratique » que nous nommons maintenant clinique concerne les stages. Le premier cycle, d'une durée d'une année, comprend 6 modules d'enseignement et un mois de stage d'initiation. Le second cycle, qui correspond aux deuxième et troisième années, comprend 9 modules et 9 mois de stages. Le programme compte 3 714 heures de formation, réparties en 2 154 heures de théorie et 1 560 heures de stage.

L'ORGANISATION THÉORIQUE DES ÉTUDES

PREMIER CYCLE		
Module	**Temps**	**Titre**
1	60 h	Méthodologie Générale
2	80 h	Formation à la relation
3	280 h	Anatomie, biomécanique et cinésiologie de l'appareil locomoteur
4	80 h	Connaissance anatomophysiologique des principaux appareils et systèmes
5	310 h	Technologie 1
6	70 h	Méthodologie professionnelle
SECOND CYCLE		
7	170 h	Technologie 2
8	110 h	Psychologie, pédagogie, sociologie
9	180 h	Affections neurologiques
10	140 h	Psychiatrie
11	180 h	Pathologies ostéo-articulaire et musculaire
12	50 h	Gérontologie et gériatrie
13	60 h	Affections diverses
14	60 h	Appareillage
15	40 h	Législation et déontologie

Chaque module est développé dans le programme quant à ses objectifs, son contenu et le volume horaire qu'il représente. Le tableau ci-dessus propose la synthèse de la présentation de cet enseignement théorique.

L'ORGANISATION CLINIQUE DES ÉTUDES

Au cours de sa scolarité, les étudiants sont astreints à effectuer trois types de stages d'une durée totale de 10 mois. Ces stages sont respectivement désignés stage(s) d'initiation, cliniques et optionnel. Les stages du second cycle s'organisent en alternance avec l'enseignement théorique.

1er CYCLE		
Stage d'initiation Ce stage ne donne pas lieu à validation	**4 semaines**	**Objectifs :** – Découverte du patient – Découverte du milieu de soin – Découverte de la profession
2e CYCLE		
Stage clinique de base	**28 semaines**	**Objectifs :**
Psychiatrie Stages à effectuer dans au moins 2 services différents	12 semaines	Application, en situation réelle, des savoirs et des connaissances théoriques
Fonctionnel Stages à effectuer dans au moins 2 services différents	16 semaines	
Optionnel Choix du secteur libre	8 semaines	**Objectif :** Investissement dans un secteur qui intéresse l'étudiant afin de mieux préparer sa recherche professionnelle et son emploi

« *Les stages cliniques dans les structures sanitaires et médico-sociales sont validés par le médecin responsable du service d'accueil après avis de l'ergothérapeute ayant assuré l'encadrement du stagiaire. La validation des stages cliniques s'effectue sur la base de trois critères :*

- *Capacité à établir et adapter un projet de traitement ergothérapique approprié au cas du patient,*
- *Qualité de la relation établie par l'élève avec le patient,*
- *Présentation de l'étudiant au cours d'un examen pratique de fin de stage auprès d'un patient inconnu de l'étudiant (40 mn de préparation – 40 mn d'exposé).*

Cet examen est similaire à l'épreuve de mise en situation professionnelle du diplôme d'Etat. Les stages effectués dans les autres structures sont validés par

PREMIER CYCLE

L'étudiant, en situation d'apprentissage, est capable de :

A - Savoir et savoir-faire

Au niveau du milieu de soin :

- Analyser le fonctionnement de la structure d'accueil, ses missions, sa place dans le réseau de santé, son organisation
- Etudier le rôle et la fonction, l'activité de chaque intervenant, en santé
- Cerner les liens entre les différents services et partenaires de santé
- Situer la place de l'ergothérapie dans la structure de l'établissement

Au niveau professionnel

- Découvrir la nature du travail de l'ergothérapeute et son savoir-faire
- Comprendre les objectifs mis en place par l'ergothérapeute
- Approfondir voire acquérir les techniques, moyens, utilisés en ergothérapie (mises en situations, bilans)
- Présenter une démarche thérapeutique employée dans le service

Au niveau du patient

- Recueillir des données cliniques et évaluatrices
- Analyser la nature des déficiences, incapacités, handicap du patient
- Participer à l'action thérapeutique sous le contrôle de l'ergothérapeute
- Faire l'apprentissage d'une relation thérapeute-patient

B - Savoir être

- Respecter les termes de la convention de stage
- Apprendre le respect de la charte de la personne hospitalisée et de la personne âgée
- Avoir une communication et une relation adaptées avec l'équipe et les patients
- Etre à l'écoute des remarques et accepter les remises en cause

SECOND CYCLE

L'étudiant, en situation d'apprentissage, est capable de :

Phase de recueil des données

- Recueillir des informations auprès de l'équipe et dans le dossier médical
- Conduire un entretien avec le patient
- Etablir un climat de confiance
- Pratiquer des évaluations
- Intégrer les informations fournies par la famille

Phase d'analyse

- Sélectionner et hiérarchiser les éléments pertinents du recueil des données
- Exploiter et/ou rechercher les connaissances appropriées
- Confronter son analyse aux objectifs de l'équipe thérapeutique

Phase d'élaboration des objectifs d'intervention

- Etablir les priorités du traitement
- Rédiger et argumenter les objectifs de traitement en conformité avec le projet de vie du patient

Phase de détermination des stratégies

- Planifier l'intervention ergothérapique
- Justifier les moyens en rapport avec les objectifs

Phase d'intervention

- Etablir une relation adaptée avec le patient, voire avec son entourage
- Gérer les séances thérapeutiques
- Appliquer les moyens déterminés
- Rendre compte de ses interventions

Phase d'évaluation

- Mesurer l'atteinte des objectifs thérapeutiques
- Revoir les objectifs si nécessaire
- Rédiger un compte rendu de synthèse

le responsable de la structure d'accueil après avis de l'ergothérapeute ayant assuré l'encadrement du stagiaire, quand il existe un ergothérapeute dans la structure. Tout refus de validation doit être motivé. » (Art. 23 de l'arrêté du 24/09/90 et 21/07/94)

Dans un objectif de cohérence et d'harmonie, le Syndicat des Instituts de Formation en Ergothérapie Français (SIFEF) a élaboré une aide à l'évaluation des stages commune à l'ensemble des Instituts de Formation. Ces grilles (premier et second cycle) correspondent aux compétences attendues en fin de stage. Elles doivent tenir compte des acquisitions théoriques de l'étudiant en fonction de son cursus à l'Institut et de son évolution au cours du stage.

LE DIPLÔME D'ÉTAT

« *Sont admis à se présenter aux épreuves du diplôme d'Etat d'ergothérapeute les étudiants ayant validé l'ensemble des modules et des stages...* » (Art. 27 de l'arrêté du 24/09/90)

Les étudiants diplômés en juin 2006 ont vécu la réforme du diplôme d'Etat d'ergothérapie prévue par l'Arrêté du 25 février 2004 modifiant l'arrêté du 24 septembre 1990 relatif aux études préparatoires au diplôme d'Etat d'ergothérapeute. En particulier, les articles 1, 6 et 7 posent les nouvelles modalités.

«... *Au cours du deuxième cycle, l'étudiant réalise, après utilisation du traitement de textes, un mémoire d'au moins 40 pages hors annexes. Ce mémoire doit permettre à l'étudiant de montrer ses capacités à utiliser des outils d'expertise et de recherche, ainsi que ses capacités à synthétiser et à rendre compte des résultats de son travail. Le mémoire peut être :*

1. *Un travail de recherche fondamentale relatif à la pratique de l'ergothérapie.*
2. *Un travail de recherche appliquée à partir de l'observation d'un ou plusieurs cas cliniques.*

L'étudiant est aidé dans sa recherche et dans son travail d'écriture par un maître de mémoire. Le sujet et le maître de mémoire sont choisis par l'étudiant en accord avec le directeur de l'institut. » (Art.1er remplaçant l'art.17 de l'arrêté du 24/09/90).

« *Le diplôme d'Etat d'ergothérapeute comporte deux épreuves :*

1. *Une épreuve orale portant sur la soutenance du mémoire mentionné à l'Art. 17.*
2. *Une épreuve pratique de mise en situation professionnelle auprès d'un patient inconnu du candidat...* » (Art. 6 remplaçant l'art. 28 de l'arrêté du 24/09/90).

ÉVOLUTION DE LA LECTURE ET DE L'APPLICATION DES TEXTES

DE LA NÉCESSITÉ D'ADAPTER LE PROGRAMME

Bien que réactualisé en 2004 en ce qui concerne le diplôme d'Etat, le programme officiel qui régit la formation des ergothérapeutes date de 1990. Ces dix-sept années ont vu se transformer le concept de handicap, apparaître de nouvelles techniques de rééducation et de réadaptation, se modifier l'exercice de l'ergothérapie... d'où une nécessaire modification de la formation des professionnels.

ÉTAT DES LIEUX DE LA FORMATION EN FRANCE

Une enquête auprès des Instituts de Formation français en février 2007 montre qu'ils ne peuvent plus appliquer le programme officiel s'ils veulent que les nouveaux diplômés soient en phase avec les demandes institutionnelles. Les modifications apportées au texte officiel touchent autant les enveloppes horaires et contenus de formation que la pédagogie.

ENVELOPPES HORAIRES ET CONTENUS DE LA FORMATION

- De façon générale (7 sur 7 réponses), aucune enveloppe horaire officielle n'est respectée. Si le temps d'enseignement de 40 % des modules est diminué, les directeurs déclarent à l'unanimité chercher ainsi à dégager des espaces pour développer d'autres cours et mettre en place des temps pédagogiques, et pour 6/7 d'entre eux, permettre que le travail personnel des étudiants soit possible. Si le temps d'enseignement est parfois augmenté (20 % des modules), les raisons invoquées concernent le déploiement de la méthodologie dans notre profession (analyse d'activité, des pratiques...), l'évolution professionnelle (développement de la réadaptation, ouverture de champs d'intervention comme la neuropsychologie, intervention auprès des personnes âgées...) et les choix pédagogiques.

- D'une façon générale également (7/7 des réponses), tous les contenus des modules ont été modifiés. Ces modifications reposent pour la majorité sur l'évolution des connaissances médicales et cliniques (neurologie), la modification de l'activité professionnelle de l'ergothérapeute (technologies), les directives ministérielles concernant la modification du diplôme d'Etat (méthodologie) mais également sur la conception des instituts quant au développement de l'ergothérapie (9 modules sur 15 pour tous, voire globalement pour près de la moitié des instituts).
- Le module de technologie 1 dispensé en 1ère année signe une évolution intéressante dans la formation des ergothérapeutes. Il s'organise en techniques de rééducation et de soins, et en techniques et outils d'intervention. En moyenne, les instituts offrent 6,6 activités de rééducation et de soins aux étudiants alors que 6 sont obligatoires dans le texte officiel. Dans le même temps pourtant, 6/7 des directeurs déclarent avoir diminué le

nombre d'activités enseignées. Le tissage, qui faisait partie des activités obligatoires, a été abandonné par tous en raison de son inadaptation aux contextes de soins en ergothérapie. Dans le même ordre d'idée, le nombre d'heures d'enseignement des activités artisanales et créatives a globalement diminué pour 6/7 des instituts, permettant ainsi de développer d'autres technologies. Ces dernières s'orientent vers d'autres activités (activités domestiques et mises en situation de handicap), des activités dont l'exécution est rapide et qui intègrent le développement des techniques et outils d'intervention. Les activités qui restent les plus pratiquées sont le travail du bois (6/7 des instituts) ainsi que ceux de la terre, du rotin et de l'expression corporelle comme les jeux de rôles, le théâtre, les clowns (5/7). Ce constat montre que l'activité artisanale et créative comprise comme un moyen possible de soin, de rééducation et de réadaptation reste une valeur pour notre profession.

PÉDAGOGIE

Pourtant, les modifications les plus prégnantes touchent surtout la pédagogie. Si les Instituts différencient tous l'enseignement de la formation, ils diminuent la quantité des savoirs à acquérir au profit de leur appropriation et du travail personnel. Cette tendance s'est profondément accrue avec la mise en place du mémoire de fin d'étude. Les étudiants ne sont plus uniquement dans une dynamique de liens entre la théorie et la pratique, puisqu'ils ancrent leur pensée sur les auteurs et cherchent à conceptualiser leur pratique. En conséquence, les Instituts développent des cours (modèles conceptuels, méthodologie pour le mémoire…) et des « temps pédagogiques » (analyse de pratiques, régulation des stages, travaux de groupe…) au cours desquels les étudiants s'approprient la spécificité de l'ergothérapie et élaborent leur identité professionnelle. Au-delà de la simple activité, ils apprennent à l'analyser et à lui donner du sens. Au-delà de la seule pathologie, ils apprennent à penser les projets thérapeutiques selon l'interaction de la personne avec son environnement et sa clinique. Au-delà de l'approche biomédicale, ils apprennent à répondre aux besoins de la population en terme de réadaptation.

L'ALTERNANCE DANS LA FORMATION EN ERGOTHÉRAPIE

Pascal GUILLEZ

QUE SIGNIFIE L'EXPRESSION « FORMATION EN ALTERNANCE » ?

Pratiquement toutes les professions dites paramédicales se préparent sur une base d'alternance de formation théorique et de stages pratiques. La formation théorique repose classiquement sur le modèle modulaire de Skinner, alors que les stages pratiques sont souvent appelés stages cliniques car ils se déroulent au contact des populations de bénéficiaires. Toutefois, aussi bien pour le modèle modulaire que pour l'aspect clinique, les pratiques actuelles se diversifient rapidement, bien au-delà de ce que recouvrent ces deux approches. L'organisation de la formation des ergothérapeutes, même si elle doit muter dans les années à venir (travaux du SIFEF - Syndicat des Instituts de Formation en Ergothérapie Français), restera fondée sur ce modèle d'alternance. Les données littéraires ciblées sur la formation en alternance appliquée aux ergothérapeutes sont rares. M.-C. Morel (2005) d'une part et G. Pelé (2007) d'autre part ont mené une réflexion récente sur ce sujet. Dans son mémoire, G. Pelé fait un état des lieux très pertinent de l'alternance adaptée à la formation d'ergothérapeute. Il y est fait mention d'une alternance comme une « *interaction cyclique et interactive entre savoirs et savoir-faire* ». M.-C Morel (2005, p. 2), insiste sur l'exclusivité de la situation de stage comme lieu d'apprentissage expérientiel des savoir-faire et savoir-être. En référence au schéma de Kolb (1984), Pelé et Morel définissent le lien entre l'expérience de terrain et la conceptualisation. Pour Kolb, l'expérience concrète, soumise à une observation dirigée, permet à l'apprenant d'élaborer des organisations conceptuelles. Celles-ci pourront être, elles aussi, soumises aux réalités de la pratique au cours de situations concrètes, suscitant une nouvelle réflexion et l'ouverture à d'autres concepts... Ce schéma en boucle montre bien la notion d'évolutivité qu'il faut attacher à l'apprentissage professionnel. Cette même évolutivité a d'ailleurs entraîné des positions consensuelles de formation en Europe (Conseil Européen, 2001) en insistant, entre autres, sur la nécessité « *d'éducation et de formation tout au long de la vie* ».

QUELLE DIFFÉRENCE ENTRE ALTERNANCE ET SUCCESSION ?

Même si la définition de l'alternance fait apparaître la notion de « *succession répétée dans l'espace et dans le temps [...] d'éléments d'une série* », en matière d'apprentissage professionnel elle repose essentiellement sur le concept du praticien réflexif défini par Schön (1994). Il ne s'agit pas uniquement d'une juxtaposition sans lien comme l'évoque G. Malglaive (1982) (concept de « fausse alternance ») mais bien d'un processus d'influence entre les séquences. A. Geay (p. 62) préconise d'ailleurs une « *didactique de l'alternance qui privilégie l'approche inductive et expérientielle* ». Il s'agit, selon l'expression de P. Meirieu, d'un système dans lequel l'apprenant « *peut éprouver de l'intérieur la nécessité et le sens des apprentissages plus abstraits* ».

Certes, cette remarque relève de l'évidence – il suffit de se souvenir des fastidieux apprentissages de l'anatomie dont il n'est pas aisé de voir la finalité en première année de formation paramédicale... – mais il n'est guère aisé d'organiser concrètement cette alternance dans les curriculum de formation.

COMMENT EXPLOITER LA SITUATION D'ALTERNANCE ?

M.C. Morel a formalisé les expériences menées à l'IFE de Bordeaux relatives à l'exploitation des situations de stage en tenant compte de la progression des étudiants dans leurs cursus de formation.

Globalement elle décrit ainsi cette progression :

- Une reprise d'études de cas cliniques à l'issue du premier stage.
- Une approche plus différenciée en deuxième année intégrant les phénomènes relationnels, l'analyse des pratiques et une approche systémique des organisations institutionnelles.
- Une autonomie plus importante dans les travaux de troisième année, avec une professionnalisation dans la réflexion des étudiants.

Mais pour qu'il y ait exploitation de situations de stage, il faut que l'étudiant se soit en quelque sorte « prêté au jeu » de l'alternance. Rappelons que la situation de stage n'appelle pas nécessairement d'activités pédagogiques de type « transmission de savoirs ». En effet, il est souvent tentant de compléter les connaissances théoriques du stagiaire par des « injections d'informations », formalisées ou non. Mais il ne faut pas confondre éléments nécessaires à la compréhension et substitution aux activités du centre de formation. Le résultat est toujours valorisant pour les professionnels de terrain : l'apport théorique réalisé par le professionnel rassure l'étudiant. Ainsi ce dernier se raccroche à un phénomène connu et s'y investit spontanément. Il est bien plus délicat de motiver un stagiaire sur une prise de risque ou sur une action inconnue auprès d'un patient... Une fois posé ce principe de « la pratique avant tout », il faut pondérer cette position par la nécessaire élaboration d'un séquençage de l'activité (voir la notion de « délégation progressive des actes », Guillez, 2006). En effet, l'utilisation de cette didactique de l'alternance qui consiste à aiguiller et à renforcer l'apprentissage au travers des situations concrètes observées, nécessite de s'appuyer sur un référentiel. A. Geay (1998, p. 65) évoque le « squelette métier », c'est-à-dire les grandes fonctions exercées par le professionnel auxquelles ce dernier va préparer l'étudiant au cours de son stage. A. Geay préconise d'ailleurs que ce référentiel « soit défini par l'entreprise », que nous pouvons ici assimiler à la structure d'accueil du stagiaire. Il est ainsi parfaitement compréhensible que les référentiels de formation puissent varier d'une situation de stage à l'autre. Le rôle de l'institut de formation consiste alors à appréhender la logique transversale de ces différents référentiels, leur complémentarité, l'absence de redondances et surtout de contradictions.

Enfin, l'évaluation dite « formative » contribue à cette pratique de la pédagogie expérientielle. Rappelons qu'elle consiste à évaluer l'évolution des compétences de l'apprenant. On la nomme formative pour en montrer l'évolutivité. Concrètement, elle peut prendre l'aspect d'un simple échange à l'issue d'une intervention réalisée par le stagiaire ou d'un exercice plus élaboré, passant par une production écrite de l'apprenant ; dans ce deuxième cas, il s'agira le plus souvent de la description et de l'argumentation du processus d'intervention utilisé.

LES EFFETS DE L'ALTERNANCE SUR LA PRODUCTION D'UN MÉMOIRE

C'est à nouveau M.C. Morel qui, s'appuyant sur les travaux de Geay *et al.* (2005), démontre les effets de distanciation qu'induit la réalisation d'un mémoire par rapport à la formation reçue. Parallèlement, il faut noter que dans la majorité des cas, la genèse des sujets de mémoire est issue de l'expérience de stage. L'alternance est d'ailleurs particulièrement opérante dans cette situation de rédaction du mémoire de fin d'études. Deux situations illustrent cette liaison permanente et progressive :

L'élaboration du cadre conceptuel d'un mémoire est un élément évolutif. Il se modifie à mesure de l'avancée du travail, de la guidance du maître de mémoire et de l'enrichissement des avis d'experts consultés. Ceux-ci sont souvent des professionnels rencontrés sur les lieux de stage et dont l'expérience fait référence pour l'étudiant.

Le recueil d'informations nécessaire au travail de recherche se fait le plus souvent sur des lieux de pratique professionnelle. Qu'il s'agisse d'enquêtes auprès des usagers ou de leur famille, d'observations de situations professionnelles ou de recueil de données auprès des praticiens, l'étudiant exploitera prioritairement les ressources des terrains de stage. Actuellement, la législation n'a pas prévu de « stage mémoire » clairement identifié, mais cette notion se développe dans certains instituts.

À QUOI FAUT-IL S'ATTENDRE DANS LES PROCHAINES ANNÉES ?

L'évolution de la formation en alternance semble aujourd'hui marquée par une volonté du législateur en terme « d'égalité des chances ». Si on considère une évolution rapide vers une intégration ou tout au moins une harmonisation des professions de Santé aux cursus de l'enseignement supérieur (parcours « LMD »), l'organisation des stages va évoluer, ne serait-ce que pour respecter le séquençage semestriel de l'enseignement supérieur, mais aussi pour intégrer les obligations légales issues de la loi pour l'égalité des chances (2006). La particularité de cette législation c'est qu'elle renforce, au travers de « la charte des stages étudiants en entreprise » (2006), plusieurs notions :

- La formalisation du projet de stage : cette démarche est déjà en place dans tous les instituts de formation mais actuellement elle n'est pas complètement homogène.

– Le double encadrement (un enseignant de l'établissement – un membre de l'entreprise), ce qui, là encore, est plus ou moins développé dans les instituts mais qui, à terme, posera de graves difficultés organisationnelles en termes de moyens humains pour les centres de formation.
– L'évaluation y est également préconisée sous la forme « d'une double appréciation des responsables de l'encadrement de stage », qui là encore risque d'être délicate, non seulement en terme organisationnel, mais aussi en termes de modalités voire d'éthique.

LA COMPLEXITÉ DU RÉEL

L'alternance est un principe fondamental de l'apprentissage professionnel. Elle ne peut d'ailleurs pas être séparée du contexte tutorial qu'elle engendre. Dans son excellent ouvrage de synthèse sur ce sujet, A. Geay (1998) montre les conditions nécessaires à la mise en œuvre de l'alternance. Mais il insiste également sur deux notions qui peuvent parfaitement s'appliquer à notre contexte de formation d'ergothérapeutes. La première notion est qu'il faut « *accepter la tension conflictuelle entre les logiques institutionnelles (formation versus production)* » et « *prendre au contraire les différences, les écarts, les contradictions théorie - pratique comme des potentialités d'enseignement et d'apprentissage* ». La deuxième notion est que l'alternance a pour effet « *d'appréhender la complexité du réel* ». Cet aspect semble prioritaire dans nos activités professionnelles, reconnues comme complexes car multifactorielles. L'activité humaine est le résultat d'interactions multiples, polymorphes, évolutives et contextuelles. Nul ne voudrait d'un ergothérapeute « technicien compétent » mais incapable d'intégrer à sa réflexion les données humaines ou sociales de ceux avec qui il travaille. Or la relation à l'autre ne peut se contenter d'être écrite sans s'expérimenter !

TUTORAT DE STAGE : ASPECTS RELATIONNELS ET ORGANISATION

Pascal GUILLEZ

LA FONCTION TUTORIALE

Etre tuteur n'est pas une activité neutre sur le plan relationnel. En effet, il s'agit sans nul doute d'une relation où la part d'affects n'est pas anodine. Il existe un réel mécanisme de transfert-contre transfert entre tuteur et stagiaire, celui-ci relevant du statut même de ces deux partenaires.

A priori, ils ne se sont pas choisis, mais la relation qui s'instaure relève d'obligations réciproques :

– le tuteur se doit de transformer l'apprenant,

– le stagiaire se doit d'avoir une confiance par défaut dans le professionnel.

Tous deux sont contraints par un espace défini et une temporalité limitée. Même si les incidences de cette relation particulière ne doivent pas être surdimensionnées dans le cadre des stages d'ergothérapie, elles ne peuvent être ignorées et sans doute influenceront-elles les contenus du tutorat, mais aussi les activités d'évaluation.

Par ailleurs le tuteur occupe, dans la représentation de l'apprenant, une place spécifique. Il représente la part réelle et concrète de sa formation que spontanément le stagiaire perçoit « versus » sa formation en institution. Le tuteur est un « vrai » ergothérapeute, détenteur d'un savoir, voire d'une expertise qui lui confère d'emblée une posture, une distanciation et ainsi une relation de dépendance relative du stagiaire. Le professionnel exerce une fonction de modèle qu'il lui faut connaître pour la maîtriser. Le risque de laisser s'amplifier cette relation de dépendance, même de façon tout à fait involontaire, est important.

Etre tuteur nécessite également une capacité d'adaptation importante. Il ne s'agit pas de l'adaptation aux différents stagiaires qui se succèdent, mais bien des variations au cours d'un même stage qui peuvent survenir dans le comportement de l'apprenant. Il n'est pas question ici d'évoquer les problèmes disciplinaires ou les difficultés relationnelles beaucoup trop complexes pour en tirer des repères stables et transposables. Il s'agit de préciser les modifications comportementales les plus courantes liées à « l'histoire naturelle » du stage. Bien qu'il n'existe pas de modèle relationnel, il est possible d'identifier quelques phases classiques dans la relation tutoriale :

- L'apprivoisement réciproque, période souvent courte mais nécessaire, où seront données les règles relationnelles de l'ensemble du stage. (Tutoiement/vouvoiement, espaces communs/espaces réservés, repères horaires, filtration d'éléments personnels…)
- Le tutorat de proximité : il correspond le plus souvent aux premiers jours de stage, voire à la première semaine. Le tuteur et le stagiaire peuvent ainsi être acteurs en binôme sur les actions du tuteur. Ce fonctionnement doit pouvoir être rapidement abandonné au bénéfice d'un sevrage de la présence du tuteur.

- L'activité contrôlée : sur demande du tuteur, le stagiaire réalise tout ou partie des interventions d'ergothérapie adaptées aux situations qui lui sont confiées. Le tuteur reste l'initiateur de l'intervention.
- L'intervention supervisée : le tuteur confie des « situations problèmes » au stagiaire et définit avec lui les modalités de contrôle (dossier, compte rendu oral, debriefing journalier ou hebdomadaire...). Il est alors centré sur la gestion des difficultés rencontrées par le stagiaire et non plus sur sa technicité. Il s'agit d'un accompagnement cognitif et non plus d'une vérification de savoirs. Le développement de cette étape est proportionnel à l'avancée de l'étudiant dans son parcours de formation.

Par ailleurs, le tutorat ne se définit pas uniquement par une relation duelle entre le tuteur et l'apprenant. Certes, celle-ci est privilégiée et s'appuie souvent sur la notion de référent, mais le tutorat est également une activité plurielle. Il est à noter que chaque branche professionnelle dans un établissement sanitaire ou médico-social accueille et accompagne des stagiaires et se positionne comme ressource de tutorat pour sa catégorie. Il peut ainsi exister une culture commune du tutorat dans certaines structures, voire même un protocole d'accueil et d'accompagnement. Ce dernier est sans doute un élément fédérateur, source d'échanges avec d'autres professionnels, mais il présente deux risques :

- Le risque d'être phagocyté par les plus forts dans une dynamique qui n'est pas toujours appropriée. Le rapport numérique entre les différents métiers dans un établissement peut entraîner ce nivellement, voire cette standardisation systématique. Le protocole est un cadre organisationnel, pas une finalité.
- Un glissement de responsabilités où l'ergothérapeute laisserait agir prioritairement d'autres acteurs éventuellement plus expérimentés. Si l'aspect interdisciplinaire est primordial, il reste un « cœur de métier » qui doit relever d'un tutorat spécifique lié à une « culture commune » d'ergothérapie. Ceci prévaut pour l'évaluation du stage.

Enfin le tutorat peut également s'exercer entre pairs. Il s'agit alors de proposer le tutorat d'un « aîné » dans la formation (un étudiant d'une année supérieure). Cette méthode tutoriale présente de nombreux avantages tant pour le tuteur que pour le stagiaire, en particulier la relation peut apparaître plus fluide et facilitée d'emblée. Mais c'est aussi une situation risquée : être tuteur exige une capacité d'analyse de pratique élevée et une aptitude à l'observation qui se développe avec l'expérience. De plus, sur le plan relationnel, un tutorat fait par un pair n'engendre pas forcément une qualité d'écoute, ni même une rigueur dans l'accompagnement. Il existe en effet dans l'inconscient du binôme ainsi créé un « méta-contrôle » centré sur le professionnel qui, même s'il délègue une partie de son rôle, reste la référence induite. La présence implicite du professionnel diminue la qualité d'accompagnement, voire de contrôle du « tuteur stagiaire ». C'est pourquoi cette méthode est le plus souvent utilisée dans le cadre d'apprentissages ciblés ou pour la co-résolution de problèmes.

ÉLÉMENTS D'ORGANISATION D'UN TUTORAT

LE « PREMIER RENDEZ-VOUS »

Sans idéaliser cette activité, elle représente un moment privilégié dans le déroulement du stage. Elle peut faire suite à une démarche préalable du stagiaire qui a communiqué ses attentes, ses objectifs et motivations ou être une « vraie première rencontre ». C'est à partir de cet échange que pourra s'élaborer le programme du stage.

LA DÉLÉGATION PROGRESSIVE DES ACTES

Déjà explicitée et inspirée des théories constructivistes, cette approche de l'accompagnement du stagiaire repose sur le morcellement relatif des activités de l'ergothérapeute et de leur organisation en successions logiques et cumulatives. L'étudiant a des missions propres qu'il faudra complexifier au cours des « régulations » du stage.

L'EXPLOITATION DES CONNAISSANCES ANTÉRIEURES

Le stagiaire possède un noyau de connaissances et de compétences qu'il est nécessaire de mobiliser. Deux registres sont classiquement utilisables :

- les acquisitions théoriques (cliniques, techniques...) qu'il faut identifier, parfois valider dans le contexte du stage et interroger pour donner du sens aux actions réalisées,
- les expériences et compétences hors du champ de formation.

ENFIN, NOTONS LA NOTION DE « TUTEUR-EXPERT »

Le professionnel peut faire état, s'il le souhaite, de ses propres interrogations, mais aussi et surtout de ses propres acquisitions et de son expérience. Loin d'être uniquement un récit anecdotique, la « transmission d'expérience » permet à l'apprenant de s'approprier en partie l'acquis du professionnel.

DES OUTILS POUR FACILITER L'ACCOMPAGNEMENT

LE PORTFOLIO OU PORTEFEUILLE DE COMPÉTENCES

Le portfolio ou portefeuille de compétences est un moyen pédagogique qui recense, répertorie et classe les acquis de l'apprenant. Son contenu peut être guidé par le tuteur. Il peut être utilisé comme aide à l'évaluation s'il a été défini comme référence au démarrage du stage.

L'ÉVALUATION PROGRAMMÉE

S'inscrire dans une activité de formation, c'est accepter implicitement la fonction d'évaluateur. Il n'est pas possible de se soustraire à cette dernière sans dénaturer le tutorat d'un stagiaire. Cette activité n'est certes pas la plus aisée, mais elle répond aux concepts et actions qui sont classiquement décrits dans la littérature sur ce sujet.

Evaluer un stagiaire expose aussi à être évalué soi-même... ce qui ne relève encore très souvent que de questionnaires de satisfaction organisationnelle et peu d'analyse concertée de pratique de tutorat...

UNE DÉMARCHE AVANT TOUT PERSONNELLE

Il existe très peu de documents d'aide au tutorat. Certains instituts de formation ont développé des supports, voire des actions de formation sur ce sujet. Les rares références sont issues des systèmes de formation pour adultes [GRETA Velay, Site Internet, 2001]. Mais en dehors des guides des règles, il s'agit surtout d'une posture de tuteur qu'il faut pouvoir endosser. Cette activité est une réelle charge. Elle n'est pas comprise dans les attributions des professionnels et relève à la fois d'une démarche volontaire (et... bénévole) et d'une démarche de développement personnel.

LA FORMATION EN ERGOTHÉRAPIE : ÉVOLUTIONS À VENIR

Hélène HERNANDEZ

VERS UNE RECONNAISSANCE UNIVERSITAIRE

La construction de l'espace européen de l'enseignement supérieur et de la recherche est une initiative intergouvernementale. Initiée lors d'une conférence à la Sorbonne en 1998 par quatre pays (Allemagne, Grande-Bretagne, Italie et France), elle fut l'objet des accords de Bologne en 1999. Cette politique concerne désormais 36 états de la « Grande Europe ».

Les accords de Bologne réactualisés présentent les points essentiels suivants :

- Etablir un système lisible de diplôme
- Adopter une architecture comparable des études supérieures fondée sur trois niveaux : Licence, Master, Doctorat (LMD)
- Développer des formations modulaires selon le système européen de crédits appelé ECTS (European credit transfer system, soit en français : système européen de transfert et d'accumulation de crédits)
- Faire du continent européen un vaste espace permettant la mobilité des étudiants par la mise en place de bourses de mobilité
- Faciliter la mobilité des enseignants et des chercheurs, et donner aux formations une dimension européenne
- Rendre cet espace lisible et attractif à l'échelle du monde entier
- Intégrer les besoins de formation professionnelle aux divers niveaux et répondre aux aspirations à la formation tout au long de la vie.

En France, le DEUG et la Maîtrise disparaissent, les DEA et les DESS sont transformés en Masters. Le système vise à permettre une meilleure lisibilité quant aux connaissances acquises durant les études et ce quel que soit le pays où elles ont été suivies : la scolarité est organisée en semestres ; les temps de formation comprennent les cours et les travaux dirigés, le face-à-face pédagogique ainsi que les examens et le travail personnel de l'étudiant ; la réussite au programme de formation permet l'acquisition de crédits de formation appelés ECTS, système de crédits européens transférables, soit 30 ECTS par semestre, 180 pour la licence, 120 de plus pour le master, 180 de plus pour le doctorat. Les ECTS peuvent être validés dans l'université d'origine ou dans une autre université européenne ayant passé un partenariat avec l'université dans laquelle l'étudiant s'est inscrit pour un parcours de formation. L'offre de formation est réorganisée en parcours permettant une plus grande diversité au regard du système tubulaire qui prévalait jusque-là. En effet, pour passer d'une discipline à une autre, le retour à la case départ était souvent proposé c'est-à-dire la reprise en DEUG 1 même pour un détenteur d'une licence ou d'une maîtrise. L'application de ce nouveau système se fera progressivement en France. L'année 2010 est la date butoir d'application du système LMD pour les pays signataires. Cette réorganisation de l'université « *laisse à chaque ministre la possibilité d'appliquer ces grands principes aux secteurs de formation qui relèvent de sa compétence* [2] ». Sur le plan européen, l'intégration des formations supérieures dans le système LMD, telles que les formations post-bac conduisant aux professions de santé, suivra le calendrier prévu.

En France, plusieurs missions ont été conduites intéressant les professions de santé. Par exemple celle confiée, en 2001, à Philippe Lauret, conseiller technique auprès du Ministre de l'Education Nationale et Gérard Lévy, chargé de mission auprès de Madame la Secrétaire d'Etat à la Santé, à qui il fut demandé de faire des propositions pour la réforme des études médicales, notamment de présenter toute initiative tendant à réduire les inconvénients du concours actuel et d'apporter une réflexion sur les débouchés des « reçus - collés ». Puis, en 2002, la mise en place de la Commission pédagogique nationale de la première année des études de santé présidée par Domitien Debouzie, aujourd'hui décédé, fut accueillie avec de grands espoirs dans les milieux professionnels car il semblait alors que les ministres Jack Lang et Bernard Kouchner – puis Luc Ferry et Jean-François Mattei – montraient leur volonté de faire entrer à terme les formations de santé dans le système universitaire européen. Des orientations furent partagées par les représentants des professions de santé (Hernandez, Pugin, 2004) :

- la reconnaissance des diplômes paramédicaux comme étant au moins équivalents à un niveau licence ;
- la nécessité d'organiser des passerelles entre les professions de santé au cours de la formation ou au cours de l'exercice professionnel, ou bien encore une « seconde chance » pour les étudiants de formation courte désirant rejoindre une formation longue comme médecine et ce en ouvrant, en outre, aux possibilités de validation des acquis de l'expérience ;
- l'impérieuse exigence européenne de concevoir des programmes de formation évolutifs organisés à partir des compétences attendues et prenant en compte le niveau et les capacités des étudiants tout comme les attentes des clients et les nécessités de qualité, de performance et de sécurité ;
- la réorganisation des contenus articulés autour des grands champs d'activités professionnelles et non des seules disciplines médicales, et permettant l'adaptation aux évolutions scientifiques, technologiques et sociologiques.

Dans ce contexte, l'UIPARM (Union InterProfessionnelle des Associations de Rédeducateurs et Médicotechniques) a proposé un schéma de formation professionnelle paramédicale curriculaire permettant de fédérer toutes les associations constituantes de l'UIPARM dont l'ANFE (Hernandez, Pugin, 2004). Depuis lors, chaque association professionnelle, dont l'ANFE avec le SIFEF (Syndicat des Instituts de Formation en Ergothérapie Français), a décliné le parcours de formation souhaité, selon les trois plans proposés :

2. http://www.education.gouv.fr/sup/lmd/presente/action.htm. Voir aussi Ministère de l'Education Nationale, *Décret du 8 avril 2002 portant application au système français d'enseignement supérieur de la construction de l'espace européen de l'enseignement supérieur,* Journal Officiel du 11 avril 2002.

– au plan interprofessionnel, les savoirs et les aptitudes,
– au plan professionnel, les savoirs, les savoir-faire et les capacités,
– au plan du métier, les savoirs, les savoir-faire et les compétences.

En 2005, Francis Brunelle, conseiller auprès du ministre de la santé, ouvre des réunions de consultation, mais ne donne aucun cadre politique à ces auditions : ni le niveau d'accès aux formations, ni la durée des études, ni le niveau de sortie. Ce ne sera qu'en fonction des cahiers des charges qui lui seront remis par les professionnels paramédicaux que la Direction de l'Enseignement supérieur, sous l'égide de François Goulard, ministre délégué à l'enseignement supérieur et à la recherche, estimera le niveau au cas par cas. Les interlocuteurs ministériels essaient de mettre en cohérence trois objectifs :

– « *l'objectif de la DHOS (Direction de l'hospitalisation et de l'organisation des soins) consistant à identifier des métiers de soins dans un champ de compétences particulier ;*
– *l'élaboration d'un cahier des charges pédagogique, à la fois théorique et pratique, de la formation ;*
– *l'obtention au niveau universitaire d'une équivalence dans le cursus LMD afin d'établir la matrice commune des professions de santé (...) et d'aboutir à la rédaction d'un projet d'arrêté pour chaque profession* » (Brunelle, 2006).

En novembre 2006, à l'instar de toutes les associations professionnelles paramédicales, l'ANFE et le SIFEF ont déposé auprès des divers services ministériels – Enseignement supérieur, Santé – un « Cahier des charges pour un projet de formation en Ergothérapie, en application des Accords de Bologne ». Ce cahier des charges est fondé sur les travaux de l'UIPARM et sur le « Référentiel d'offre de formation paramédicale » (cf. figure 1).

De cette démarche interprofessionnelle dans laquelle le SIFEF et l'ANFE se sont engagés, il ressort de nombreux bénéfices :

– la réflexion des uns alimentant la réflexion des autres pour que chaque partenaire aille plus loin voire plus vite dans sa propre élaboration ;
– la garantie de prévoir des passerelles au cours de la formation et au cours de l'exercice professionnel ;
– l'approche par compétences et non plus seulement par contenu et programme permettant de revoir complètement l'ancien programme de formation ;
– la recherche d'une pédagogie privilégiant l'apprentissage par l'étudiant.

Suite à la mobilisation des étudiants et des professionnels en février et mars 2007, le ministère de la santé a accepté de prendre en compte les projets des ergothérapeutes et d'ouvrir les travaux sur le référentiel métier et le référentiel formation. Un document « Proposition pour l'élaboration des référentiels métier et formation, pour la profession d'ergothérapeute » (SIFEF-ANFE, avril 2007) a été remis à la DHOS du ministère chargé de la santé, et des groupes de travail ont été constitués et convoqués en décembre 2007. Par ailleurs, un autre service de la DHOS a demandé à l'ANFE de travailler sur la prospective du métier d'ergothérapeute dans la fonction publique hospitalière à 10 ou 15 ans.

AU PLAN INTERPROFESSIONNEL : SAVOIRS ET APTITUDES		
Sciences fondamentales		
UE1	Sciences de la vie	
		Anatomie et Physiologie de l'appareil locomoteur
		Physiologie des grandes fonctions
		Neurosciences
		Activité humaine
UE2	Sciences humaines	
		Santé publique et communautaire
		Législation générale
		Législation du handicap
		Ethique et déontologie
		Psychologie
		Psychosociologie et sociologie
		Apprentissage et pédagogie
UE3	Sciences cliniques	
		Raisonnement clinique
		Communication et traçabilité
		Sémiologie
		- Pathologies physiques
		- Pathologies cognitives et troubles du comportement
		- Pathologies psychiatriques
AU PLAN PROFESSIONNEL : SAVOIRS, SAVOIR-FAIRE ET CAPACITÉS		
Sciences ergothérapiques		
UE4	Fondements théoriques	
		Historique et évolution de la pratique ergothérapique
		Fondements conceptuels
		Valeurs fondamentales
		Modèles conceptuels
UE5	Méthodologie	
		Processus d'intervention
UE6	Technologie professionnelle	
		Techniques et outils d'évaluation
		Techniques et outils d'intervention
UE7	Intervention professionnelle	
		Ergothérapie et dysfonctionnement physique et neuropsychologique
		Ergothérapie en psychiatrie
		Ergothérapie en gérontologie, gériatrie et géronto-psychiatrie
		Ergothérapie concernant les autres affections
		Organisation et gestion du dispositif ergothérapique
AU PLAN DU MÉTIER : SAVOIRS, SAVOIR-FAIRE, SAVOIR-ÊTRE et COMPÉTENCES		
Activités d'intégration professionnelle		
UE8	Activités cliniques	
		Stages
		Analyse de pratiques
UE9	Développement personnel et professionnel	
		Formation à la relation
		Dynamique professionnelle liée à l'environnement, à l'exercice
		Exploration et élaboration d'un projet personnel et professionnel
		Communication et relations professionnelles
UE10	Activités d'évaluation et de recherche	
		Concepts, Méthodologie et Outils
		Elaboration et mise en œuvre d'un projet de recherche
		Langues
		Informatique

Figure 1. Référentiel d'Offre de Formation en Ergothérapie (SIFEF – ANFE, 2006).

Pour cela, des ergothérapeutes seront auditionnés, provenant des divers champs de pratique, hospitalier et non hospitalier. Dans cette étude prospective, le métier d'ergothérapeute apparaît comme impacté par les évolutions démographiques et technologiques : la monographie qui en sera établie pourrait aussi faire des propositions pour la formation des ergothérapeutes. Si bien que le métier et la formation forment un système avec une boucle de rétroaction telle que définie par la Fédération mondiale des ergothérapeutes.

Nous pouvons reprendre à notre compte les propos de Françoise Cros : « *L'enjeu est de développer une « flexibilité identitaire », c'est-à-dire une capacité à gérer et à accompagner le changement et à gérer ses propres pratiques et compétences. Les deux approches de l'apprentissage expérientiel soutenu par la recherche professionnelle sont essentielles pour permettre l'évolution du métier* » (Cros, 2003). Francis Brunelle affirmait aux Neuvièmes Assises nationales hospitalo-universitaires, le 18 mars 2005, que « *les changements ne surviennent que par des pressions extérieures* », et que « *l'Europe est un de ces changements fondamentaux* » pour favoriser « *l'augmentation de la réactivité de la formation* ». Prenons ces propos à la lettre car dans le triple contexte de l'eurocompatibilité, de l'universitarisation et de la régionalisation, l'application des accords de Bologne devrait viser un formidable changement dans notre système de formation et répondre à l'harmonisation des divers cursus, à l'évolutivité de la formation et au respect de tous les acteurs : les patients, les étudiants, les formateurs, les professionnels paramédicaux et l'ensemble des professionnels de santé.

PRÉSENTATION DES ÉTUDES POST-DIPLÔME D'ÉTAT

Hélène HERNANDEZ, Yann PERSON

Après le Diplôme d'Etat, les ergothérapeutes peuvent évoluer dans leurs carrières par le biais de formations continues diplômantes reconnues. Il y a bien sûr les différents cursus universitaires accessibles à tous pour préparer une licence, un master ou un doctorat dans plusieurs domaines, mais ces diplômes ne sont que peu reconnus par les institutions publiques comme qualifications nécessaires pour occuper les postes proposés. En effet, certains Masters permettent aujourd'hui aux professionnels de santé d'acquérir les compétences nécessaires pour parvenir aux fonctions de managers ou de directeur d'établissement. Nous ne détaillerons pas ces formations, qui sont nombreuses et varient très fréquemment. A l'inverse, un système de formation et de diplômes s'est mis en place pour répondre aux exigences statutaires et réglementaires des établissements publics sanitaires et médicosociaux. Nous les détaillerons ci-après. Cependant, l'application des accords de Bologne et le développement de référentiels métier basés sur les compétences risquent de changer la donne à moyen terme et de permettre un rapprochement entre celles aboutissant à des diplômes nécessaires dans le secteur public et celles acceptées par le privé.

LA FORMATION DE CADRE DE SANTÉ (DÉCRET N° 95-926 du 18 AOÛT 1995)

La plus connue des formations qualifiantes est la formation de **cadre de santé** réalisée dans les Instituts de Formation des Cadres de Santé (IFCS). Ces Instituts sont agréés pour plusieurs filières professionnelles selon des quotas de places qui varient d'un institut à un autre. Pour les ergothérapeutes, 11 IFCS sont accessibles en 2007. Par exemple, l'IFCS de Rennes est agréé en 2007 pour 5 places d'ergothérapeutes, 5 places de manipulateurs en électroradiologie, et 40 places d'infirmiers.

Ces Instituts proposent aux paramédicaux ayant exercé au minimum 4 ans à temps plein une formation de 10 mois. Il s'agit d'une formation accessible par concours d'admission. Certains IFCS, en collaboration avec une université, proposent de préparer parallèlement une Licence ou une première année de Master. Ce diplôme de cadre de santé amène à manager des équipes, gérer des projets de service et être responsable d'un service comprenant des ergothérapeutes ou d'autres professionnels. Ce diplôme permet aussi d'assurer la fonction de formateur en Institut de Formation, et de directeur dans un Institut de Formation en Ergothérapie quand celui-ci relève du secteur privé ou de l'université. Dans le secteur public, le corps professionnel des cadres de santé comprend 2 grades: les cadres de santé et les **cadres supérieurs de santé**. Pour obtenir ce deuxième grade il sera nécessaire de passer un concours professionnel à partir de 3 ans de services effectifs dans le grade de cadre. Pour les cadres supérieurs, il s'agit d'un niveau hiérarchique supplémentaire dont les attributions amènent à gérer plusieurs unités de soins, voire un plateau technique entier. Actuellement avec la mise en place des Pôles d'activité, les Cadres Supérieurs de Santé sont l'un des 3 membres de la direction du Pôle, avec le médecin et le cadre administratif.

LA FORMATION DE DIRECTEUR DES SOINS
(DÉCRET N°2002-550 du 19 AVRIL 2002)

Elle est accessible lorsque l'on est déjà cadre supérieur de santé ou cadre de santé par le concours de l'Ecole Nationale de la Santé Publique (ENSP). La formation se déroule sur 12 mois. Le directeur des soins exerce ses fonctions au sein des établissements publics de santé. Il peut être chargé, selon sa filière, de la coordination générale des activités de soins, de la direction du service de soins infirmiers ou de rééducation ou médico-techniques. Ce grade est nécessaire pour assurer la direction d'un institut de formation paramédicale dans le cadre hospitalier ou pour être nommé à la fonction de conseiller technique ou pédagogique à l'échelon départemental, régional ou national. Le Directeur des Soins est membre de l'équipe de direction.

LA FORMATION AUX FONCTIONS D'ENCADREMENT ET DE RESPONSABLE D'UNITÉ D'INTERVENTION SOCIALE
(DÉCRET N° 2004-289 du 15 MARS 2004 portant création du CAFERUIS)

Cette formation s'adresse aux professionnels souhaitant exercer une fonction d'encadrement dans les structures sociales ou médico-sociales, pour une fonction intermédiaire entre direction et équipes ou entre plusieurs équipes. C'est un diplôme national, obtenu après une formation en alternance de 18 mois.

LA FORMATION DE DIRECTEUR D'ÉTABLISSEMENT OU DE SERVICE D'INTERVENTION SOCIALE
(DÉCRET N°2007-577 relatif au CAFDES)

La formation est dispensée également à l'Ecole Nationale de la Santé Publique, sur concours d'entrée. Il s'agit du certificat d'aptitude aux fonctions de directeur d'établissement ou de service d'intervention sociale (CAFDES).

VALIDATION DES ACQUIS DE L'EXPÉRIENCE

Pascal BEYNETTE, Hélène HERNANDEZ

ÉTAT DES LIEUX POUR LES PROFESSIONS DE SANTÉ

Les professions de santé sont encadrées sur le plan réglementaire. Elles sont organisées en deux catégories : les professions médicales et les auxiliaires médicaux. Le système est organisé en référence à la qualification. Dans cette perspective, un professionnel ne saurait intervenir dans le champ d'une autre profession, et encore moins changer de profession, sauf par l'acquisition des diplômes requis, mais jamais en fonction de ses « acquis professionnels ».

La formation continue peut ouvrir à d'autres orientations professionnelles, mais se réduit souvent à l'actualisation des connaissances acquises dans le cadre de la formation initiale du professionnel. Des passerelles permettent actuellement à un diplômé de certaines professions d'accéder, sous des conditions relativement contraignantes, aux études d'une autre profession. Des dispenses d'épreuves de concours à l'entrée en formation et la dispense d'une partie du parcours de formation peuvent être accordées à toute personne faisant la preuve d'une expérience professionnelle avec certains diplômes de santé. Cette « passerelle » n'est possible que pour certaines professions paramédicales et ne fonctionne pas pour passer d'une catégorie paramédicale à la catégorie médicale. L'accès aux études de médecine, sous la forme d'une dispense partielle du concours de la première année et d'un rang utile au concours, sur contingent réservé, est possible aux titulaires d'un diplôme (ou certificat) de 8 professions de santé (infirmier, ergothérapeute, masseur-kinésithérapeute, manipulateur en électroradiologie médicale, pédicure-podologue, psychomotricien, orthophoniste et orthoptiste).

LE CONTEXTE EUROPÉEN

La construction de l'espace européen et la mise en place du LMD domine les débats nationaux sur l'enseignement supérieur. Par ailleurs, la Gestion Prévisionnelle des Emplois et Compétences (GPEC) fait désormais partie des méthodes de gestion des ressources humaines de la santé. Elle prévoit une valorisation individuelle en termes de carrière et de reconnaissance de qualification, associée à la possibilité d'une mobilité intra et inter-professionnelle au cours de la vie professionnelle, pour mieux gérer les parcours individuels et les crises de recrutement pour les professions de santé par une politique de reconnaissance de la compétence.

LA VALIDATION DES ACQUIS DE L'EXPÉRIENCE (VAE)

La VAE est un droit individuel instauré par différentes lois dont celle du 17 janvier 2002 dite de modernisation sociale (loi n° 2002-73, Chapitre II, section 1). Elle ouvre la possibilité d'obtenir tout ou partie d'un diplôme sur la base des acquis d'une expérience professionnelle et personnelle et d'un cursus de formation. Tous les diplômes concernant les secteurs sanitaires et sociaux devront être à terme accessibles à la VAE. La mise en place de la VAE par le gouvernement avec la loi de modernisation de 2002, veut répondre à plusieurs objectifs :

- Offrir à ceux qui sont entrés tôt dans la vie active une nouvelle chance d'accéder aux diplômes et titres de l'enseignement supérieur ;
- Eviter aux personnes en reprise d'études de réapprendre des savoirs déjà assimilés et leur épargner ainsi du temps et des efforts ;
- Répondre plus efficacement aux besoins et aux attentes des individus, des entreprises et de la société ;
- Favoriser le rapprochement entre formations universitaires et qualifications professionnelles.

L'élaboration préalable de « référentiels de métiers et de compétences » est incontournable pour la mise en place de la VAE. Ils devront s'exprimer en compétences et non en liste d'actes autorisés propres à la profession. Le développement de l'interprofessionnalité renvoie à la nécessité d'une culture commune dès la formation initiale et à la transformation de toutes les formations en crédits ECTS afin de rendre possible la création de passerelles entre les deux catégories des métiers de la santé. Nous voyons bien ici qu'il s'agit plus de passerelles entre les professions que d'une validation possible d'un exercice illégal d'une profession de santé réglementée.

L'utilisation du dispositif VAE pour intégrer un cursus universitaire propose une démarche commune à toute personne cherchant à valoriser son expérience. Les universités étant autonomes, chaque université définit les modalités d'accès aux diplômes. La VAE permet au vu d'un parcours professionnel et d'autres expériences de faire valider une partie d'un cursus universitaire. Il est ensuite souvent demandé de suivre un certain nombre d'ECTS en complément afin d'obtenir le grade universitaire visé.

QUELLES IMPLICATIONS POUR LES PROFESSIONS DE SANTÉ ?

Le Ministère, qui souhaite la mise en place d'une gestion par compétence dans les établissements de santé, privilégie donc une approche à l'échelle d'une profession et non à l'échelle d'une entreprise. C'est ainsi que celui-ci a lancé les premiers chantiers sur les métiers d'Aide Soignant, Aide Puéricultrice, Aide Médico-Psychologique et enfin Infirmier. C'est en décembre 2007 qu'a commencé celui concernant les Ergothérapeutes, les Masseurs Kinésithérapeutes et les Pédicures Podologues. De la même manière que dans les entreprises, ces référentiels compétence aideront à la gestion des personnels dans les établissements de soins et induiront à terme la réalisation de nouveaux référentiels de formation.

Définir une profession par des compétences est une approche de l'homme dans le travail qui n'est pas sans conséquences. Pour le groupe de travail du rapport Matillon, la définition de la compétence est la suivante: « *La mise en œuvre d'une combinaison de savoirs (connaissances, savoir-faire, comportement et expérience) en situation (Medef 1998, Le Boterf 1996, Zarafian 2000)* ». Le concept de compétence a été défini au niveau de la communauté européenne comme « *l'ensemble des caractéristiques individuelles (connaissances, aptitudes et attitudes) qui permettent à une personne d'exercer son activité de manière autonome, de perfectionner sans cesse sa pratique et de s'adapter à un environnement en mutation rapide* ». C'est sur ce principe que se basent les propositions faites par ailleurs dans le rapport d'étape présenté par Yvon Berland : « *Coopération des professions de santé: le transfert de tâches et de compétences* ».

L'activité professionnelle des soignants (médicaux ou paramédicaux) se présente davantage en termes de compétences dans des situations imprévisibles et non directement maîtrisables que comme une déclinaison seule d'opérations techniques minutieuses à maîtriser.

Cette mobilité professionnelle, cette transférabilité élevée des compétences professionnelles que l'on suppose réalisable d'une profession à l'autre, est censée apporter une réponse à l'hémorragie des professions médicales et paramédicales grâce à une réorientation professionnelle possible. Il n'en est pas moins vrai qu'elle soulève une question d'importance qui n'est pas à négliger: celle de la culture et de l'identité professionnelle qui signe, dans l'action, les normes de la posture professionnelle attendue.

FORMATION CONTINUE : LÉGISLATION ET MOYENS

Florence JEAY

La formation tout au long de la vie prônée par l'Europe est devenue incontournable du fait de l'explosion des connaissances et de la complexité sociale et culturelle. La nécessité de développer son potentiel pour rester efficace est à ce point essentielle dans la vie des salariés qu'elle a fait l'objet d'une loi en 2004. Mais face à sa complexité et dans les méandres des accords de branche et des dispositions réglementaires, les professionnels ont du mal à s'y retrouver.

Le développement des compétences intègre le développement des connaissances, procédures et savoir-faire pour permettre une adaptation optimale du professionnel dans son contexte de travail. La formation continue doit à la fois être adaptée au terrain professionnel et s'appuyer sur celui-ci, tout en ayant un recul théorique et méthodologique indispensable. Elle doit s'adresser aux personnes dans leur individualité, dans une logique de formation tout au long de la vie, mais aussi aux organisations, dans leur spécificité. A terme, comme pour les professions médicales, les professions paramédicales devront intégrer une pratique fondée sur les preuves. Ergothérapeutes et étudiants devront appliquer cette démarche, où la mise a jour des connaissances est primordiale.

LE DROIT ET L'OBLIGATION DE FORMATION CONTINUE

Le droit du travail et de la formation professionnelle place la formation au cœur du processus de développement des compétences, facteur de développement personnel et professionnel :

• La Loi du 16 juillet 1971

Par cette Loi, le droit du travail a reconnu la formation continue comme faisant **partie intégrante de l'activité professionnelle** et a structuré toute la formation professionnelle dans le privé comme dans le public.

• La loi du 4 mars 2004 sur la formation tout au long de la vie

« *La formation professionnelle tout au long de la vie constitue une obligation nationale* ». C'est en ces termes que l'article 2 de la loi du 4 mars 2004 présente une législation dont les nobles objectifs sont de garantir aux travailleurs « *tout au long de leur vie* » le développement de leurs compétences et leur maintien dans l'emploi. Voici quelques-uns de ces grands principes :

- La formation continue est un droit
- La formation continue favorise l'insertion professionnelle
- La formation continue favorise le développement des compétences
- La loi inclut, dans un souci d'égalité, les personnes handicapées

- **La loi des 9 et 13 août 2004 sur l'obligation de formation continue des auxiliaires médicaux**
  Le nouvel article L. 4382-1 dans le code de la santé publique étend l'obligation de formation continue aux auxiliaires médicaux, mais les décrets d'application ne sont pas encore sortis.

- **La loi du 11 février 2005 pour l'égalité des chances, la participation et la citoyenneté des personnes handicapées**
  L'article 7 de la Loi du 11 février 2005, portant sur la formation des professionnels, a introduit dans le code de la santé publique un article L.1110-1-1 prévoyant que « *les professionnels de santé et du secteur médico-social reçoivent au cours de leur formation initiale et continue une formation spécifique à l'évolution des connaissances relatives aux pathologies à l'origine des handicaps et les innovations thérapeutiques, technologiques, pédagogiques, éducatives et sociales les concernant, l'accueil et l'accompagnement des personnes handicapées, ainsi que l'annonce du handicap.* »

Les règles et procédures concernant la formation continue sont complexes et varient selon le contexte de travail. Le lecteur appréciera de découvrir les droits et procédures permettant aux ergothérapeutes de bénéficier de formation continue, décrits de façon très pratique sur le site de l'ANFE. Les informations principales sont présentées ici.

LA FORMATION CONTINUE DANS LE PRIVÉ

La formation est un moyen, parmi d'autres, qui permet à l'entreprise de consolider et de développer le niveau de compétence des salariés. C'est donc, d'abord, un outil de management, devant contribuer à la performance de l'entreprise. C'est aussi un moyen de développement pour les salariés. La formation peut leur permettre de mettre à jour leurs connaissances et leurs savoir-faire, de se préparer à des évolutions de leur métier ou de leur carrière.

La formation continue est financée par un prélèvement mensuel sur les salaires qui est versé à un Organisme Paritaire Collecteur Agréé (OPCA).

Le droit individuel à la formation (DIF) : Tous les salariés du secteur privé peuvent y prétendre après l'équivalent d'une année d'ancienneté dans l'entreprise. Le DIF est qualifié de prioritaire lorsque la formation demandée est en lien direct avec la fonction de l'employé.

La mise en œuvre du DIF relève de la **seule initiative** du salarié qui choisit sa formation, en accord avec son employeur.

Le plan de formation : Le plan de formation représente un tableau de bord prospectif des formations prévues sur une année, accompagné de son cahier des charges. Il est divisé en trois volets : l'adaptation au poste, le maintien dans l'emploi, le développement des compétences.

Le congé individuel de formation (CIF) : Le CIF permet de suivre pendant un an à temps plein (ou mille deux cents heures à temps partiel) une formation de son choix, à son initiative, et pendant le temps de travail. Si la demande est acceptée, l'organisme financeur prend en charge entre 80 et 90 % du salaire. Mais surtout, il permet de retrouver son poste (ou un équivalent) à son issue.

LA FORMATION CONTINUE DANS LA FONCTION PUBLIQUE

La formation continue dans le public est financée par un prélèvement sur les salaires, reversé, au moins pour partie, à l'ANFH (Association Nationale de Formation Hospitalière). Chaque année les établissements hospitaliers dressent un plan de formation.

Les agents titulaires et non titulaires de la fonction publique hospitalière ont accès aux mêmes catégories d'actions de formation : les actions de formation figurant dans le plan de formation de l'établissement ou les actions choisies par les agents en vue de leur formation personnelle.

Le plan de formation porte sur quatre types d'actions :

- actions de préparation aux concours et examens,
- études promotionnelles,
- actions d'adaptation,
- actions de conversion.

Le droit individuel à la formation porte sur quatre types de congé de formation :

- le congé de formation professionnelle,
- le congé pour formation syndicale,
- le congé de formation « cadres et animateurs pour la jeunesse »,
- le congé de formation des représentants du personnel au CHSCT.

Pour bénéficier de ces formations il faut être agent issu des établissements suivants :

- hôpitaux et hospices publics,
- maisons de retraite publiques,
- établissement relevant des services départementaux de l'aide à l'enfance,
- établissement public pour mineurs ou adultes handicapés ou inadaptés, à l'exception des établissements nationaux et des établissements d'enseignement ou d'éducation surveillée,
- centre d'hébergement et de réadaptation sociale, public ou à caractère public,
- centre d'accueil et de soins hospitaliers.

LA FORMATION CONTINUE POUR LES LIBÉRAUX

Les professionnels libéraux bénéficient d'un droit personnel à la formation continue. En contrepartie, ils participent au financement d'un fonds de formation en s'acquittant en février de chaque année d'une contribution égale à 0,15 % du plafond de la Sécurité sociale. La plupart des professions libérales cotisent au Fonds Interprofessionnel de Formation des Professions Libérales

(FIF-PL), les médecins libéraux cotisant pour leur part au Fonds d'Assurance de Formation de la Profession Médicale (FAF-PM).

Chaque section professionnelle participant au FIF-PL (santé, droit, technique et cadre de vie) détermine, pour l'ensemble des professionnels libéraux de sa propre section, les axes prioritaires annuels de formation (exemple : formations liées à la pratique de l'exercice professionnel), les axes non prioritaires de formation, et détermine également les plafonds annuels de prise en charge de chaque politique (prioritaire et non prioritaire).

La mise à jour des connaissances est indispensable pour les professionnels libéraux, mais également pour leurs salariés. L'OPCA-PL (Organisme Paritaire Collecteur Agréé de l'ensemble des professions libérales) a pour mission de promouvoir et financer la formation professionnelle des salariés des professions libérales. Le montant de la contribution à la formation professionnelle continue des salariés est basé sur la masse salariale annuelle brute de l'ensemble des salariés de l'entreprise.

BIBLIOGRAPHIE

Critères minimums requis pour la formation

WFOT (2002). *Révision des critères minimums requis pour la formation des ergothérapeutes.* Traduction française 2006.

TUNING (2003). *Pour une convergence des structures éducatives en Europe.* Education et culture. Socrates-Tempus.

ANFE et SIFEF (Octobre 2006). Document de travail *: Cahier des charges pour un projet de formation en ergothérapie en application des accords de Bologne.*

Dubar C. (2002) *La socialisation, construction des identités sociales et professionnelles.* Paris : Armand Colin, 3e édition.

Le Borterf, G. (2002). *Ingénierie de formation et évaluation des compétences.* 4e édition. Paris : Editions d'organisation.

Chomsky, N. (1979). A propos des structures cognitives et de leur développement : une réponse à Piaget. In théories du langage, théories de l'apprentissage. Paris : Editions du Seuil.

Vergnaud, G. (1991). *La théorie des champs conceptuels.* Paris : La pensée sauvage.

Alternance

Charte des stages étudiants en entreprise du 21 avril 2006.

Geay, A. (1998). *L'école de l'alternance.* Paris : L'Harmattan.

Geay, A., Hahn, C., Besson, M. (2005). Evolution et spécificité de l'alternance dans l'enseignement supérieur de management. *Education Permanente, 163*, 15-28.

Guillez, P. (2004). Repères pour une pratique professionnelle source de formation. *Expériences en ergothérapie, 10,* 17e série. Montpellier : Sauramps médical pp.71-77.

Guillez, P. (2005). Repères pratiques pour le tutorat des cadres de santé lors du stage pédagogique. *Expériences en ergothérapie, 11*, 18e série. Montpellier : Sauramps médical, pp. 51-58.

Guillez, P. (2006). Proposition d'une méthode de tutorat de stages : la délégation progressive des actes. *Expériences en ergothérapie, 12*, 19e série. Montpellier : Sauramps médical, pp. 46-51.

Kolb, D. (1984). *Experiential Learning : experience as the source of learning and development.* New Jersey : Prentice Hall.

Malglaive, G. (1982). Théorie et pratique, approche critique de l'alternance en pédagogie. *Revue française de pédagogie, 61*, 17-29.

Meirieu, P. (1987). *Apprendre... oui, mais comment.* Paris : ESF éditeur.

Morel, M.-C. (2005). *L'alternance dans la formation des ergothérapeutes*, Dossier de validation Master Sciences de l'éducation, Université Bordeaux 2 Victor Segalen, 11 p.

Pele, G. (2007).

Rapport du Conseil Européen sur les objectifs concrets futurs des systèmes d'éducation et de formation – Février 2001

Schön, D. (1994). *Le praticien réflexif : à la recherche du savoir caché dans l'agir professionnel.* Montréal : Ed. Logiques.

Tutorat

Aubret, J., Meyer, N. (1994). *La reconnaissance des acquis professionnels et l'enseignement supérieur*, Université de Paris VIII.

Bandura, A. (1980). *L'apprentissage social.* Paris : Ed. Madagra.

Bandura, A. (2003). *De l'apprentissage vicariant à la théorie de l'auto efficacité* Ecole Normale Supérieure Sciences Humaines – conférence publiée en ligne : http://pmev.lagoon.nc/bandura.htm

Barbier, J.M. (1996). *Savoirs théoriques et savoirs d'action.* PUF.

Guillez, P. (2006). Proposition d'une méthode de tutorat de stages : la délégation progressive des actes. *Expériences en ergothérapie, 12,* 19e série. Montpellier : Sauramps médical, pp. 46-51.

Hivon, R. (1999). *Psychologie cognitive et repères pour la formation* (dossier documentaire), Bobigny, DPSS, UFR SMBH Léonard de Vinci, Université Paris Nord.

La formation en ergothérapie : évolutions à venir

Albert, B., Heuleu, J.N. (1986). *Rapport de mission au Ministre délégué à la Santé et à la Famille, La problématique de la profession de masseur-kinésithérapeute*, 25 novembre 1986.

Ardoino, J. (1992). *L'implication, Se former.* Lyon : Voies livres, p.1-8.

Ardoino, J. (2000). *Les avatars de l'éducation.* Paris : PUF.

Cardinet, J. (1994). *Pour apprécier le travail des élèves.* Neuchâtel : IRDP.

Cros, F. (2003). La formation professionnelle par la recherche ou la professionnalisation par la recherche. *JNKS*, Paris.

Debouzie, D. (2003). *Commission pédagogique nationale de la première année des études de santé. Rapport à l'attention de Luc Ferry, ministre de la Jeunesse, de l'Education Nationale et de la Recherche, et de Jean-François Mattei, ministre de la Santé, de la Famille et des Personnes handicapées,* 20 juillet 2003.

Donnadieu, B. (1998). *La formation par alternance, coopération herméneutique*, Aix, Titres en question, Université de Provence, Département des Sciences de l'éducation.

Ducret, M., Mareda, T. (2007). Emergence de la « pratique basée sur l'évidence » en ergothérapie, considérations épistémologiques et réflexion critique, effets collatéraux du concept. *WFOT, Bulletin*, *55*, 12-20.

Eymard, C. (2002). La parole comme objet d'étude de la recherche clinique en sciences de l'éducation, *Les sciences de l'éducation en question*. Recueil des cahiers 34 à 38 de 2001, pp. 193-206. Université de Provence, Département des Sciences de l'éducation.

Hernandez, H. (2002). *Le dossier du patient en ergothérapie. Impact d'une recommandation de l'A.N.A.E.S. sur les pratiques professionnelles*, Mémoire réalisé pour le diplôme de DESS - Master Missions et démarches d'évaluation, Université de Provence Aix-Marseille 1, Département des sciences de l'éducation.

Hernandez, H. (2003). La réforme de la première année des études de santé. Informations et réflexions. In Izard, M.H., Kalfat, H., Nespoulous, R. (Eds), *La Recherche et Expériences en Ergothérapie*, (pp.125-133, 16e série). Montpellier : Sauramps Médical.

Hernandez, H., Pugin, J.M. (2004). Vers une formation professionnelle paramédicale curriculaire. *Soins Cadres*, *51*, 57-61.

Hernandez, H. (2006). Vers l'universitarisation des formations paramédicales. *Soins Cadres*, *59,* 54-58.

Hernandez, H. (2006). Vers l'application des accords de Bologne pour la formation des ergothérapeutes. In Izard M.H., Nespoulous R. (Eds), *Expériences en Ergothérapie*, (pp.11-19, 19e série). Montpellier : Sauramps Médical.

Hocking, C., Ness, N.E. (2002). *Révision des critères minimums requis pour la formation des ergothérapeutes*, WFOT, traduction M.-C. Morel-Bracq et J.-Y. Bausson

Joubert, J., Hernandez, H. (2002). Formations initiales des professions de rééducation et médicotechniques : état des lieux, formations et valorisation professionnelle, 6e Journée nationale d'étude et de réflexion de l'UIPARM, Paris, 18 janvier 2002.

Leplat, J. (1995). A propos des compétences incorporées. *Education permanente*, *123*, 101-115.

Mattei, J.F., Etienne, J.C., Chabot, J.M. (1997). *De la médecine à la santé, pour une réforme des études médicales et la création d'universités de santé*. Paris : Flammarion.

SIFEF-ANFE (2006). *Cahier des charges pour un projet de formation en Ergothérapie, en application des accords de Bologne*, novembre 2006.

SIFEF-ANFE (2007). *Proposition pour l'élaboration des référentiels métier et formation, pour la profession d'ergothérapeute*, 27 avril 2007.

Vial, M. (2001). Des critères pour la pratique d'une méthode clinique dans la recherche en sciences de l'éducation », *Les sciences de l'éducation En question*, Recueil des cahiers 29 à 33 de 2000, , pp. 125-149. Université de Provence, Département des Sciences de l'éducation.

Watzlawick, P., Weakland, J., Fisch, R. (1975). *Changements. Paradoxes et psychothérapie*. Paris : Points Seuil, Essais.

WFOT (2002). Critères minimums requis pour la formation des ergothérapeutes, traduction 2006 M.C.Morel-Bracq et Anne-Elisabeth Morel.

Textes officiels

Décret n°70-1042 du 6 novembre 1970 portant création du diplôme d'Etat d'ergothérapeute.

Arrêté du 14 septembre 1971 relatif aux études préparatoires au diplôme d'Etat d'ergothérapeute publié au journal officiel du 14 septembre 1971, fixant le programme de la 1ère année.

Arrêté du 7 juin 1972 relatif aux études préparatoires au diplôme d'Etat d'ergothérapeute fixant le programme des 2e et 3e années.

Décret n°73-901 du 14 septembre 1973 créant un conseil supérieur des professions paramédicales.

Arrêté du 24 septembre 1990 relatif aux études préparatoires au diplôme d'Etat d'ergothérapeute publié au journal officiel du 26 septembre 1990.

Décret du 8 avril 2002 portant application au système français d'enseignement supérieur de la construction de l'espace européen de l'enseignement supérieur, Ministère de l'Education Nationale.

Arrêté du 10 avril 2002 portant création de la commission pédagogique nationale de la première année des études de santé, Ministère de l'Education Nationale.

Arrêté du 25 février 2004 modifiant l'arrêté du 24 septembre 1990 relatif aux études préparatoires au diplôme d'Etat d'ergothérapeute, publié au journal officiel du 18 mars 2004

Décret n° 2006-1093 du 29 août 2006 pris pour l'application de l'article 9 de la loi n° 2006-396 du 31 mars 2006 pour l'égalité des chances

Sites internet :

WFOT : www.wfot.org.au
COTEC : www.cotec-europe.org
ENOTHE www.enothe.hva.nl
TUNING : http://tuning.unideusto.org/tuningeu/
ANFE www.anfe.asso.fr

Collection ergothérapies
Nouveau guide de pratique en ergothérapie : entre concepts et réalités
Coordonnateur : J.-M. CAIRE
Solal, éditeur, Marseille - 2008.

J.-M. CAIRE
N. BIARD
G. WHITEFORD

CHAPITRE 12

LA RECHERCHE EN ERGOTHÉRAPIE

INTRODUCTION

La recherche scientifique en ergothérapie s'inscrit dans une perspective d'évolution indispensable de la profession. Depuis vingt ans, outre-atlantique et dans les pays du nord de l'Europe, la recherche en ergothérapie s'est développée, entraînant une évolution directe de la qualité des soins (Colborn, 1993; Fischer, Kielhofner et David, 1989). Le développement mais aussi la crédibilité de la profession sont intimement liés à cette notion de recherche. La pertinence de toute action professionnelle implique de se donner les moyens de vérifier l'efficacité des méthodes et des traitements employés au regard de la finalité du soin. Avant d'aborder ce qu'est ou pourrait être la recherche en ergothérapie en France, il est nécessaire de redéfinir où en est la recherche aujourd'hui. L'activité scientifique se trouve confrontée, en raison même de son propre développement, à l'ébranlement d'un certain nombre de repères et de catégories de classement qui l'organisaient jusqu'alors. En effet le risque d'une distinction permanente entre les disciplines, assignées à des « champs » et à des « méthodes » disjointes les uns des autres, nous entraîne dans une stricte division et un clivage simpliste peu en lien avec la réalité du monde. L'avancée des connaissances nous impose de prendre en considération notre action de recherche dans un cadre multiréférentiel (Ardoino, 1990). Comme le souligne Edgard Morin, « *il y a une façon close et myope de faire de la science, sans se préoccuper des conséquences, sans se préoccuper de la société ni de l'être humain* » (Morin, 2006), et une autre façon plus complexe qui prend en compte l'humain et le contexte. Le domaine de l'activité humaine collective ne peut se concevoir qu'en termes d'interactions et cette transformation impose aujourd'hui de prendre en considération la question de la complexité à la fois dans la manière de penser et de faire de la recherche. S'attacher à la complexité, c'est introduire une nouvelle façon de traiter le réel et définir un rapport à l'objet de recherche qui introduit la reconnaissance d'un travail scientifique partiel et continuellement remaniable où la dimension de l'incertitude et de l'imprédictibilité est prise en compte (Lemoigne, 1998). Dans ce chapitre, Jean-Michel Caire reprend de façon générale la notion de recherche en ergothérapie en France. Puis sont abordés trois domaines et approches de la recherche en ergothérapie. Gail Whiteford présente la science de l'activité humaine comme une piste d'exploration en ergothérapie déjà bien établie en Australie et en développement en France. Jean-Michel Caire aborde le secteur de la recherche dans la cognition et Nicolas Biard développe le thème de la recherche dans le domaine des nouvelles technologies. Nous terminerons ce chapitre en posant le cadre législatif de la recherche clinique.

LES PRINCIPES DE LA RECHERCHE EN ERGOTHÉRAPIE

Jean-Michel CAIRE

En ergothérapie, on peut envisager trois axes de recherche interdépendants :

- L'axe épistémologique : l'étude de la recherche, de la connaissance scientifique et de l'aspect conceptuel lié au domaine étudié. Ainsi des modèles théoriques spécifiques à l'ergothérapie ont vu le jour comme : l'occupation humaine (Kielhofner, 2002), le rendement occupationnel (ACE, 1991), la pratique fondée sur l'activité (Pierce, 2001), et plus récemment le Kawa (River) Model (Iwama, 2002). Depuis une quinzaine d'années la science de l'activité humaine semble devenir une discipline à part entière dans des pays comme les USA, le Canada, la Nouvelle-Zélande et l'Australie. Cet axe est peu, voire pas développé en France. En effet, peu d'ergothérapeutes aujourd'hui travaillent sur les fondements conceptuels dans notre pays. Nous pouvons noter que depuis 2007, un groupe de réflexion s'est constitué dans cet objectif à l'ANFE.
- L'axe méthodologique : l'étude de méthodes propres à une science. L'ergothérapie n'étant pas une science, nous devons puiser notre méthodologie exploratoire dans d'autres domaines comme l'épidémiologie, la sociologie, l'ethnologie... Dans le cadre des sciences de l'activité humaine, les approches narratives ont été privilégiées pour mettre en évidence la dynamique de l'activité (Molineux et Whiteford, 2006). Certains modèles comme le modèle ludique (Ferland, 1998) ou le modèle canadien de la performance occupationnelle (ACE, 1991) présentent des méthodologies exploratoires pour analyser l'action de l'ergothérapeute sur le terrain.
- L'axe phénoménologique qui désigne la partie des sciences qui étudie les phénomènes. La démarche de recherche influence également les pratiques spécifiques en ergothérapie comme par exemple dans le domaine de l'évaluation avec le Profil des AVQ (Dutil *et al.*, 1996) ; le TEMPA (Desrosiers *et al.*, 1993) ; la mesure du rendement occupationnel (Law *et al.*, 1994) ; le BME (Kalfat *et al.*, 1998) ; la tâche de recherche de trajet en milieu ordinaire (Sorita *et al.*, 2006), le AMPS (Fischer, 2003). Le processus d'intervention en ergothérapie se trouve aussi enrichi par la démarche scientifique dans le domaine des nouvelles technologies (Biard *et al.*, 2005), l'approche dynamique interactionnelle de la réhabilitation cognitive (Toglia *et al.*, 2003) ou l'étude de la technique d'indiçage spatio-moteur en ergothérapie (Caire et Cook, 2007).

Le premier principe pour entreprendre une activité de recherche est sans aucun doute d'avoir suivi une formation avec un apprentissage de la méthodologie de recherche, des outils d'enquête et de prospection du terrain avec traitement statistique, des valeurs et une éthique liées au domaine de la recherche. Cette formation est désormais dispensée aux étudiants en ergothérapie avec l'apparition en 2005 du mémoire d'initiation à la recherche. Cette nouvelle modalité du Diplôme d'Etat permet aux futurs ergothérapeutes d'être sensibilisés à ce qu'est la recherche et permettra sans nul doute d'impulser divers travaux de recherche dans les différents domaines de l'ergothérapie. Même si la recherche est difficilement concevable sans avoir suivi un cursus universitaire, sans aucun lien avec un laboratoire ou une équipe d'accueil, cela ne doit pas limiter l'accès à ce type d'activité aux ergothérapeutes n'ayant pas de formation universitaire. Les ergothérapeutes faisant de la recherche en France sont peu nombreux mais ils existent. La majeure partie des travaux porte sur l'évaluation (réalisation d'un bilan, d'une échelle), les aides techniques ou l'amélioration des pratiques. Tous les professionnels interrogés et n'ayant pas suivi de formation universitaire, se disent démunis quant à la méthodologie à employer et au maniement des outils. Dans tous les cas, la recherche ne se fait jamais seul. Tout comme en rééducation ou en réadaptation, il s'agit d'un travail d'équipe où chacun vient apporter sa pierre à l'édifice selon ses connaissances et compétences et selon les disciplines explorées dans le projet. Ainsi nous sommes souvent amenés à travailler de concert avec des professionnels issus de disciplines différentes : sciences sociales, biologie, médecine, sciences humaines, sciences de l'éducation, ingénierie... L'ergothérapeute, quant à lui, est souvent apprécié pour ses connaissances de la clinique et des besoins des personnes en situation de handicap.

Pour entreprendre une activité de recherche, l'investissement personnel est important. L'aspect financier est un élément majeur dans l'entreprise d'une recherche, les fonds sont souvent limités et pourtant ce facteur est primordial pour son développement dans un pays. Le succès de la recherche à l'étranger vient aussi des liens que les ergoghérapeutes ont pu créer avec des laboratoires de recherche. L'Institut d'ergothérapie à Créteil a le premier formalisé ce partenariat en intégrant une licence professionnelle avec le laboratoire d'ingénierie à Paris. L'Institut de formation de Bordeaux formalise depuis quelques années des liens étroits avec les laboratoires de recherche en cognitique et en sciences de l'éducation. Enfin dans le Languedoc-Roussillon il est prévu la création d'une structure de recherche en ergothérapie dans le domaine de la géronto-psychiatrie derrière le label « Géronto-clef ».

Le souci d'un travail en collaboration et la mutualisation des compétences doivent être constants. Les recherches tournées vers les domaines comme la réadaptation, le handicap ou l'activité humaine impliquent la conjonction de différents professionnels et disciplines de recherche. Cette démarche doit s'entreprendre en réseau avec des équipes existantes permettant de suivre un processus de recherche rigoureux et scientifique.

Aujourd'hui la recherche en ergothérapie nous concerne tous et son développement est nécessaire pour clairement identifier nos rôles et compétences dans le paysage de la santé en France mais aussi en lien avec l'Europe et le monde (Izard *et al.*, 2003). La formation initiale doit permettre d'acquérir cette capacité à construire la pratique et acquérir une méthodologie rigoureuse pour avoir une action réflexive sur notre intervention auprès des patients, des familles et des institutions de soins. Nous partons de l'hypothèse que la voie de développement de l'ergothérapie passe par sa capacité à former des professionnels capables de penser le projet de soin aussi comme un projet de recherche, c'est-à-dire d'utiliser une méthodologie de recherche. Pour préparer le futur de la profession, la formation aide les futurs professionnels à être « *sensibles à la nécessité de mener des recherches associant à la fois validité écologique et rigueur théorique et méthodologique* » (Vergnaux, 1994).

La suite de ce chapitre sera consacrée à trois aspects de la recherche en ergothérapie : la recherche en tant que science, la recherche dans le domaine de la cognition et enfin la recherche dans les nouvelles technologies et la domotique.

SCIENCE DE L'ACTIVITÉ HUMAINE[1] : DÉVELOPPEMENT, CONTRIBUTION ET FUTUR

Gail WHITEFORD

L'ergothérapie est une discipline fondée sur l'affirmation d'une relation directe entre ce que les gens font et leur propre état de santé et de bien-être. La Science de l'Activité Humaine a été nommée à l'origine « Occupational Science » par Yerxa et ses collègues (1989) comme étant « *l'étude de l'être humain en tant qu'être agissant, incluant le besoin d'agir et la capacité à s'engager et à orchestrer les activités de la vie quotidienne, dans l'environnement, tout au long de la vie* ». L'émergence de cette science soutenait la proposition d'un programme doctoral pour les ergothérapeutes à l'Université du Sud Californie. Les 15 années d'histoire de la Science de l'Activité Humaine ont été caractérisées par des mouvements simultanés d'acceptation et de controverse. Cependant, cette Science est déjà devenue une discipline bien établie, marquée par des symposiums aux USA, UK, Canada, Asie et Australie, Japon, par une conférence de recherche aux USA, par la revue *Journal of Occupational Science* publiée depuis 1993, par le développement de livres clairement centrés sur la Science de l'Activité Humaine et par des numéros spéciaux dans un certain nombre de revues d'ergothérapie. De plus, la Science de l'Activité Humaine sert de référence aux priorités de recherche, à certains programmes de formation (UK, 2001) et aux critères internationaux de formation (WFOT, 2002). Les liens entre la Science de l'Activité Humaine et l'ergothérapie ont été discutés : Science fondamentale ou recherche appliquée, mais aucune distinction rigide n'a été faite.

MÉTHODOLOGIE DE RECHERCHE EN SCIENCES HUMAINES

La méthodologie exploratoire de l'activité humaine est plus d'ordre qualitatif avec une démarche narrative, d'entretien ou de récit de vie. Cette approche issue des sciences humaines est souvent privilégiée en ergothérapie de par les similitudes avec les entretiens cliniques que nous utilisons au quotidien avec les usagers. Il est à noter que les techniques d'entretien demandent une méthodologie dans l'élaboration de ce que l'on cherche (la problématique et les hypothèses), dans la construction des outils exploratoires (grille d'observation, entretien semi-directif ou questionnaire) et dans l'analyse de contenu des informations.

1. « Occupational Science » a été traduit de différentes façons : science de l'occupation, science de l'activité, ergologie, science de l'activité humaine... Après de nombreuses discussions et lectures, c'est cette dernière traduction que nous privilégierons.

SCIENCE DE L'ACTIVITÉ HUMAINE : IMPACT ET CONTRIBUTION

La Science de l'Activité Humaine permet :

- de fournir un support pour l'exercice pratique de l'ergothérapie,
- d'améliorer les services apportés aux clients et de développer de nouvelles approches thérapeutiques,
- de comprendre l'être humain en tant qu'être agissant,
- d'expliquer les relations entre l'activité et la santé,
- de spécifier l'ergothérapie par rapport aux autres professions,
- de développer des services en dehors des limites médico-sociales traditionnelles.

La Science de l'Activité Humaine stimule la réflexion sur la pratique et permet de développer les preuves du potentiel de l'activité signifiante et significative vis-à-vis de la santé, en se recentrant sur la personne et son action dans son environnement matériel, humain et plus largement sa place dans la société.

Le bénéficiaire des services en ergothérapie est considéré comme étant l'expert de sa propre histoire en lien avec ses activités et l'acteur de changement le plus significatif. De ce fait, le rôle du professionnel se transforme en facilitateur, permettant de rééquilibrer la relation de pouvoir.

LES PRIORITÉS DE RECHERCHE EN SCIENCE DE L'ACTIVITÉ HUMAINE

Une des caractéristiques de l'activité humaine est sa complexité, élargissant ainsi le domaine d'investigation mais nécessitant une attention particulière pour le choix des stratégies méthodologiques. Les centres d'intérêt spécifiques de la recherche en science de l'activité humaine sont mieux articulés selon un cadre correspondant aux niveaux d'apparition et d'organisation des activités : niveaux individuel, familial, social et de la population. Ce que les personnes font est toujours relié à un contexte particulier, le développement de la compréhension des relations entre l'activité et le contexte est fondamental dans la progression de la science de l'activité humaine et de l'ergothérapie.

Les quatre niveaux et leurs centres d'intérêt selon la science de l'activité humaine :

Niveau individuel : le développement de l'activité tout au long de la vie ; l'influence de l'esprit/du cerveau/du corps sur la performance dans les activités ; l'utilisation du temps ; la relation entre l'activité, le sens et l'histoire personnelle.

Niveau familial : comment les activités sont perçues et apprises dans la cellule familiale ; les activités liées au rôle de parent ; les modes d'engagement dans l'activité dans les familles avec un enfant handicapé.

Niveau communautaire/social : les modes d'engagement dans l'activité dans les communautés sociales ; les influences sociales et culturelles sur l'activité et le développement des activités liées aux rôles ; les influences politiques et légales sur la participation sociale des membres d'une communauté.

Niveau de la population : activité et santé publique ; l'impact des pandémies sur l'activité ; activité et globalisation.

LE DOMAINE DE LA RECHERCHE EXPÉRIMENTALE ET DE LA COGNITION

Jean-Michel CAIRE

La démarche expérimentale est basée sur des données observables et éprouvées sur le terrain. Cependant nous ne nous limitons pas à récolter des informations, mais essayons de trouver des catégories afin de proposer des principes plus généraux qui vont expliquer les phénomènes observés. La recherche expérimentale est définie par plusieurs étapes que sont:

L'observation: on note et reporte tous les événements qui nous intéressent pour l'étude.

La mesure consiste à quantifier les événements ou les comportements à l'aide d'outils de mesure adaptés.

L'expérimentation est le processus mis en œuvre pour démontrer que les événements observés dans certaines conditions se reproduiront dans les mêmes conditions.

Le principe de la démarche s'appuie généralement sur un raisonnement dit hypothético-déductif : soit on part de l'observation de faits pour aller vers la théorie, soit la théorie aboutit à la mise à l'épreuve de faits.

La démarche expérimentale se définit par:

- L'exploration théorique (recherche bibliographique).
- La construction du cadre de l'analyse en délimitant le domaine de recherche, la population et en précisant le comportement à étudier. Par exemple le domaine de la mémoire est trop vaste, la mémoire épisodique détermine un champ plus restreint. La population peut être constituée des personnes âgées. Le comportement peut être le niveau stratégique de l'élaboration d'une tâche prescrite. De cette approche dite en « entonnoir » va résulter la construction des hypothèses. Elles doivent être mesurables sur le terrain avec des techniques quantifiables (traitement statistique).
- La généralisation des résultats: il est nécessaire de constituer un échantillon de personnes représentatives de ce que l'on cherche. Il existe plusieurs méthodes statistiques pour permettre de calculer l'effet enregistré sur un groupe ou sur la comparaison de deux groupes (groupe expérimental et groupe témoin). Il est recommandé de travailler avec des personnes expertes en statistique pour éviter les erreurs de traitement mathématique.

Pour illustrer cette démarche méthodologique, nous vous proposons l'analyse de deux articles scientifiques. Le premier texte a été présenté en 2007 aux journées cadre de Montpellier: « Evaluation comparative de la mémoire des trajets chez les patients traumatisés crâniens modérés ou graves: entre environnement réel urbain et immersion en environnement virtuel » (Sorita, Mazaux, N'kaoua, 2007). Le deuxième article étudie les effets de l'intervention des ergothérapeutes dans la communauté ciblant le fonctionnement quotidien des patients déments, et le développement du sentiment de compétence des aidants directs (Graff *et al.*, 2006).

ANALYSE DU PREMIER ARTICLE

L'orientation de sortie institutionnelle et plus largement le projet de vie dépendent entre autres des évaluations faites en institution. L'évaluation en environnement réel comporte la difficulté d'être un milieu non contrôlé ni contrôlable. La question est posée de la valeur écologique des outils que nous utilisons pour évaluer les activités qui seront faites au quotidien après la sortie. La seconde question concerne la qualité du transfert et de la généralisation dans son quotidien, des techniques que le patient va explorer et appliquer dans les services de réadaptation.

La problématique de l'évaluation: Dans le cadre de l'évaluation des performances d'orientation topographique chez les traumatisés crâniens graves, la problématique générale qui se dégage de l'étude est la validité écologique d'une évaluation dans un environnement virtuel par rapport au réel.

Hypothèse: L'environnement virtuel peut fournir une méthode prometteuse et écologique pour évaluer les performances d'orientation topographique chez le traumatisé crânien grave.

L'objet de l'étude va être d'utiliser un environnement virtuel représentant un trajet en milieu urbain composé de 12 intersections dont 9 obligeant un changement de direction. La personne fait un tour de découverte du trajet puis deux tours en rappel immédiat. 24 h à 72 h après l'épreuve, il doit refaire le trajet. La deuxième partie de l'épreuve consiste en trois tâches supplémentaires: dessiner le plan du trajet sur papier, choisir parmi 4 proposition le bon trajet, enfin un arrangement de 12 photos représentant des intersections du trajet. Le trajet virtuel est identique au trajet en milieu réel.

Cotation: la cotation repère le nombre d'erreurs et d'hésitations par trajet. Le dessin du plan est coté sur 12 (1 point par intersection dessinée). Le choix de la photo donne une note 0 ou 1 (reconnaissance). L'arrangement d'images est coté sur 11 (1 point par bonne association chronologique).

Participants: l'étude a comparé un groupe contrôle constitué de sujets n'ayant pas eu de traumatisme crânien lors d'un trajet réel (n = 6 personnes) et dans un trajet virtuel (n = 4) et un groupe expérimental de sujets traumatisés crâniens graves (réel: n = 16, virtuel: n = 9).

La méthode et l'outil d'évaluation des résultats: les auteurs ont utilisé le traitement statistique ANOVA® pour analyser les résultats.

Discussion: l'étude confirme la présence de troubles d'orientation topographique chez les traumatisés crâniens graves par rapport à la population contrôle. Les auteurs soulignent que chez le traumatisé crânien comme chez le sujet sain, il n'y a pas de variations de performance significatives selon l'environnement réel ou virtuel. Cela engage donc à poursuivre ce travail concernant l'évaluation de ce type de trouble en milieu virtuel, mais aussi à tester des techniques réadaptatives virtuelles pour aider le traumatisé crânien à comprendre et compenser ses troubles.

Bibliographie : 27 ouvrages sont référencés.

ANALYSE DU SECOND ARTICLE

Problématique – état des lieux : La démence a des conséquences importantes à long terme pour les patients et les aidants.

C'est une source importante de dépense pour les systèmes sociaux et médicaux des pays développés. Les aidants ressentent souvent des sentiments d'abandon, d'isolement social et de perte d'autonomie. Malheureusement les traitements médicaux n'ont qu'un effet limité et les stratégies non pharmacologiques sont généralement chronophages et pas toujours disponibles.

L'objet de l'étude : Réaliser une étude randomisée pour évaluer les effets de l'intervention des ergothérapeutes auprès de patients déments. Le deuxième objet est d'étudier le développement du sentiment de compétence des aidants directs.

Méthode : Etude réalisée entre avril 2001 et janvier 2005.

- Patients inclus de + de 65 ans avec un diagnostic de démence légère à modérée.
- Patients vivant à domicile.
- Aide d'un aidant (conjoint, frère, professionnel extérieur) au moins 1 fois par semaine.
- Sont exclus les patients dont le score à la « gériatric depression scale » est < à 12, et ceux présentant des troubles sévères du comportement ou psychologiques.
- 135 patients inclus dans l'étude.
- La durée totale d'étude par patient était de 12 semaines et le groupe contrôle bénéficiait d'une prise en charge en Ergothérapie, une fois l'étude finie.

Intervention et évaluation : 10 sessions d'ergothérapie d'une heure pendant 5 semaines pour le patient et son aidant. Les ergothérapeutes choisis devaient avoir un minimum d'expérience dans le traitement des patients déments. Le temps total passé par les ergothérapeutes auprès des patients et aidants était de 18 heures (séances + compte rendu de séance + rencontre pluridisciplinaire).

Outils d'évaluation :

- Informations classiques : âge, genre, niveau d'éducation du patient et de l'aidant.
- Fréquence des mesures : Baseline (avant l'intervention) ; à 6 semaines ; à 12 semaines.
- Echelle de performance de « Interview of Deterioration of daily activities in Dementia ».

– Process skills du AMPS.
– Sens of Competence Questionnaire (aidants).
– Autres informations (Cumulative Illness Rating Scale, Geriatric Depression Scale, Mini Mental State Examination, Revised Memory and Behavioural Problem Checklist, Depression in Care Giver, Relationship between Care giver and Patient).

Analyse statistique: Analyse de covariance pour comparer les premières mesures, les mesures à 6 mois et à12 mois.

Résultats: A 6 semaines, différences significatives entre les 2 groupes pour toutes les variables des premiers résultats: les patients ayant eu de l'ergothérapie fonctionnent significativement mieux dans la vie quotidienne. Les aidants se sentent plus compétents (différence significative). A 12 semaines, les résultats sont confirmés. Les auteurs pensent que l'effet a été bénéfique du fait de l'entraînement de l'aidant à superviser le patient pour l'aider à soutenir ses performances dans les activités quotidiennes et du fait du soutien individualisé dont il a bénéficié. L'amélioration des ADL et de la sensation de compétence est associée à un moindre besoin d'assistance, ce qui signifie que sur le long terme le suivi ergothérapique peut aboutir à une moindre dépendance aux ressources sociales et de santé et à une diminution des institutionnalisations.

Bibliographie: 26 références.

LA RECHERCHE DANS LE DOMAINE DES NOUVELLES TECHNOLOGIES

Nicolas BIARD

Pour rappel, une aide technique est un outil permettant de palier ou compenser une situation de handicap afin de faciliter la réalisation de tâches rendues impossibles ou réalisées difficilement. Ces aides techniques ont pour but de conférer aux personnes en situation de handicap une indépendance aussi proche que possible de celle de la majorité des individus considérés dans la norme (Balin, 1979). Une aide technique peut aussi bien être un produit, un service ou plus couramment une combinaison de produits matériels et de services. Les aides techniques sont, pour la plupart, conçues et pensées spécifiquement pour le monde du handicap (fauteuil roulant, lunettes de vue, plages braille, planche de transfert...), mais peuvent également être issues d'un développement destiné au grand public (trackball, applications domotiques, logiciels de reconnaissance vocale...). La conception d'aides techniques implique différentes catégories de personnes issues de mondes très variés : les concepteurs, les centres de recherche, les professionnels du monde du handicap, les utilisateurs et les industriels (Liard, 1996 ; Flin, 2005). Il s'agit d'un travail multidisciplinaire où plusieurs compétences sont rassemblées comme des ingénieurs, des cliniciens (ergothérapeutes, médecins...), des psychologues (Morvan, 2002), des sociologues, des ergonomes... La diversité de formations (parfois universitaires) des partenaires issus de ces milieux variés, entraîne parfois une difficulté de communication (Biard, 2004). La recherche sur les aides techniques nouvelles technologies consiste à étudier l'apport des nouvelles technologies de l'information et de la communication sur le quotidien des personnes en situation de handicap. Il s'agit plus particulièrement de définir le service rendu à la personne, mais également d'étudier et de faciliter l'accès à ces nouvelles technologies. L'ergothérapeute travaille donc sur l'accessibilité du système et plus particulièrement de « l'Interface Homme-Machine ». Pour cela, il est nécessaire de connaître les besoins des utilisateurs finaux de l'aide technique, c'est-à-dire la personne en situation de handicap, mais également son entourage. L'ergothérapeute se place souvent comme interface entre les « technologues » qui maîtrisent la technologie, mais méconnaissent souvent les besoins des utilisateurs, et les personnes en situation de handicap qui manquent d'interlocuteurs pour exprimer leurs besoins non comblés. Sa démarche sera essentiellement une démarche de conception centrée sur l'utilisateur (Plos, 2006).

Dans ce domaine de recherche, les ergothérapeutes interviennent généralement à l'étape de rédaction du cahier des charges en rapport avec les besoins exprimés par les utilisateurs et à l'étape de l'évaluation du service rendu par l'aide technique. C'est cette dernière qui est la plus complexe. En effet, peu de références existent pour évaluer une aide technique (Dumas, 2002). Les services rendus sont extrêmement différents selon que l'on évalue une barre d'appui ou une téléthèse de communication. La seule grille exploitable et validée en France est l'ESAT (traduction française de la QUEST)

(Demers, 1999). Son principal avantage, qui est d'être une grille « standard » d'évaluation des aides techniques, en fait également son principal défaut puisque les items retenus ne peuvent s'appliquer à toutes les aides techniques. Autant la « facilité d'utilisation » ou le « poids » peuvent être considérés comme des critères essentiels dans l'évaluation d'un outil de communication, autant ces critères sont secondaires dans le cas d'une barre d'appui.

Quand on parle d'aides techniques nouvelles technologies, la difficulté de l'évaluation de leur efficacité se trouve accrue, puisque bien souvent, il s'agit de quelque chose de nouveau pour lequel il n'existe pas de matériel concurrent. Lorsque l'on développe un produit déjà existant sur le marché (ex. : fauteuil roulant électrique, clavier virtuel), l'évaluation peut consister en une comparaison entre les bénéfices du prototype par rapport aux autres produits du marché, en reprenant une méthodologie se rapprochant de celle utilisée dans la recherche médicamenteuse. Si on prend l'exemple de la recherche d'un moyen de compensation d'une incapacité de préhension par un robot, cela s'avère plus complexe. Nous ne pourrons donc qu'évaluer l'utilisabilité et l'efficacité du système, sans possibilité de comparaison. Il nous faut donc faire preuve d'inventivité pour développer une méthodologie de recherche originale permettant de répondre à la question posée et mener à bien le projet. Ce n'est qu'en rassemblant des personnes issues de domaines variés et avec une méthodologie rigoureuse que ces projets peuvent aboutir.

ÉLÉMENTS DE LÉGISLATION CONCERNANT LA RECHERCHE CLINIQUE

Nicolas BIARD

En France, comme en Europe, la recherche biomédicale est réglementée afin de protéger les sujets des expérimentations sur les médicaments. Elle était régie jusque-là par la loi Huriet-Serusclat rédigée à l'origine pour la recherche médicamenteuse et s'appliquant pour tout type de recherche clinique dont celle pratiquée par les ergothérapeutes. La Loi Huriet-Sérusclat a été modifiée afin de s'harmoniser avec la réglementation Européenne. La loi 2004 806 du 9 août 2004 qui la remplace définit la Recherche Biomédicale en France, elle modifie le Livre premier titre II du code de la santé Publique. Cette Loi protège les personnes qui participent aux recherches Biomédicales.

Définition d'une recherche Biomédicale selon la Loi : Les recherches organisées et pratiquées sur l'être humain en vue du développement des connaissances biologiques ou médicales sont autorisées dans les conditions prévues au présent livre et sont désignées par les termes de « recherche biomédicale ».

Les dispositions de la Loi ne s'appliquent pas :

1° Aux recherches dans lesquelles tous les actes sont pratiqués et les produits utilisés de manière habituelle, sans aucune procédure supplémentaire ou inhabituelle de diagnostic ou de surveillance ;

2° Aux recherches visant à évaluer les soins courants, autres que celles portant sur des produits mentionnés à l'article L. 5311-1 et figurant sur une liste fixée par décret en Conseil d'Etat, lorsque tous les actes sont pratiqués et les produits utilisés de manière habituelle **mais que des modalités particulières de surveillance sont prévues par un protocole,** obligatoirement soumis à l'avis du CPP (Comités de Protection des Personnes). Ce protocole précise également les modalités d'information des personnes concernées.

Une commission, le CPP (Comités de Protection des Personnes), est chargée de donner un avis, favorable ou défavorable, avant la mise en œuvre de tout projet de recherche biomédicale chez l'homme. Pour qu'une recherche clinique puisse démarrer en France, chaque projet de recherche biomédicale doit avoir reçu un avis favorable d'un CPP ainsi qu'une autorisation des autorités compétentes (AFSSAPS : Agence Française de Sécurité Sanitaire des Produits de Santé ; ou Ministre chargé de la santé selon le thème de recherche). Le CPP donne son avis sur chaque dossier qu'il étudie selon plusieurs critères : conformité avec les règles éthiques, sécurité des participants (patients ou sujets sains) durant l'étude, acceptation de participation par « consentement libre et éclairé »...

Les acteurs de la recherche :

Le promoteur : La personne physique ou la personne morale qui prend l'initiative d'une recherche biomédicale sur l'être humain, qui en assure la gestion et qui vérifie que son financement est prévu, est dénommée le promoteur.

L'investigateur : La ou les personnes physiques qui dirigent et surveillent la réalisation de la recherche sur un lieu sont dénommées investigateurs.

Qui sont les investigateurs ? Les recherches biomédicales ne peuvent être effectuées que si elles sont réalisées sous la direction et sous la surveillance d'un médecin justifiant d'une expérience appropriée ; dans des conditions matérielles et techniques adaptées à l'essai et compatibles avec les impératifs de rigueur scientifique et de sécurité des personnes qui se prêtent à ces recherches. Dans les sciences du comportement humain, une personne qualifiée, conjointement avec l'investigateur, peut exercer la direction de la recherche. Les recherches biomédicales concernant le domaine de l'odontologie ne peuvent être effectuées que sous la direction et la surveillance d'un chirurgien-dentiste et d'un médecin justifiant d'une expérience appropriée. Par dérogation au deuxième alinéa, les recherches biomédicales autres que celles portant sur des produits mentionnés à l'article L. 5311-1 et figurant sur une liste fixée par décret en Conseil d'Etat, qui ne comportent que des risques négligeables et n'ont aucune influence sur la prise en charge médicale de la personne qui s'y prête, peuvent être effectuées sous la direction et la surveillance d'une personne qualifiée (dont les ergothérapeutes). La recherche biomédicale ne peut être mise en œuvre qu'après avis favorable du comité de protection des personnes (CPP) et autorisation de l'autorité compétente (AFSSAPS ou DGS). Dans le cas où le CPP indique que le projet de recherche s'inscrit dans le cadre de la loi Huriet-Sérusclat, de nombreuses formalités doivent être remplies par le promoteur de l'étude : contraction d'une assurance, déclaration à la CNIL (Commission Nationale de l'Informatique et des Libertés), à l'AFSSAPS...

Ce rappel législatif n'a pas pour objet de décourager les ergothérapeutes à faire de la recherche, mais bien d'informer sur les procédures. En pratique, cette législation ne s'applique pas à toutes les recherches. Pour s'en assurer, il est préférable d'envoyer un pré-projet au CPP local (liste disponible à cette adresse : http://www.recherche-biomedicale.sante.gouv.fr/pro/comites/coordonnees.htm) afin d'avoir un avis écrit de leur part.

Ces dispositions s'appliquent également à certaines recherches menées par les étudiants pour leur mémoire de fin d'études.

BIBLIOGRAPHIE

Association Canadienne des Ergothérapeutes (ACE). (1991). *Lignes directrices pour une pratique centre sur le client*. Toronto : CAOT/ACE Publications

ACE (1997). *Promouvoir l'occupation : une perspective de l'Ergothérapie*. Ottawa : CAOT.

Ardoino, J. (1990). Analyse multiréférentielle. *Encyclopédie philosophique universelle.* Paris : PUF.

Barbier, J.M., Durand, M. (2003). L'activité: un objet intégrateur pour les sciences sociales? *Recherche et Formation, 42,* 99-117

Biard, N. (2005). Intérêt de l'expertise de l'ergothérapeute dans un projet de recherche et de développement de nouvelles aides techniques, *Expériences en ergothérapie,* pp. 74-78, 18e série. Montpellier : Sauramps médical.

Biard, N. (2004). L'ergothérapeute participant à la formation des futurs ingénieurs: pourquoi faire et comment s'y prendre?, *Expériences en ergothérapie,* pp. 268-275, 17e série. Montpellier : Sauramps médical.

Bulher, Ch. (2001). Empowered participation of users with disabilities in R&D projects. *Int. J. Human-Computer Studies, 55,* 645-659.

Caire, J.-M., Cook, A. (2007). Une rééducation précoce de l'héminégligence par indiçage spatio-moteur permet-elle une récupération et une généralisation durable dans les activités de la vie quotidienne? In *Etre cadre et manager dans un système de santé* (pp. 217-224). Montpellier : Sauramps médical.

Colborn, A.P. (1993). Combining research and practice. *American journal of Occupational Therapy, 47,* 693-703.

Demers, L., Weiss-Lambrou, R., Ska, B. (1999). Item analysis of the Quebec User Evaluation of Satisfaction with Assistive Technology (QUEST). *Journal Rehabilitation Outcomes Meas, 3*(4), 42-52.

Desrosiers, J. (2001). Mesure de résultats en réadaptation gériatrique. In *Réadaptation des personnes âgées* (pp. 13-29). Actes du congrès scientifique, Sherbrooke.

Desrosiers, J. et Dutil, E. (2003). La recherche en ergothérapie nous concerne. *Expériences en ergothérapie,* pp. 15-22, 16e série. Montpellier : Sauramps médical.

Dumas, C. (2002). Ergothérapie et évaluation des aides techniques. *Expériences en ergothérapie,* pp. 120-124, 15e série. Montpellier : Sauramps médical.

Dutil, E., Forget, A., Vanier, M., Lambert, J., Gaudreault, C., Auger, C., Labelle, J. (1996). Un outil d'évaluation pour les personnes ayant subi un traumatisme crânio-encéphalique. *Revue Québécoise d'Ergothérapie, 5,* 112-121.

Etienne, A. (1990). L'activité en Amérique du Nord: évolution vers une science de l'occupation. *Journal d'ergothérapie, 12,* 2, 48-53.

Ferland, F. (2003). *Le modèle ludique. Le jeu, l'enfant avec déficience physique et l'ergothérapie,* 3e éd. Montréal : Presses de l'Université de Montréal.

Fischer, A.G., Kielhofner, G. & Davis, C. (1989). Research values of occupational and physical therapists. *Journal of Allied Health, 18,* 143-145.

Fischer, A. (2003). *Assessment of Motor and Process Skills* (5e éd.), Ft Collins, CO Three Stars Flin F. (2005) Innover avec les personnes handicapées : l'implication des utilisateurs dans les activités de conception, contribution au colloque « *Economie et handicap* », MATISSE-CNRS et IFRH, 20 janvier 2005, Paris, Maison des sciences économiques, Université de Paris-Sorbonne

Graff, M., Vernooij-Dassen, M., Thijssen, M., Dekker, J., Hoefnagels, W., Rikkert, M. (2006). *Community based occupational therapy for patients with dementia and their care givers : randomised controlled trial* (synthèse de l'article participation E. Sorita).

Iwama, M. (2006). *The Kawa Model, Culturally relevant Occupational Therapy.* Edinburgh : Churchill Livingstone Elsevier.

Izard, M-H. *et al.* (2003). *La recherche et expériences en ergothérapie,* 16ème série. Montpellier : Sauramps medical

Kalfat, H., Colvez, A., Othoniel, J., *et al.* (1998). Développement d'un instrument d'évaluation Clinique en Gérontologie : Le Bilan Modulaire d'Ergothérapie (B.M.E.) - Conception et problèmes de validation - *Abstract - Actes du 12e congrès international d'ergothérapie*, Montréal.

Kielhofner, G. (2006). *Research in Occupational Therapy : Methods of Inquiry for Enhancing Practice.* Philadelphia : F.A. Davis Company.

Kielhofner, G. (2008). *Model of Human Occupation*, 4ème éd. Baltimore : Lippincott Williams & Wilkins.

Lemoigne, J.L. (1998). *Complexité et citoyenneté, science et société.* Congrés Interlatin pour la Pensée Complexe de Rio de Janeiro.

Liard, Cl., Weygand, D. (1996). Création d'une aide technique, de sa naissance à sa diffusion : Conséquences pour les personnes handicapées. *Journal d'Ergothérapie, 18,* 1, 26-33.

Lofaso, F. (2004). L'apport d'un centre d'innovations technologiques sur le handicap. In *Innovations technologiques et handicap.* Actes des 17e Entretiens de l'Institut Garches, pp. 134-136. Paris : Editions Frison-Roche.

Molineux, M., Whiteford, G. (2006). Occupational Science, Genesis, evolution and future contribution. In E. Duncan (ed.), *Foundation for Practice in Occupational Therapy*, (pp.297- 312, 4th ed.). Edinburgh : Elsevier Churchill Livingstone.

Morel-Bracq, M.C. (2001). Activité et qualité de vie, la théorie du Flow. *ErgOThérapies*, ANFE, *4*, 19-26.

Morin, E. (2006). L'aventure de la science fait partie de l'aventure de l'humanité, aventure inconnue, Editorial. *Inter Lettre Chemin Faisant* MCX-APC n° 32, mars-avril.

Morvan, J.-S., Torossian, V. (2002). *Personnes handicapées et aides techniques : une approche psychologique.* CTNERHI, collection Etudes et recherches.

Pibarot, I. (2000). *L'ergologie, une perspective française de « l'Occupational Science » ?* Recueil de la conférence annuelle ENOTHE, Paris.

Pierce, D. (2003). *Occupation by Design: Building Therapeutic Power.* Philadelphie : F.A. Davis Company.

Plos, O., Buisine, S., Dumas, C., Aoussat, A. (2006). Innover par et pour les situations de handicap. Actes de Conférence *Colloque francophone sur les sciences de l'innovation*, Marrakech.

Sorita, E., Lozes-Boudillon, S., Soury, S., Mazaux, J.-M., Joseph, P.-A., Belio, C. (2006). Tâche de recherche de trajet en mileu ordinaire pour des patients cérébro-lésés. *ErgOThérapies*, *21*, 55-67.

Sorita, E., Mazaux, J.-M., N'Kaoua, B. (2007). *Evaluation comparative de la mémoire des trajets chez les patients traumatisés crâniens modérés ou graves : entre environnement réel urbain et immersion en environnement virtuel.*

Toglia, J.P. (2005). A dynamic internatioanl Model to cognitive rehabilitation. In Naomi Katz (ed.), *Cognition and Occupation across The Life Span: Models for Intervention in Occupationnel Therapy,* 2nd ed. Ed American Occupational Therapy Association.

Vergnaud, G. (1994). *Apprentissages et didactiques, où en est-on?* Paris : Hachette.

Wilkock, A. (2002). *La science de l'activité humaine comme base de la formation des ergothérapeutes en Europe : compréhension de l'être humain par l'activité.* Recueil de la conférence annuelle ENOTHE, Estoril.

Collection ergothérapies
Nouveau guide de pratique en ergothérapie : entre concepts et réalités
Coordonnateur : J.-M. CAIRE
Solal, éditeur, Marseille - 2008.

J.-M. MAZAUX
J.-M. CAIRE
B. CARLINO
L. CARRIÉ
H. FRANSEN
A. ROGIER
J. ROSSANT

CHAPITRE 13

LES PERSPECTIVES DE DÉVELOPPEMENT DE LA PROFESSION : VERS DE NOUVELLES PRATIQUES

INTRODUCTION

L'ergothérapie est en pleine expansion dans le paysage de la santé en France. Les perspectives de développement des actions de l'ergothérapeute nous permettent d'envisager des pratiques qui sont encore des épiphénomènes mais qui dans un futur proche ne demandent qu'à se généraliser.

Le premier secteur que nous abordons dans ce chapitre est l'univers de l'expertise. Le Professeur J.-M. Mazaux, le docteur A. Rogier et le docteur J. Rossant nous parlent des différentes facettes de l'expertise médicale et font le point sur l'évaluation de l'incapacité dans ce domaine. L. Carrié fait un récapitulatif de la pratique de l'ergothérapie dans le domaine de l'expertise médico-légale et relate les recommandations issues du groupe « Expertise médico-légale et Ergothérapie » de l'ANFE. B. Carlino développe les responsabilités et la méthodologie d'action de l'ergothérapeute spécialisé dans l'expertise médico-légale.

B. Carlino ouvre le deuxième volet de ce chapitre: l'exercice en libéral. La pratique libérale en ergothérapie est entrée dans la culture de la profession dans les années deux mille alors qu'elle ne relevait auparavant que d'expériences individuelles localisées.

Enfin nous nous tournerons vers l'étranger avec H. Fransen pour aborder qui peut être considéré comme l'innovation la plus significative des vingt dernières années dans le domaine de la réadaptation des personnes handicapées : la Réadaptation à Base Communautaire (RBC). Cette partie retrace le rôle actuel et le rôle potentiel des ergothérapeutes dans ce champ partenarial de la réadaptation dans les pays en voie de développement (PED).

L'EXPERTISE MÉDICALE

Jean-Michel MAZAUX, Antoine ROGIER, Jacqueline ROSSANT

Une expertise peut être demandée dans diverses situations de la pratique médico-sociale ou médico-légale. Les termes expert et expertise sont d'ailleurs ambigus, évoquant tour à tour l'exhaustivité, la compétence dans un domaine spécifique : le magistrat ou le régleur s'estime incompétent pour évaluer des problèmes de santé, il diligente un expert pour l'assister ; mais aussi l'indépendance, l'impartialité, l'arbitrage : l'assuré conteste la décision du médecin-conseil, on demande une expertise. La situation d'expertise est ainsi une situation singulière :

- pour le médecin, qui ne connaît pas le patient, et n'est pas dans une situation habituelle de soin,
- pour le patient, qui rencontre lui aussi une personne qu'il ne connaît pas, et qui a un pouvoir de décision à son sujet,
- pour celui qui sollicite l'expertise (magistrat, avocat, patient, organismes divers...), et attend du médecin un éclairage technique dans un domaine où il considère sa compétence insuffisante.

En France, les expertises sont principalement pratiquées dans le cadre du contentieux de la Sécurité Sociale et d'organismes médico-sociaux, et en réparation du dommage corporel. En contentieux technique de la Sécurité Sociale, il peut s'agir de la contestation de la décision d'un médecin-conseil, par exemple sur la durée d'un arrêt de travail, la date de la reprise, la consolidation. L'expert est nommé par commun accord entre le médecin-conseil et le médecin traitant de l'assuré (ou à défaut par le Directeur Départemental des Affaires Sanitaires et Sociales). Les conclusions, rédigées en termes administratifs, doivent être sans ambiguïté, et déposées dans les 48 heures. Un rapport détaillé, motivant les conclusions, est adressé dans le mois qui suit. L'aptitude est évaluée ici en référence au poste de travail réel, occupé au moment de l'arrêt. Une connaissance approfondie de la pathologie s'avère nécessaire, par exemple lorsqu'il s'agit d'évaluer des situations à risque : reprise de la conduite d'engins ou de véhicules chez un traumatisé crânien épileptique, ou de séquelles très spécifiques : troubles mentaux ou difficultés cognitives chez un enseignant, ou un cadre exerçant des responsabilités. La reconnaissance d'une invalidité, de catégorie 1 ou 2, peut aussi faire l'objet d'une expertise. L'aptitude au travail est considérée ici en référence à un travail quelconque, en tenant compte de l'âge, du degré de qualification et de la possibilité réelle de retrouver un emploi. En cas d'Accident du Travail, une expertise est demandée pour déterminer si la blessure est stabilisée et non susceptible d'être améliorée par un traitement ou une rééducation (concept de consolidation), et quel taux d'incapacité permanente partielle (IPP) s'attache aux séquelles. Cette IPP, qui va servir à fixer le montant de la Rente Accident du Travail, est calculée en référence à un barème datant de 1984, le Barème indicatif d'invalidité en Accidents du Travail. Celui-ci prend exclusivement en compte les données anatomiques et les déficiences. S'il existe des problèmes spécifiques qui sortent du champ de la compétence de l'expert, il peut se faire assister par un spécialiste d'une autre discipline (sapiteur). Le contentieux de l'incapacité est régi par le Tribunal du Contentieux de l'Incapacité. Les appels sont transmis à la Cour Nationale d'Incapacité qui statue sur pièces. Le Tribunal des Affaires de Sécurité Sociale (TASS) intervient en première instance pour les recours en matière d'Accident du Travail en régime agricole.

Dans le champ de compétence des Maisons Départementales des Personnes Handicapées, les diverses aides techniques, humaines et financières nécessaires à la réalisation du projet déposé par la personne handicapée sont accordées par la Commission du Droit et de l'Autonomie des Personnes Handicapées, sur avis d'une équipe pluridisciplinaire et enquête sur place. En cas de contestation, par exemple pour l'attribution d'une Carte d'Invalidité, d'une Allocation aux Adultes Handicapés, du Complément de Ressources ou de la Prestation de Compensation du Handicap, ou en cas de désaccord sur une orientation : FAM, famille d'accueil, COJ, MAS, le dossier est traité par le Tribunal du Contentieux de l'Incapacité. Le médecin expert travaille en référence au barème des déficiences et des incapacités, dit Barème du CTNERHI, qui propose des taux gradués en fonction des incapacités fonctionnelles de la personne. L'aptitude au travail est évaluée ici en fonction des incapacités fonctionnelles, indépendamment de l'âge, du niveau de qualification et du contexte.

Deux autres situations d'expertise dans le domaine médico-social sont à mentionner :

- La Commission Régionale de Conciliation et d'Indemnisation des accidents médicaux, des affections iatrogènes et des infections nosocomiales (CRCI), instituée par la loi du 4 mars 2002, désigne des experts, en vue de se prononcer sur la faute ou l'accident médical, les infections nosocomiales et les affections iatrogènes. Elle peut reconnaître le principe d'une réparation fondée sur la faute ou dans certaines conditions sur la survenue de l'aléa thérapeutique (accident médical sans faute) ou de l'infection nosocomiale.
- Le Comité Médical, chargé de se prononcer sur les capacités de travail des titulaires de la fonction publique, peut également solliciter l'avis d'un expert.

La réparation du dommage corporel représente un autre domaine très important de l'expertise médicale. Le cas le plus général est celui de la désignation d'un expert, ou d'un collège d'experts, par une juridiction (pénale ou civile), qui rédige une mission, c'est-à-dire une définition des questions qui sont posées à l'expert. L'expert ne peut déborder du cadre de sa mission, sauf accord unanime des parties. Il existe un certain nombre de missions types, par exemple la mission dite de la Chancellerie, ou la mission de la Commission Vieux en 2002, mais le magistrat est libre de rédiger la mission comme il l'entend. Dans le cadre de la réparation du dommage corporel, l'expertise est contradictoire, c'est-à-dire que l'ensemble des intervenants doit disposer d'un même niveau de connaissance (toutes les pièces doivent être transmises à l'ensemble des parties et des acteurs), et chaque partie doit pouvoir apporter son point de vue avant la clôture des opérations d'expertise. La loi du 5 juillet 1985, dite loi Badinter, et ses décrets d'application, ont confié à l'assureur du tiers responsable le soin de désigner un médecin, en vue d'évaluer le dommage qui devra être réparé par l'assureur. Cette loi prévoit également que le blessé peut être assisté d'un médecin de son choix (médecin conseil de blessé, ou médecin de recours) lors de ces opérations d'expertise. Le moment idéal pour effectuer l'expertise n'est pas toujours facile à déterminer. Elle est en principe envisagée lorsque les séquelles sont stabilisées (consolidation). En cas de traumatismes graves d'évolution prolongée, sur plusieurs mois ou années, l'expertise finale est souvent précédée d'expertises intermédiaires. Il est parfois nécessaire de différer jusqu'à l'âge adulte la fixation de certains chefs de préjudice, tels que le préjudice professionnel, ou même l'aménagement de logement ou l'évaluation définitive des besoins de tierce personne. A la date fixée, l'expert convoque le blessé et les parties: proches, médecins désignés par les compagnies d'assurances, médecin de Sécurité Sociale, médecin conseil de blessé, avocats... Il entend les parties (principe du contradictoire). Il procède au recueil des doléances et à l'examen détaillé du blessé. Il peut demander des examens paracliniques s'il le juge nécessaire, ou lorsqu'il existe des lésions ou des problèmes très spécifiques, se faire assister d'un ou plusieurs sapiteurs, tenus aux mêmes obligations que l'expert. Cette procédure est habituelle pour les problèmes d'ophtalmologie, d'ORL, de stomatologie, de neuropsychologie, de psychiatrie. En cas de lésion cérébrale, par exemple traumatique, il est absolument indispensable de compléter l'expertise par des tests neuropsychologiques. L'examen des déficiences est complété par le bilan des limitations d'activités. L'étude du déroulement d'une journée-type de la vie du blessé est un bon moyen, pour l'expert et les parties présentes, de prendre connaissance des problèmes quotidiens rencontrés. Une évaluation au domicile est nécessaire pour la plupart de ces blessés graves, pour appréhender la réalité des difficultés rencontrées, parfois singulièrement différentes des difficultés évoquées. Un sapiteur ergothérapeute, à qui doit être confiée une mission précise, est particulièrement utile pour apprécier les restrictions de la participation, les aides techniques et humaines nécessaires, ainsi que le retentissement fonctionnel de déficiences cognitives. Dans cette démarche, l'usage d'outils d'évaluation standardisés et d'échelles fonctionnelles validées: Mesure d'Indépendance Fonctionnelle, Echelle Neurocomportementale Révisée, Document EBIS pour les traumatisés crâniens, etc., permet une évaluation plus objective et reproductible. A l'issue de l'expertise, l'expert rédige un rapport qui reprend les commémoratifs de la blessure, décrit les doléances, les antécédents susceptibles de représenter un état antérieur, les déficiences, les limitations d'activités, et une dicussion où l'expert expose les arguments à l'appui de ses réponses aux questions du magistrat. La loi du 26 décembre 2006 impose une véritable révolution de la classification des chefs de préjudice, très directement inspirée des travaux de Madame Lambert-Faivre et de Monsieur Dintilhac, afin de cerner de façon exhaustive l'ensemble des préjudices subis par la victime, tant dans la période temporaire que dans la période postérieure à la consolidation, et tant en ce qui concerne les pertes de revenus que les frais supplémentaires subis, ainsi que l'évaluation des préjudices non économiques. L'expert doit également se prononcer sur le lien de causalité entre l'événement traumatisant et les séquelles constatées (imputabilité), ce qui est parfois difficile lorsqu'il existe d'autres problèmes de santé, antérieurs (état antérieur) ou intercurrents, ou encore lorsque l'origine des troubles est difficile à déterminer de façon précise. Au cours de ces dernières années, l'évaluation de l'incapacité a fait l'objet d'évolutions conceptuelles importantes, et les barèmes qui servent de guides à l'expert ont suivi cette évolution. On est ainsi passé d'une évaluation en termes purement anatomiques et de déficiences, illustrée par le Barème d'invalidité en Accident du Travail, à des conceptions plus fonctionnelles: le barème du CTNERHI a introduit la notion d'incapacité fonctionnelle en référence à la Classification Internationale des Déficiences, Incapacités et Handicaps: il ne s'agissait plus simplement de réparer un manque, une perte, mais d'aider la personne qui en était victime à être la plus autonome, la plus fonctionnelle possible. Enfin, l'introduction de la Classification Internationale du Fonctionnement humain, de la Santé et du Handicap et la loi du 11 février 2005 ont consacré cette évolution, et conduisent aujourd'hui au concept de la réparation intégrale, personnalisée en fonction des attentes et des besoins de chaque personne handicapée. De la réparation d'une perte physique ou psychologique résumée en un chiffre, un taux forfaitaire ouvrant droit à certains avantages, l'expertise évolue vers le repérage des besoins nécessaires à la reconstruction d'un projet de vie. En Droit Commun, aucun barème n'est imposé, et la tendance actuelle des juridictions est de demander à l'expert d'indiquer le ou les barèmes qu'il a utilisé(s) pour son évaluation. Le plus ancien et le plus utilisé, dit Barême du Concours Médical, est une révision-actualisation régulière du barème conçu par le Docteur C. Rousseau en 1981. Il propose des taux indicatifs en fonction de classifications anatomo-cliniques et de listes de déficiences. Le barème d'évaluation médico-légale a été réalisé par plus de cent professionnels, indépendants, à l'initiative de la Société de Médecine Légale et de l'AMEDOC, avec la participation de l'ANAMEVA et de la Compagnie Nationale des Experts Médicaux. Il est publié chez l'éditeur Eska. Plus complet et plus moderne, il associe une classification des déficiences et une évaluation des incapacités fonctionnelles, dans le même esprit que le barème du CTNERHI. Mais tout ceci pourrait être modifié de façon importante dans un proche avenir, avec le concept de réparation intégrale, et l'introduction de la classification Dintilhac, qui nécessite une évaluation situationnelle des restrictions de la participation, et une évaluation des besoins. Il n'est pas actuellement facile de savoir comment les choses vont évoluer. Quels que soient son contexte et sa finalité, il faut souligner en conclusion que l'expertise a un profond impact psychologique sur la personne et toute sa famille. On s'y prépare depuis longtemps, on s'y rend nerveux et inquiet. Certains malentendus, certaines paroles maladroites peuvent laisser des blessures profondes et durables. Certains en sortent satisfaits, d'autres frustrés ou en colère. Au-delà de l'impact émotionnel immédiat, l'expertise véhicule aussi une image symbolique forte: reconnaissance pour certains, mais stigmatisation pour d'autres: à travers l'IPP, l'expertise officialise la persistance de séquelles, la non-guérison. Certaines conditions doivent donc être réunies pour que l'expertise ne devienne pas « un deuxième traumatisme »:

- le dossier du patient doit être préparé à l'avance par le médecin conseil de blessé, avec l'aide de l'équipe soignante et des ergothérapeutes, plus à même d'aider le patient à formuler ses difficultés et ses besoins,
- l'expert ne doit pas perdre de vue la mission qui lui est confiée,
- il doit garder toute son indépendance et résister aux influences qui pourraient s'exercer sur lui,
- et surtout il doit garder une oreille attentive et un regard bienveillant sur le « patient » (personne qui souffre) qui est en face de lui.

Une expertise sans compassion n'est jamais une bonne expertise.

LA PRATIQUE DE L'ERGOTHÉRAPIE DANS LE DOMAINE DE L'EXPERTISE MÉDICO-LÉGALE

Laurent CARRIÉ

L'exercice de l'ergothérapie éclaire l'expertise médico-légale en répondant directement à une mission et en évaluant les situations de handicap et les moyens de compensation possibles. Cette pratique récente (Hernandez, Stab, 2006) s'effectue dans le cadre médico-légal et doit aussi respecter les règles et principes juridiques. « *De même que l'expert médico-légal, l'ergothérapeute a des devoirs et des obligations* » (Moreau, Joubert, 2007).

Nous faisons un point sur l'exercice actuel des Ergothérapeutes spécialisés dans ce domaine.

Enfin nous relatons les premiers constats et recommandations issus du groupe de professionnels ergothérapeutes réunis sur la base du volontariat par l'Association Nationale Française des Ergothérapeutes et travaillant sur cette nouvelle pratique[1].

EXERCICE DE L'ERGOTHÉRAPIE DANS L'EXPERTISE MÉDICO-LÉGALE

« L'ergothérapie est une profession de santé qui intervient dans le domaine de la rééducation, de la réadaptation et de l'insertion. Elle se réfère aux sciences humaines, médicales, psychologiques, sociales et techniques » (ANFE, 2000).

L'ergothérapeute évalue les capacités, les performances, les adaptations environnementales (matérielles, architecturales et humaines), les frais relatifs à la situation de handicap assumés par la victime et/ou ses proches. Il est formé à l'analyse d'activités et aux modes de compensation des handicaps, que ce soit par un processus de rééducation, par une compensation gestuelle ou une adaptation de l'environnement. Sa connaissance des aides techniques, des adaptations architecturales, du fonctionnement dans l'environnement, lui permet de définir les moyens à mettre en œuvre pour compenser des situations de handicaps, et d'identifier les limites des moyens des compensations.

Il a donc compétence pour apporter un éclairage à l'expert médico-légal, « *pour objectiver l'évaluation des composantes du handicap* » (Vieux, 2003). Il est fait d'ailleurs mention de son intervention en qualité de sapiteur ou expert consultant dans le rapport écrit par le groupe de travail interministériel sur les conditions d'amélioration de l'indemnisation des traumatisés crâniens (Ministère de la Justice, 2002) : « *les ergothérapeutes sont les mieux placés pour préciser les qualifications et temps des aides humaines* ».

1. Bernier C., Carrié L., Clément A., Grodziski G., Guillot A., Hervez V., Ménard P., Groupe Expertise médico-légale et Ergothérapie, Association Nationale Française des Ergothérapeutes, 34, av. Aristide Briand, 94110 Arcueil.

L'ergothérapeute peut être mandaté par le juge, l'expert judiciaire, l'avocat, la victime, l'assureur. Le cadre d'intervention peut être amiable ou judiciaire (Moreau, Joubert, 2007). Il n'existe pas d'étude précise chiffrée sur cette pratique dans le cadre de l'expertise médico-légale, ni de listes existantes de « professionnels reconnus spécialistes ». Le groupe de travail réuni par l'ANFE sur cette nouvelle pratique, après interrogation, chiffre entre 20 et 40 ergothérapeutes le nombre de professionnels sollicités dans le cadre amiable ou judiciaire. Les évaluations réalisées par des ergothérapeute sont de 1 à 100 par an. L'analyse des difficultés réalisée par l'Ergothérapeute est souvent basée selon le modèle de la Classification Internationale du fonctionnement, du handicap et de la santé (Moreau, Joubert, 2006) développé par l'OMS (Organisation Mondiale de la Santé, 2001). « *Il note les difficultés rencontrées dans la réalisation des activités selon les interactions entre les fonctions organiques et structures anatomiques, les facteurs personnels, les facteurs environnementaux, le niveau de participation sociale* » (Moreau, Joubert, 2006).

Il réalise une évaluation écologique du fonctionnement in situ pour aider les experts médicaux et les juges à mesurer les besoins en tierce personne (Ménard, 2006). Il peut aussi répondre à la description et la quantification des moyens matériels de compensation comme les aides techniques et les adaptations du logement, du véhicule ou du poste de travail (Pronesti, 2004).

« *Il est dès lors amené à décrire en quoi les atteintes des fonctions organiques et structures anatomiques décrites comme imputables par le médecin interagissent dans la réalisation de l'activité et par ailleurs en quoi celles qui sont décrites par le médecin comme liées à l'état antérieur interagissent dans la réalisation de l'activité* » (Moreau, Joubert, 2006).

Il est aussi conduit à décrire la nature et l'importance des besoins en aide humaine en les qualifiant (Ménard, 2006).

RECOMMANDATIONS

L'intervention de l'ergothérapeute se fait dans le cadre médico-légal et non dans celui du soin ou de la réadaptation. Sa démarche n'est plus sanitaire ni médico-sociale. Elle devient celle de la réparation juridique du dommage corporel.

L'Ergothérapeute doit être diplômé d'Etat, avoir des compétences professionnelles spécifiques sur les pathologies et les modes de prise en charge rencontrés par les personnes évaluées.

Il doit être compétent sur l'évaluation des capacités, des performances et des adaptations environnementales et des situations de handicap, et sur l'évaluation des moyens à mettre en œuvre pour compenser ces situations de handicap.

Ces évaluations doivent être réalisées *in situ.*

Il doit connaître les principes juridiques de l'expertise médico-légale, et suivre la jurisprudence. Pour exemple (liste non exhaustive) :

- L'Arrêt de la cour de cassation du 28/10/1954 définissant le droit à la réparation intégrale du dommage.

- La Résolution 75-7 du 14 mars 1979 du conseil de l'Europe sur le droit à réparation.
- La Loi du 5 juillet 1985 dite Loi « Badinter » améliorant le processus d'indemnisation des victimes.
- L'Arrêt de la 2e Chambre Civile de la cour de cassation du 4/05/2000 sur le montant d'une indemnité allouée au titre de l'assistance d'une tierce personne.
- La Loi n° 2005-102 du 11 février 2005 pour l'égalité des droits et des chances, la participation et la citoyenneté des personnes handicapées qui définit le Handicap et le droit à la dignité humaine.

Il doit suivre l'évolution de cette pratique.

Plusieurs rapports récents du ministère de la justice prônent une réforme du cadre juridique de la réparation du dommage corporel (Rapport Lambert-Faivre, octobre 2003; Rapport Dintilhac, juillet 2005).

Il doit répondre à la mission qui lui est demandée et uniquement à la mission.

Il doit respecter la procédure juridique.

En l'absence d'un code de déontologie pour les ergothérapeutes français, les devoirs de l'ergothérapeute dans un contexte d'expertise peuvent se décliner ainsi :

« *Il doit agir avec impartialité, conserver une indépendance absolue et être intègre.*

Il doit faire preuve de savoir être, de clarté et de transparence, rédiger un rapport clair, précis et complet.

Il est tenu au respect du secret médical et professionnel et doit être loyal avec ses confrères. » (Moreau, Joubert, 2007)

Il doit se former et entretenir ses connaissances techniques et procédurales.

Pour exemple, plusieurs universités proposent des diplômes universitaires sur le droit de l'expertise médico-légale et sur la réparation juridique du dommage corporel. Réservés souvent au corps médical, l'ouverture de ces diplômes aux ergothérapeutes se développe.

Le service de formation continue de l'A.N.F.E. propose une formation spécifique pour les ergothérapeutes afin de les sensibiliser à cette pratique.

LES RESPONSABILITÉS ET LA MÉTHODOLOGIE D'ACTION DE L'ERGOTHÉRAPEUTE DANS L'EXPERTISE

Benoît CARLINO

L'ergothérapeute, sollicité comme expert, doit en premier lieu définir le cadre dans lequel il procède à cette expertise avant de prendre connaissance de la mission qui lui aura été confiée. L'ergothérapeute « expert » dispose nécessairement d'une formation spécifique en réparation du dommage corporel pour exercer ses compétences. Une méthodologie, des outils et une démarche professionnelle propres à la pratique de l'expertise sont nécessaires.

LE CADRE DE L'EXPERTISE

Qu'est-ce que l'expertise en ergothérapie ? Il s'agit de poser à un moment donné un point de vue sur le fonctionnement d'une personne aux capacités d'action réduites par les conséquences d'une ou plusieurs déficiences. Contrairement aux habitudes, l'ergothérapeute expert n'accompagne pas l'individu dans sa vie afin de l'aider à réduire progressivement ses propres situations de handicap. L'ergothérapeute expert a pour fonction de décrire précisément un état des lieux en préconisant des compensations qui seront ou ne seront pas mises en place secondairement. L'intervention d'un ergothérapeute dans le cadre des Sites pour la Vie Autonome, ou des Maisons départementales des personnes handicapées pourrait être considérée comme une expertise, puisqu'il s'agit bien d'une évaluation à un moment donné. Pourtant, l'ergothérapeute dans ce cadre peut être amené à réaliser un accompagnement dans le temps qui n'est jamais réalisé dans l'expertise médico-légale. Une évaluation pour une demande de prestation de compensation n'est jamais définitive, la personne concernée peut refaire des demandes en fonction de ses besoins, à la différence d'une expertise où seule une aggravation permet de rouvrir un dossier.

Doit-on parler d'expertise médico-légale en ergothérapie ? La profession d'ergothérapeute est bien une profession de santé. L'ergothérapeute exerce pourtant en dehors du cadre de la prescription médicale dans le domaine de l'expertise. Il ne doit pas rendre de comptes au médecin expert, même s'ils interviennent tous les deux pour la même partie. La notion d'expertise médico-légale renvoie au médical donc au médecin. L'expertise médicale est médico-légale. L'expertise de l'ergothérapeute serait « ergo-légale ».

Le cadre de l'expertise est légal. Ce cadre d'exercice pour l'ergothérapeute expert n'est plus celui de la santé publique, tant en matière de soins que de prévention. Il renvoie à l'organisation de la justice en France et au droit. L'expertise peut être :

- une expertise d'assurance, à la demande d'un assureur, qu'il soit chargé de l'indemnisation ou de la défense dite « recours » de la victime ;
- une expertise de conseil de victime, à la demande de la victime ou de l'avocat qui représente ses intérêts ;

– une expertise judiciaire, demandée par un magistrat, ou en tant que sapiteur missionné par un médecin expert.

L'ergothérapeute expert exerce son art en respectant les règles de la réparation juridique du dommage corporel qui impliquent une réparation intégrale du préjudice de la victime. L'ergothérapeute se doit donc d'être exhaustif dans ses évaluations et dans ses préconisations en prenant en compte toutes les situations de vie de la victime. Victime d'un événement relevant d'une disposition contractuelle ou législative qui implique le processus de la réparation de son préjudice, cet individu se trouve au centre des intérêts en jeu, directement concerné par la mission d'expertise.

LES ACTEURS DE L'EXPERTISE

Les avocats, conseil de la victime ou conseil de l'assureur, sont chargés de représenter les intérêts de la victime ou de l'assureur qui indemnise. Ils peuvent demander une mission d'expertise à l'ergothérapeute directement ou par l'intermédiaire du magistrat. Pour statuer sur le montant de l'indemnisation, le juge s'appuie sur les comptes-rendus des expertises. Le magistrat représente la société et la loi et rend justice en tranchant entre les points de vue divergents. Il n'est pas tenu à l'avis de l'expert. L'assureur peut représenter le tiers responsable et être le débiteur de l'indemnisation. Son représentant est appelé le régleur. L'assureur peut aussi dans le cadre de la garantie « recours » représenter la victime. Les experts sont des professionnels reconnus pour leurs compétences. Ils peuvent exercer pour le compte d'un assureur. Ils sont alors appelés les experts « conseil d'assurance ». Ils peuvent aussi exercer pour le compte de la victime et sont alors appelés « expert conseil de victime ». Enfin, ils peuvent exercer à la demande des tribunaux. Ils sont le plus souvent inscrits sur les listes d'experts des cours d'appel, leurs compétences comme leur objectivité étant reconnues. Ils sont mandataires de justice dans le cadre de leur mission. Tous les experts disposent nécessairement de compétences pointues dans leur propre domaine d'activité mais aussi d'une formation juridique solide. Ils connaissent nécessairement les procédures et les respectent.

L'ergothérapeute expert travaille en lien avec le médecin expert ou s'appuie sur ses investigations et conclusions développées dans son compte-rendu d'expertise médicale. Le médecin expert décrit et détermine les déficiences en lien avec l'événement assuré. Il définit l'imputabilité des troubles et isole l'état antérieur s'il en existe un. Il se prononce sur les postes de préjudices précisés par la mission : incapacité permanente partielle, interruption temporaire de travail, pretium doloris, préjudice d'agrément, préjudice esthétique, préjudice d'établissement. La notion d'imputabilité permet d'attribuer de façon certaine les déficiences avec l'événement en cause (accident le plus souvent). L'ergothérapeute expert intervient pour évaluer une part des frais assumés par la victime ou ses proches depuis l'accident et les frais à prévoir pour son futur. Il évalue, selon la mission, les frais en aides techniques, en matériels spécifiques, en aménagement de véhicule. L'ergothérapeute évalue les besoins de compensations en matière d'environnement architectural, les aides animalières éventuelles, ainsi que le recours à l'aide d'une tierce personne. L'architecte

DPLG expert détermine les travaux à réaliser, leur faisabilité et le coût des travaux. Il peut intervenir en lien avec l'ergothérapeute qui décrit le mode de vie de la victime et les exigences nécessaires. L'expert peut faire appel à l'avis d'un autre expert pour une partie de sa mission pour laquelle il ne dispose pas des compétences nécessaires. L'expert en second, appelé par l'expert principal, est nommé « sapiteur ». Un médecin expert peut demander un avis sapiteur à un autre médecin dans une autre spécialité que la sienne ou à un autre professionnel tel un ergothérapeute. Un ergothérapeute peut faire appel à un architecte, ou à un autre professionnel, tel un neuropsychologue.

LES RESPONSABILITÉS DE L'EXPERT

L'expert se doit d'être un professionnel expérimenté pour pouvoir répondre à la mission qui lui est confiée de manière aussi pertinente que possible. Il doit maintenir ses compétences en se formant sur l'évolution des concepts sur lesquels se base son évaluation, des techniques de réduction des handicaps et des compensations qu'il peut proposer. Il doit être indépendant et objectif vis-à-vis de la victime. Tout en respectant les procédures et le principe du contradictoire s'il s'impose, l'expert se doit de respecter sa mission à la lettre et de produire un rapport clair, concis et précis dans des délais raisonnables, souvent imposés dans le cadre de sa mission. L'expert doit respecter la victime, même si son consentement pour l'expertise est implicite. Enfin, l'expert se doit d'être irréprochable dans l'ensemble de son action vis-à-vis de la victime, de la justice, de la société et de la profession à laquelle il appartient.

LA MÉTHODOLOGIE

L'ergothérapeute doit avant tout prendre connaissance de la mission. Il doit y répondre dans son intégralité en respectant son étendue exacte sans y ajouter d'informations qui ne sont pas explicitement demandées. Si la mission lui semble peu claire ou incomplète, l'ergothérapeute interroge le mandant (avocat, juge, expert principal, régleur) pour se faire préciser les points obscurs et demander éventuellement un complément de mission. Il peut refuser tout ou partie de la mission s'il ne dispose pas des compétences requises. Il doit organiser son intervention pour répondre à la mission dans les délais imposés en tenant compte des lieux à visiter, de la pathologie principale de la victime, des éléments de la mission et du cadre dans lequel l'expertise doit se dérouler. Il établit un emploi du temps prévisionnel.

Lors du premier rendez-vous d'expertise, l'ergothérapeute recueille les documents, informe la victime de sa mission, explique sa démarche professionnelle. Il engage ses investigations en recueillant les informations nécessaires concernant la victime, ses habitudes actuelles et antérieures de vie. Il fait le point sur les déficiences décrites par l'expertise médicale. Il visite le lieu de vie de la victime et décrit l'environnement humain. Des mises en situation sont organisées pour étayer l'interrogatoire, confirmer les dires de la victime ou de son entourage, vérifier le niveau de participation de la victime, le recours à l'aide humaine et mettre en valeur les aptitudes de la victime pour chaque activité. Ces mises en situation sont indispensables et apportent les éléments permettant l'argumentation des compensations préconisées. D'autres rendez-vous peuvent être proposés pour réaliser des essais de matériels ou organiser une visite du lieu de vie avec un architecte ou tout professionnel du bâtiment si la mission le rend nécessaire. Les essais de matériel sont organisés pour confirmer la bonne adéquation des préconisations. Ils sont toujours réalisés pour les matériels dont le coût est élevé ou lorsque la préconisation peut engendrer une discussion entre les parties. Un compte-rendu des essais est intégré dans le rapport. L'ergothérapeute doit recueillir suffisamment d'informations pour être en mesure de décrire le projet de vie de la victime et estimer sa faisabilité comme sa cohérence vis-à-vis des habitudes antérieures de vie de la victime. A partir de ce projet de vie, l'ergothérapeute peut envisager les compensations nécessaires à sa bonne réalisation en tenant compte du degré de réalisation des habitudes de vie auquel la personne souhaite aboutir.

REPÈRES CONCEPTUELS ET COMPÉTENCES

L'ergothérapeute expert utilise des repères conceptuels validés pour construire sa démarche professionnelle d'expertise. Il s'appuie sur ses compétences personnelles, sur son expérience professionnelle et sur des évaluations quantitatives et qualitatives. Il peut aussi s'appuyer sur des textes.

Le texte fondamental pour la pratique de l'expertise en ergothérapie est aujourd'hui la « Classification Internationale du Fonctionnement, du handicap et de la santé » (CIF), classification adoptée le 21 mai 2001 par l'Organisation Mondiale de la Santé (OMS). Ce texte a inspiré la loi du 11 février 2005 « pour l'égalité des droits et des chances, la participation et la citoyenneté des personnes handicapées », autre texte que l'ergothérapeute expert doit connaître et respecter. La CIF décrit le fonctionnement d'un individu et le désavantage éventuellement vécu. L'ergothérapeute a pour rôle de mettre en lien les limitations d'activité et les restrictions de participation que la victime rencontre, avec les habitudes de vie antérieures. Des bilans validés peuvent être utilisés, tels que la Mesure des habitudes de vie (MHAVIE) ou du rendement occupationnel (MQE), la Mesure d'indépendance fonctionnelle (MIF), ou tout autre bilan justifié par la situation. L'ergothérapeute transmet les résultats et surtout leur interprétation et en tire des conclusions.

LES COMPENSATIONS PRÉCONISÉES

LES AIDES HUMAINES

L'évaluation du recours aux aides humaines est réalisée selon les habitudes antérieures de vie, la situation vécue par la victime au moment de l'expertise, les activités concernées, celles qui n'y sont pas et le projet de vie cohérent mis en évidence. Le recours à l'aide humaine est décrit par activité et par type d'aide. L'ergothérapeute expert précise si l'aide assume un rôle de substitution, de surveillance, de stimulation, d'aide physique ou d'aide à la programmation des tâches. La sécurité de la victime doit aussi être étudiée. La qualification de l'aide est argumentée. Les aides extérieures sont aussi décrites et préconisées, tels le recours à la livraison systématique des courses à domicile et le recours à un chauffeur pour les déplacements extérieurs au domicile. Sont étudiées les activités élémentaires mais aussi les activités liées aux rôles familiaux et sociaux, les activités professionnelles et scolaires, les activités sociales telles que l'investissement associatif, les loisirs et les activités récréatives. Un emploi du temps de la victime ramené sur vingt-quatre heures est proposé, même si l'étude a été faite sur une semaine ou une durée plus longue.

LES MATÉRIELS ET LES AIDES TECHNIQUES

Chaque matériel préconisé fait l'objet d'une argumentation quant à son rôle, à son utilisation par la victime ou par la tierce personne. Les durées de vie envisagées sont argumentées et individualisées. Les préconisations de matériel précisent les coûts, les fréquences de renouvellement et les frais d'entretien ou d'assurance associés à leur usage. Un tableau synoptique reprend l'ensemble des données réunies et fait apparaître un coût annuel moyen. Lorsque la mission le précise, la part de financement accordée par les organismes sociaux peut être précisée.

LE LIEU DE VIE

L'étude du lieu de vie est réalisée en fonction des habitudes de vie antérieures et actuelles de la victime et du projet de vie envisagé. L'étude fait état de la description du logement occupé antérieurement s'il est différent au moment de l'expertise. Les préconisations peuvent concerner l'aménagement du logement habité par la victime ou proposer un déménagement vers un nouveau lieu compatible avec son état et les autres compensations envisagées. L'ergothérapeute expert veille à ne pas proposer un enrichissement pour la victime mais s'en tient à une stricte compensation. Il peut faire appel à un professionnel du bâtiment pour évaluer la faisabilité et le coût des transformations proposées ou envisager un projet global de modification du logement en fonction des critères requis, décrit dans son rapport. L'ensemble des compensations en aide humaine, matériel et logement doit être cohérent.

CONCLUSION SUR LE VOLET EXPERTISE ET ERGOTHÉRAPIE

L'expertise médico-légale en ergothérapie n'est pas une expertise médicale mais elle la complète en apportant des informations précises sur les compensations nécessaires à la vie de la victime, dans le cadre de la réparation juridique du dommage corporel. L'ergothérapeute expert, fort d'une solide expérience professionnelle de terrain et d'au moins une formation complémentaire sur l'organisation de la justice et les procédures, doit réaliser une évaluation précise et argumenter de façon claire et concise les compensations nécessaires à la vie future de la victime. Sa responsabilité est majeure vis-à-vis de la victime, du mandant, de la justice, de la société et de sa profession qu'il représente à travers l'exercice de son art.

Cette nouvelle pratique encore peu exercée en France apporte un éclairage incontesté et argumenté à l'expert médico-légal. Il permet d'objectiver la situation de handicap et ses composantes, de qualifier et quantifier les moyens techniques et humains de compensation. Les ergothérapeutes souhaitent développer cette pratique et la professionnaliser. Plusieurs pistes de travail sont possibles. Le groupe de volontaires réunis par l'A.N.F.E. a permis de vous livrer ces premières réflexions. La création d'un groupe d'échange de pratique pourrait être une deuxième étape. La définition d'une charte de bonnes pratiques et d'une formation diplômante dédiée aux ergothérapeutes compléterait le dispositif.

Elle implique pour le praticien le respect de règles et principes juridiques propres à l'expertise médico-légale. Il doit faire preuve de professionnalisme et de déontologie. En effet, son rapport peut être déterminant pour les droits à indemnisation d'une victime.

LA PRATIQUE LIBÉRALE EN ERGOTHÉRAPIE

Benoît CARLINO

La pratique libérale en ergothérapie est entrée dans la culture de la profession dans les années deux mille alors qu'elle ne relevait auparavant que d'expériences individuelles localisées. Définir le statut de professionnel dit « libéral » est un préliminaire nécessaire avant d'envisager d'approfondir le sujet.

LE STATUT DE PROFESSIONNEL LIBÉRAL

Le statut de professionnel libéral est un statut administratif spécifique. Tout professionnel disposant de la qualification requise peut exercer une profession intellectuelle de façon indépendante dans ce cadre. L'ergothérapeute qui décide d'exercer son art de façon indépendante doit créer une véritable entreprise individuelle. Il se doit de respecter un cadre administratif précis, à savoir s'enregistrer auprès des organismes d'Etat, tenir une comptabilité précise de son activité professionnelle, s'acquitter de ses impôts professionnels et de ses charges sociales. Professionnel paramédical, l'ergothérapeute libéral doit aussi respecter le droit correspondant tel que s'interdire toute publicité, respecter le secret professionnel ou contracter une assurance de responsabilité civile professionnelle. Ce statut permet à l'ergothérapeute de développer sa propre activité. Tous les ergothérapeutes libéraux n'exercent donc pas tous de la même façon, ne réalisent pas tous les mêmes actes. Certains se dirigent vers le soin et la rééducation, d'autres vers des prestations de conseil exclusivement, d'autres enseignent auprès de divers publics ou pratiquent l'expertise en réparation juridique du dommage corporel.

L'HISTORIQUE

Les premières expériences relatées d'exercice indépendant voient le jour à une période où la profession d'ergothérapeute en France n'était pas protégée. Quelques aventuriers ont souhaité combler un vide dans les réseaux de soins et ont proposé leurs compétences sous divers statuts: Certains ont exercé sans déclarer leur activité, d'autres ont utilisés un autre diplôme (kinésithérapeute le plus souvent) pour exercer discrètement, d'autres ont créé des sociétés ou associations employant des ergothérapeutes. Il ne s'agissait pas d'ergothérapie libérale à proprement parler. Les premières expériences d'ergothérapie libérale ont été développées au grand jour à partir de 1993 et ont démontré la viabilité d'un tel mode d'exercice pour la profession à long terme. Une formation continue a été proposée aux ergothérapeutes qui envisageaient une telle orientation en 1997. En 1998, l'ANFE a développé une instance orientée spécifiquement sur l'exercice libéral, ce qui a permis la naissance d'un cadre de pratique avec la création, puis la publication, de la Charte Française des Ergothérapeute Libéraux. Puis les ergothérapeutes libéraux sont intervenus en congrès, ont commencé à enseigner auprès des étudiants en ergothérapie et ont publié des articles sur leur pratique.

En 2002 est créé le SYNFEL-ERGOLIB, syndicat professionnel représentant les ergothérapeutes libéraux. Une tarification des actes est étudiée, votée et publiée chaque année par l'ANFE et le SYNFEL, chaque professionnel étant libre de s'y référer dans sa pratique. Les prestations d'ergothérapie ont pu être budgétées et facturées sur une base commune et argumentée. En 2007, des ergothérapeutes libéraux exercent en s'engageant sur ce cadre de pratique publié dans 70 % des départements français et deux départements d'outre-mer.

LA PLACE DE L'ERGOTHÉRAPEUTE LIBÉRAL

La profession s'appuie sur un cadre légal qui la définit comme une profession paramédicale (depuis février 1995). Ce statut lui permet de bénéficier du cadre administratif des autres professions. Les actes d'ergothérapies ne sont donc pas assujettis à la TVA. L'ergothérapeute libéral doit s'inscrire auprès de la Direction des Affaires Sanitaires et Sociales de son département d'exercice. Pourtant, la profession voit son développement dans le secteur des soins de ville freiné par l'absence d'une autorisation expresse d'exercice libéral de la Direction Générale de la Santé et d'un conventionnement des ses actes par les organismes d'assurance maladie. Le refus de paiement des soins d'ergothérapie de la part des patients et de leur famille s'est avéré moins prégnant que la pratique spontanée de la prescription médicale exclusive de soins conventionnés par la grande majorité du corps médical. Comme l'osthéopathie, l'ergothérapie s'est développée en ville dès que la profession a été suffisamment connue des prescripteurs, des autres professions paramédicales, sociales ou enseignantes et du grand public. Par leur présence sur le terrain, leur inscription dans l'annuaire téléphonique professionnel, par la qualité de leurs prestations et les réponses qu'ils ont apporté concrètement, les ergothérapeutes libéraux ont eux-mêmes soutenus le recours à leurs services. Force est de constater que partout où au moins un ergothérapeute libéral exerce, le recours à de telles compétences s'est considérablement développé. L'ergothérapeute libéral répond à une forte attente.

Les patients à leur sortie de centre de rééducation peuvent se voir prescrire des soins d'ergothérapie au même titre que des soins de kinésithérapie et d'orthophonie. Ainsi ils peuvent continuer leur rééducation spécifique et transférer leurs acquis dans leur environnement personnel. L'ergothérapie libérale permet à tous les individus qui vivent une réduction de leurs aptitudes insuffisante pour relever d'une hospitalisation de bénéficier de soins leur permettant de récupérer ou de compenser leur réduction d'activité. L'ergothérapie libérale permet la prise en charge des enfants souffrant de troubles d'apprentissage mais aussi en fonction du contexte local et des services médico-sociaux existants, des personnes souffrant de séquelles légères de lésions cérébrales ou de début de pathologies invalidantes. Les établissements médico-sociaux peuvent aussi recourir à hauteur de leurs besoins et de leur budget aux compétences des ergothérapeutes en leur demandant d'intervenir pour leur structure ou de façon individuelle pour leurs bénéficiaires.

L'ergothérapeute libéral est sollicité pour ses compétences dans les domaines de la formation des personnels soignants et d'accompagnement à la vie quotidienne (chauffeur accompagnateur, aide médico-psychologique, aide-soignant, éducateurs, auxiliaire de vie...).

Les tribunaux, les assurances, les Maisons Départementales des Personnes Handicapées lorsqu'ils ne salarient pas d'ergothérapeutes, recourent aux professionnels libéraux pour des prestations d'évaluation en situation réelle des compensations en aides techniques, en aménagement des lieux de vie et en aide humaine.

L'ergothérapeute libéral exerce en cabinet où il reçoit des personnes pour des soins. Il exerce sur les lieux de vie de ses patients. Il exerce au sein d'établissements médico-sociaux.

L'INSERTION DANS LES POLITIQUES DE SANTÉ

Le développement du recours à l'ergothérapie libérale en France correspond chronologiquement à une évolution des politiques de santé visant la qualité de vie, le respect de l'individu, la conscience de l'importance du milieu de vie dans la santé, le développement de la prévention et le maintien à domicile. Les ergothérapeutes se sont lancés dans l'exercice libéral à mesure que la reconnaissance internationale des concepts et des référentiels, dont la Classification Internationale du Fonctionnement, s'est imposée. La loi française de Février 2005 pour l'égalité des chances qui a entériné le principe de prise en charge par la société de la compensation du handicap, a imposé implicitement le recours aux compétences des ergothérapeutes dans l'environnement des individus. Les avocats et les magistrats spécialisés dans la réparation juridique du dommage corporel qui ont progressivement intégré les nouveaux textes règlementaires dont la CIF, ont pris l'initiative de recourir aux ergothérapeutes pour évaluer précisément les compensations nécessaires pour qu'une victime puisse être « réparée », au sens juridique. Acteur de santé, l'ergothérapeute a toujours considéré son patient sans l'exclure de son environnement, l'un n'allant pas sans l'autre. L'ergothérapeute libéral peut, par son organisation indépendante, mettre en pratique cet objectif, puisqu'il peut intervenir dans tous les cadres et à toute heure en fonction des besoins réels et des demandes de son patient. Il réalise alors réellement une intervention écologique. Le retour ou le maintien du patient dans son environnement habituel peut être réalisé en prenant en compte l'ensemble des facteurs facilitateurs et des obstacles, humains et environnementaux, en situation réelle. Les compensations proposées peuvent être mises en place, évaluées et régulées à moyen ou long terme. L'objectif visé peut donc être atteint.

LES RELATIONS AVEC LE SYSTÈME DE L'ASSURANCE MALADIE

Le recours aux soins d'ergothérapie a immédiatement posé le problème du coût et du financement par les organismes d'assurance maladie au même titre que d'autres soins. Du point de vue des patients il serait légitime que l'assurance maladie assume ce coût puisque l'intervention de l'ergothérapeute amène une réelle amélioration de la qualité de vie, de l'état de santé du patient et de son entourage humain. La réduction des incapacités et la valorisation des aptitudes offrent aussi une réduction du recours au soin et à l'aide humaine par ailleurs assumée par l'Etat.

Aujourd'hui, les organismes de représentation professionnelle négocient avec les tutelles que sont le ministère de la santé et la Caisse Nationale d'Assurance Maladie pour que puisse être obtenu un mode de financement des actes d'ergothérapie qui serait démocratique, respectant le principe de l'accès aux soins pour tous. Des dispositions particulières de la part des caisses primaires d'assurance maladie, des régimes spéciaux ou des conseils généraux permettent un financement partiel au cas par cas. Les dispositions relatives à la Caisse Nationale de Solidarité pour l'Autonomie commencent à offrir un recours général pour financer certains actes d'ergothérapie, dont ceux concernant des enfants, par l'Allocation d'Education de l'Enfant Handicapé ou les prestations d'évaluation. Une part importante des prestations d'ergothérapie libérale reste en 2007 financée par les patients et leur famille.

LA FORMATION DES ERGOTHÉRAPEUTES LIBÉRAUX

Exercer la profession en libéral ne nécessite pas exclusivement des compétences en ergothérapie. La création et à la gestion d'une entreprise individuelle exigent d'autres qualités. Exercice libéral dit exercice responsable. Chaque ergothérapeute libéral est entièrement responsable de ses actes auprès de sa clientèle. Il se doit de respecter le cadre légal relatif à sa profession et aux professions de santé de manière plus générale. Les dispositions administratives liées au fonctionnement des entreprises individuelles doivent aussi être suivies strictement. Les Instituts de Formation en Ergothérapie ont intégré une information des étudiants sur le mode d'exercice libéral. Les jeunes diplômés peuvent projeter cet avenir professionnel comme les autres. Une formation plus complète reste nécessaire pour que l'entreprise individuelle puisse être créée et être viable au long cours et ne se solde pas par un échec. Cette formation continue peut passer par plusieurs démarches qui seront choisies en fonction des souhaits de chaque professionnel, des offres de formation continue accessibles et des compétences préalablement acquises propres à chacun. Des formations organisées par les Chambres des Métiers, par les organisations de professions libérales, par les Associations de Gestion Agréées, peuvent être suivies pour acquérir les connaissances nécessaires pour la gestion administrative de l'entreprise. Une formation spécifique à la pratique libérale de l'ergothérapie permet de réunir en une seule session les connaissances administratives et celles qui sont spécifiques de l'exercice libéral de l'ergothérapie. La construction et la viabilité du projet, le repérage de ses propres compétences et de ses manques, les connaissances juridiques propres à la profession, seront abordées. Ce type de formation permet en parallèle de s'insérer d'emblée dans un réseau d'ergothérapeutes libéraux. La formation continue est indispensable au cours de l'exercice, en fonction des domaines d'activité.

L'administration prévoit la déduction et le financement des frais de formation pour les professionnels libéraux.

LES QUALITÉS ET COMPÉTENCES REQUISES

Un ergothérapeute libéral doit disposer des compétences suivantes : Il doit être pertinent dans ses évaluations et ses propositions d'intervention. Il doit être indépendant tout en sachant s'intégrer au sein d'équipes professionnelles pluridisciplinaires formelles ou informelles. Volontaire dans la recherche d'information et dans la transmission de ses observations, il doit pouvoir s'insérer dans un réseau de santé. Entreprenant, il doit savoir surveiller la rentabilité de ses prestations pour la viabilité de son entreprise. Organisé, il doit gérer lui-même son emploi du temps alternant des temps d'intervention auprès de ses clients, et des temps de préparation et d'analyse des données recueillies. L'ergothérapeute libéral doit savoir rédiger des comptes-rendus de bilan ou de prise en charge, des rapports d'évaluation, des courriers aux médecins prescripteurs et à ses clients, des courriers aux administrations. Obligatoires, ces écrits concourent à l'image de marque du professionnel, et de la profession. Comme l'expression écrite, l'expression orale est largement sollicitée. L'ergothérapeute doit pouvoir exprimer ses idées distinctement, s'adapter à divers publics et pouvoir expliquer son rôle, sa spécificité, sa démarche professionnelle, et répondre aux questions de ses interlocuteurs. La présentation personnelle est très importante et intervient directement dans la communication avec ses interlocuteurs. Réfléchir à la façon d'adapter sa présentation et ses outils de communication (papier à en-têtes, messagerie téléphonique...) à son cadre de pratique et à ses interlocuteurs est un préalable nécessaire à toute activité libérale. Les vêtements, le matériel, les documents, les écrits, le véhicule, concourent aussi à la confiance que peut inspirer le professionnel de santé.

LA REPRÉSENTATION GÉNÉRALE DE LA PROFESSION

De par sa diversité de pratique, ses diverses modalités d'intervention dans tout type d'environnement, l'ergothérapie libérale offre une vitrine à la profession dans tous les secteurs d'activité, de la santé à la formation, de l'architecture à l'expertise, des dispositifs médico-sociaux à la réparation juridique du dommage corporel, du milieu scolaire à l'industrie, de l'assurance maladie aux assureurs généraux... L'ergothérapeute libéral porte donc une responsabilité quant à l'image de la profession dans son ensemble. Une attitude inadaptée d'un ergothérapeute libéral provoque des effets négatifs sur l'ensemble de la profession. Le respect du cadre de pratique, des dispositions légales et de la déontologie est indispensable à la reconnaissance complète de ce mode d'exercice.

LES PERSPECTIVES POUR L'ERGOTHÉRAPIE LIBÉRALE

Les cabinets de groupe représentent un mode d'exercice propre à la profession. Les plus entreprenants des ergothérapeutes, forts d'une réelle volonté de faire connaître et reconnaître leurs compétences et leur utilité, sont à l'origine d'un fort développement du recours à l'ergothérapie dans leur secteur. Qu'elle touche aux soins avec l'insertion de l'ergothérapie dans les réseaux (traumatisme crânien, SLA, SEP, troubles des apprentissages…) ou à d'autres domaines d'activité comme l'expertise en réparation juridique du dommage corporel, l'offre de prestation d'ergothérapie crée un précédent qui engendre une activité exponentielle pour les ergothérapeutes libéraux du secteur concerné. Les demandes d'intervention se multiplient et les ergothérapeutes installés sont obligés de recourir à des confrères pour pouvoir répondre à ces demandes. Peu formés, intéressés par ce mode d'exercice mais moins entreprenants, d'autres ergothérapeutes s'accordent avec les premiers pour exercer dans le cadre d'une collaboration. L'activité engendre toujours plus d'activité. Des cabinets réunissant plus de quatre professionnels ne sont plus rares. Les premiers créent par ce système des « postes » d'ergothérapeute. Parallèlement, les installations autonomes se multiplient, notamment sur les secteurs géographiques non pourvus. Le secteur libéral représente aujourd'hui un débouché professionnel sur lequel la profession peut compter. Un ergothérapeute disposant des compétences requises peut s'installer sur le secteur géographique de son choix et développer sa propre activité. Des expériences d'intégration de l'ergothérapeute au sein de cabinets pluridisciplinaires associant les diverses professions de santé se multiplient, parfois à l'initiative de l'ergothérapeute pour qui le travail d'équipe et la communication autour du patient fait partie intégrante de sa démarche de soin.

La mise en place de réseaux de soins par type de pathologie comme ceux concernant les traumatisés crânien, offre par le biais des dérogations tarifaires un financement total des actes d'ergothérapie par l'assurance maladie. L'accès aux mêmes soins pour tous est approché dans ce cadre. Ces réseaux sont aujourd'hui un vecteur de développement de l'ergothérapie libérale qui voit sa place reconnue et intégrée dans le système de soins. La prise en charge financière par les organismes d'assurance maladie favorise la prescription médicale spontanée du médecin et l'accès aux soins pour le patient.

L'expertise en réparation juridique du dommage corporel est un domaine d'activité développé par les ergothérapeutes libéraux en parallèle de l'expérience de l'expertise d'assurance. La profession obtient par ce biais une reconnaissance entière du monde juridique avant celle du monde médical. La profession dispose d'un réseau d'ergothérapeutes libéraux qui ne peut assumer l'ensemble de la demande en dépit de l'absence de conventionnement par l'assurance maladie et du défaut de reconnaissance par les pouvoirs publics de ce mode d'exercice et de l'ensemble des compétences des ergothérapeutes plus généralement. L'accès aux soins pour tous ne peut passer que par un conventionnement par l'assurance maladie. La profession s'en trouverait incluse dans les politiques de santé, alors que son statut incomplet l'en exclut encore souvent. L'absence d'ordre professionnel qui régisse la profession oblige ceux qui font le choix de l'indépendance à une rigueur absolue dans leur pratique.

LA RÉADAPTATION À BASE COMMUNAUTAIRE

Hetty FRANSEN

Selon l'Organisation Mondiale de la Santé (OMS), la Réadaptation à Base Communautaire (RBC) peut être considérée comme l'innovation la plus significative des vingt-cinq dernières années dans le domaine de la réadaptation des personnes handicapées, spécialement pour celles situées dans les pays en voie de développement (WHO, 2007). Ce chapitre trace l'évolution de la RBC et la pratique de l'ergothérapie en RBC. Le but est de décrire les rôles actuels et potentiels des ergothérapeutes, en mettant l'accent sur des problématiques cruciales comme la compatibilité culturelle, la participation de la communauté, le développement durable et l'évaluation, l'« empowerment[2] » et les partenariats collaboratifs. Des pistes de développement futur de la profession seront proposées.

COMPRENDRE LA RÉADAPTATION À BASE COMMUNAUTAIRE

DÉVELOPPEMENT HISTORIQUE ET DÉFINITION

L'OMS introduit officiellement le concept RBC en 1978 à la conférence internationale d'Alma-Ata (OMS, 1978), et déclare la nécessité d'une action urgente pour les problèmes de handicap écrasants dans les pays dits « en voie de développement » (PED)[3].

En 2004, L'Organisation Internationale du Travail (OIT), l'UNESCO et l'OMS proposent la définition suivante : « *La RBC est une stratégie faisant partie du développement communautaire général qui vise la réadaptation, l'égalité des chances et l'intégration sociale de toutes les personnes handicapées. La RBC est mise en œuvre grâce aux efforts conjugués des personnes handicapées elles-mêmes, de leurs familles, organisations et communautés, et des services gouvernementaux et non gouvernementaux de santé, d'éducation, de formation professionnelle, sociaux et autres services compétents. Les objectifs majeurs de la RBC sont les suivants :*

1. Faire en sorte que les personnes handicapées puissent maximiser leurs aptitudes physiques et mentales, accéder aux services et opportunités offerts à toute la population et devenir des contributeurs actifs à la communauté et à la société dans son ensemble.

2. Dynamiser les communautés pour qu'elles promeuvent et protègent les droits humains des personnes handicapées par des réformes consistant par exemple à éliminer les obstacles à la participation des personnes handicapées » (OMS, 2005).

---

2. « Empowerment » se traduit par « renforcement », mais cette traduction ne couvre pas l'ensemble du concept ; c'est pourquoi l'auteur utilise le terme « empowerment ».

3. Dans cet écrit le terme « pays en voie de développement » est adopté malgré l'aspect controversé de cette terminologie, cette discussion étant en dehors du sujet de ce chapitre.

ÉVALUATION ET ÉVOLUTION DES CONCEPTS

Malgré les progrès faits durant les vingt-cinq dernières années, on estime que seulement 2 % des 480 millions de personnes handicapées vivant dans des PED reçoivent une assistance (Krefting & Krefting, 2002 ; WHO, 2007). La plupart des personnes handicapées n'ont toujours pas accès à des services de réadaptations de base, ne participent pas à l'école, ni à la formation professionnelle, au travail, aux activités récréatives et aux autres activités sociales. Elles forment une proportion importante des personnes les plus pauvres du monde. Trente ans après la Déclaration d'Alma-Ata « Santé pour tous en 2000 », le constat est que les inégalités sont allées de pair avec la mondialisation et que les pauvres sont de plus en plus pauvres (Castro, 2007). Dans la plus récente définition de la RBC (OMS, 2005) et dans les nouvelles lignes directrices, une approche des droits de l'homme et des actions visant à remédier aux inégalités et à atténuer la pauvreté sont préconisées.

En bref, l'évolution dans les concepts de la RBC peut être résumée comme suit :

- Pas de modèle commun pour le monde entier, vu les diversités des communautés
- Passage d'un modèle médical à un modèle socio-politique du handicap, avec une extension des activités de la réadaptation médicale vers des approches multi-sectorielles.
- Accent croissant sur les droits de l'homme et l'égalité des chances pour les personnes handicapées
- La RBC comme stratégie clé dans le développement communautaire inclusif et la visée de la réduction de la pauvreté
- Efficacité de gestion et évaluation des résultats basée sur les preuves pour améliorer la prestation des services.

Bien que les programmes de la RBC soient très variés de nature et de méthode, des principes clés caractéristiques peuvent être distingués comme : la participation de la communauté, l'inclusion sociale, des projets durables, et l'« empowerment » (DCDD, 2007).

ERGOTHÉRAPIE ET RBC

ERGOTHÉRAPEUTES TRAVAILLANT EN RBC

Des ergothérapeutes pionniers ont travaillé dans des programmes de RBC dans des PED. Il n'y a pas d'estimation de leur nombre, ni de la distribution entre expatriés et praticiens locaux. La plupart travaillent dans des fonctions de formateur et éducateur, avec le but de faciliter et développer les programmes et de transférer des connaissances et habiletés vers les agents communautaires. Certains travaillent directement dans et avec la communauté, d'autres sont accessibles sur consultation ou travaillent en tant que chefs de projets. Les rôles courants des ergothérapeutes en RBC peuvent être résumés comme suit (Fransen, 2005) :

- *Transférer des techniques de réadaptation de base* aux membres de la communauté (famille et agents communautaires), *créer* des attitudes positives et *limiter* la charge des familles (*formation, éducation et supervision*).
- *Fournir une thérapie* en cas de besoin pour *préparer* à la participation (exercices de rééducation de base, technologie de réadaptation, fauteuils roulants, aides et aptitudes de communication, estime de soi et entraide).
- *Fournir* des services de consultation et *guider* les gens dans le système (faire le lien entre communauté et institution).
- *Faciliter* la mise en place du programme de RBC au niveau gouvernemental et au niveau de la communauté.
- *Promotion et facilitation* de la collaboration multi-sectorielle, par exemple pour *intégrer* les services dans des Soins de Santé Primaire.

Plusieurs ergothérapeutes avec de l'expérience en RBC rapportent quelles compétences ergothérapiques sont essentielles dans la pratique de la RBC. Premièrement, le concept central de l'occupation avec comme préoccupation le niveau d'activité et la participation dans la vie de tous les jours. L'interaction dynamique entre la personne, l'occupation et l'environnement forme la base de la plupart des modèles en ergothérapie. Deuxièmement, les ergothérapeutes sont particulièrement bien placés parmi les professionnels de la réadaptation pour le transfert des connaissances et des habiletés aux personnes et familles, parce que leur travail quotidien vise les problèmes dans le fonctionnement quotidien en vue d'un processus d'habilitation (réadaptation). Troisièmement, les ergothérapeutes sont formés pour trouver des solutions pratiques à chaque situation, une habileté importante pour pouvoir créer des possibilités dans un contexte de ressources souvent très limitées (autant matériel qu'humain). Enfin, les ergothérapeutes considèrent les personnes handicapées comme des citoyens actifs et co-créateurs de leur avenir ; l'information et la collaboration sont alors au centre de toute démarche

UNE PERSPECTIVE ERGOTHÉRAPIQUE SUR LE DÉVELOPPEMENT COMMUNAUTAIRE

La RBC est située comme stratégie de développement communautaire inclusif. Le concept de handicap doit être repensé comme une question sociale et de développement dans laquelle les droits et besoins de la personne handicapée peuvent être réalisés par des attitudes sociales inclusives, accompagnées, quand approprié, par un processus de réadaptation individuel. Les ergothérapeutes sont appelés à mettre en œuvre leurs connaissances de « l'activité humaine/ l'occupation » en relation avec la santé. De nouvelles notions, comme « le droit à la participation sociale » (Botokro, 2005), « la justice occupationnel », « l'apartheid occupationnel » et « le développement occupationnelle » serviront de guide (Kronenberg *et al.*, 2005). Le défi est d'utiliser l'activité humaine dans le contexte local comme un outil pour le développement social et communautaire, faisant le pont entre désavantage, carence et potentiel (Fransen, 2005).

PROBLÉMATIQUES

Une consultation internationale pour la révision de la RBC a été organisée (OMS, 2003). Des sujets problématiques ont été identifiés, comme la compatibilité culturelle, la participation de la communauté, le développement durable et l'évaluation, l'« empowerment » et les partenariats collaboratifs.

COMPATIBILITÉ CULTURELLE

Toutes les interventions de développement doivent avoir leurs racines dans une profonde compréhension de la culture locale. D'abord, parce que les activités se passent à l'intérieur d'un contexte culturel ; et ensuite parce que dans des communautés pauvres, où les personnes handicapées ne sont pas vues comme une priorité de développement, la conscience des questions culturelles autour du handicap est un facteur clé pour intégrer le handicap dans le processus général de développement (Coleridge, 2000). Il y a des contradictions substantielles entre les approches du handicap du nord et du sud : par exemple dans le nord le modèle est individualiste, le but est une vie autonome, mais dans les 3/4 du monde, la famille et la communauté sont plus importantes que l'individu et la réalité est l'interdépendance (Miles, 2002). Un manque de compétence culturelle peut empêcher la mission fondamentalement émancipatrice de la RBC.

LA PARTICIPATION DE LA COMMUNAUTÉ

Plusieurs difficultés entourent la participation de la communauté en RBC et la participation de la communauté est restée très limitée dans beaucoup de programmes. Certains programmes n'impliquent pas du tout la communauté, et d'autres se reposent presque entièrement sur les ressources existantes et surchargent la communauté (Vanneste, 2000 ; Lyack, 1995). Il est important que les besoins individuels ainsi que les besoins de la communauté soient pris en compte. Un développement durable peut seulement se faire si la communauté entière est le bénéficiaire (Krefting, 2001 ; ILO, 2002). L'expertise de l'ergothérapie dans cette approche transdisciplinaire permettra de faciliter la justice occupationnelle (Townsend & Wilcock, 2003) et la promotion de la santé occupationnelle (Wilcock, 1998).

DÉVELOPPEMENT DURABLE ET ÉVALUATION

La RBC doit être basée sur la preuve. Les activités en RBC doivent être évaluées pour prouver ou non leur effectivité et efficacité. En RBC, tous les dépositaires doivent participer à la planification et à la prise de décisions. L'atteinte des objectifs prédéfinis devient alors un critère pour la réussite du programme, valorisant non seulement les résultats mais aussi le processus (Feuerstein, 1986). En ergothérapie, des instruments pour définir les objectifs avec les clients existent, comme par exemple le « Pediatric Evaluation of Disability Inventory » (PEDI), la « Mesure Canadien de Performance Occupationnel » (MCPO) et la « Mesure des Habitudes de Vie » (MHaVie). Bien que le cadre communautaire ne soit pas exclu, ces instruments visent surtout la performance occupationnelle et sa signification pour l'individu.

Le progrès en RBC est toujours le résultat des efforts combinés des personnes handicapées, des professionnels et de la communauté. Ceci constitue un argument fort pour l'utilisation de stratégies d'évaluation participative et la recherche participative en vue de développer des mesures de résultats appropriés (Price, 2000 ; Cockburn, 2002 ; Boyce, 2000 ; Trentham, 2005).

« EMPOWERMENT » ET PARTENARIATS COLLABORATIFS

La RBC focalise sur le pouvoir des personnes handicapées et de leurs communautés, et tente de diminuer l'influence du professionnel (ILO, 2002). D'une manière générale, la pratique montre encore souvent l'opposé, vu la contradiction inhérente au concept de RBC principalement introduit par les professionnels. L'accent devrait être mis sur le pouvoir des personnes handicapées et leurs communautés, plutôt que sur la prescription d'intervention et les objectifs des professionnels. Les professionnels en ergothérapie, idéalement, peuvent aider à créer un climat favorable. Ils doivent être des acteurs, faciliter l'« empowerment », en utilisant leur expertise professionnelle pour servir le processus, sans prendre le dessus.

DÉFIS POUR LA PROFESSION

L'ergothérapie avec son approche multidimensionnelle du handicap pourra jouer un rôle déterminant dans la dynamique de la RBC. Tous les aspects de la RBC doivent être revus dans une perspective systémique et ergothérapique du problème. Le changement du rôle de fournisseur des services en rôle de coordonnateur ou gestionnaire de projet nécessite l'acquisition de compétences en communication et relations, en organisation, en planification et gestion, en parallèle avec les compétences traditionnelles de prestation des services techniques. Les compétences de gestion et les compétences sociopolitiques sont dans l'ensemble reconnues comme peu ou sous-développées chez les ergothérapeutes (Kronenberg, 2003 ; Thibault & Hebert, 1997). Les paragraphes précédents font clairement ressortir que de travailler dans le contexte de la RBC fait appel à des méthodes complexes et inventives de travail. Il faut faire des liens entre le contexte spécifique, le rôle de l'ergothérapeute et ceux des ONG et des Organisations des Personnes Handicapées. Ceci requiert la (re-)création d'idées, le raisonnement politique, la possibilité de résoudre des problèmes, l'entreprise d'actions stratégiques et la réflexion sur les actions entreprises. Les ergothérapeutes travaillant en RBC sont également confrontés à la dureté des conditions socio-économiques dans lesquelles les personnes doivent (sur)vivre. Beaucoup d'entre eux passent par un processus de transformation d'attitude envers la notion de handicap, d'une approche individuelle de réadaptation vers une approche basée sur des droits de l'homme et de développement inclusif (Fransen, 2005 ; Thibault, 2005 ; Watson & Swartz, 2004). Le développement de nouveaux modèles de pratique, fondé sur des réalités de vie spécifiques comme l'extrême pauvreté, la désorganisation sociale et la violence, est un besoin formulé dans la littérature récente (Kronenberg *et al.*,

2005; Watson & Swartz, 2004). Les premiers cours sur la RBC ont vu le jour dans certaines formations initiales en ergothérapie et dans la formation continue. L'intérêt de la profession est croissant dans la recherche des solutions communautaires par des actions participatives et dans des contextes particuliers (Whiteford & Wright-St Clair, 2005). Les défis occupationnel de l'avenir seront peut-être essentiellement communautaires. La RBC pourrait être une des approches sur lesquelles les ergothérapeutes pourraient se baser pour favoriser la justice occupationnelle dans les PED et, pourquoi pas, dans les pays dit développés.

REMERCIEMENTS

Les auteurs remercient M.-J. Barucq et le Dr C. Douet qui ont bien voulu relire la partie expertise médicale de ce chapitre.

BIBLIOGRAPHIE - Expertise

Ouvrages

Barreyre, J.Y. et Peintre, C. (2004). *Evaluer les besoins des personnes en action sociale*. Paris : Dunod.

Daligand, L. (2004). *L'enfant et le diable, Accueillir et soigner les victimes de violences*. Paris : Archipel.

Lambert-Faivre, Y. (2000). *Droit du dommage corporel* – Systèmes d'indemnisation. Paris: Dalloz.

Lambert-Faivre, Y. (2004). *Droit du dommage corporel - Systèmes d'indemnisation* (5e édition). Paris : Dalloz.

Le Lièvre-Boucharat, M. (2001). *Tierce personne et Droits de l'Homme*. In *Les Entretiens d'Aix, évaluation, protection et prise en charge des cérébro-lésés*. Aix-en-Provence, www.entretiensdaix.fr

Rogier, A. (2001). *Handicap: éléments médico-légaux (clinique, évaluation, expertise)*. Paris: Eska.

Articles et guides

Barème d'Evaluation Médico-Légale. (2000). Société de Médecine Légale et de Criminologie de France et Association des Médecins Experts en Dommage Corporel. Paris: Eska.

Barème indicatif d'évaluation des taux d'incapacité en Droit Commun. (2001). Le Concours Médical.

Guide-Barème pour l'évaluation des déficiences et incapacités des personnes handicapées. (1994). Paris: Publications du CTNERHI.

Hernandez, H., Stab, H. (2006). L'expérience de l'expertise. *ErgOThérapies, 24*, 15-24.

Jonas, C. (2006). Quelques notions juridiques indispensables pour l'expertise. *Annales Médico Psychologiques ,165*, 13-17.

Lecomte, D. (2003). Rapport : Aides techniques, situations actuelles, données économiques, proposition de classification et de prise en charge, http://www.sante.gouv.fr/,

Mazaux, J.M. (2002). L'expertise des traumatisés crâniens adultes : l'apport de la neuropsychologie. Dommage corporel. *Expertise médicale, 3*, 2, 14-23.

Ménard, P. (2006). Diplômé d'état en Ergothérapie... Je peux être expert! *ErgOThérapies, 24*, 25-29.

Ministère de la justice (2002). *Rapport à madame le Garde des Sceaux, Ministre de la justice sur l'amélioration de l'indemnisation des traumatisés crâniens*, Groupe interministériel de travail.

Moreau, A. (2002). Intégration de l'expertise de l'ergothérapeute dans le règlement d'accidents corporels à la MAIF. *Expériences en Ergothérapie*, 15e série. Montpellier : Sauramps Médical.

Moreau, A. (2004). Murmures dans d'autres murs, Ergothérapie eu sein d'une société d'assurance. *ErgOThérapie, 14*, 17-29.

Moreau, A., Joubert, C. (2006). Expertise en ergothérapie. *ErgOThérapies, 24*, 5-14.

Pronestic, C. (2004). Ergothérapeute libérale auprès des traumatisés crâniens et expert judiciaire. *ErgOThérapie, 14*, 5-1.

Pronestic, C. (2004). Ergothérapeute et expert judicaire. *Résurgences, revue de l'U.N.A.F.T.C. et des A.F.T.C., 29*, 13-16.

Sites Internet

http://www.legifrance.gouv.fr/texteconsolide/SMEAX.htm

LOI n° 2005-102 du 11 février 2005. Loi pour l'égalité des droits et des chances, la participation et la citoyenneté des personnes handicapées.

http://lesrapports.ladocumentationfrancaise.fr/BRP/034000490/0000.pdf

Rapport Lambert-Faivre, l'indemnisation du dommage corporel, octobre 2003

http://lesrapports.ladocumentationfrancaise.fr/BRP/064000217/0000.pdf

Rapport Dintilhac, rapport du groupe de travail chargé d'élaborer une nomenclature des préjudices corporels, Juillet 2005

BIBLIOGRAPHIE - Le libéral

ANFE. (2000). *Ergothérapie : guide de pratique.* TMS-ANFE.

Carlino, B., Peytavi Clary, C., Hercberg, E. (2001). Employeur de l'ergothérapeute libéral : le patient et sa famille. La famille : soutien ou limite ? *ErgOThérapie, 2*, 41-45.

Carlino, B., Seraphin, O. (2000). Charte Française des Ergothérapeutes Libéraux. *Journal d'ergothérapie, 1*(22), 11-16.

Cousane, C. (2001). Un contrat de collaboration entre ergothérapeutes libérales. *Expériences en ergothérapie, 7,* (p. 36, 14e série). Montpellier : Sauramps médical, coll. Rencontres en médecine physique et de réadaptation.

Rampon, C. (2001). S'installer en libéral: intérêt d'un contrat de collaboration. *Expériences en ergothérapie, 7,* (p. 34, 14e série). Montpellier : Sauramps médical, Coll. Rencontres en médecine physique et de réadaptation.

Seraphin, O. (1996). Interview d'Odile Seraphin: Ergothérapeute libérale. *Journal d'ergothérapie,* 2(18), 42-46.

Sites

http://www.ergolib.org

http://www.anfe.asso.fr/liberal/accueil.html

http://www.cabergo.com/

http://www.ergolib.org

http://www.anfe.fr

http://www.cabergo.com/

Forums

synfel-ergolib@yahoogroupes.fr

ergo_francophone@yahoogroupes.fr

Documents de référence

Ergothérapie, Pratique libérale en 9 points. Philippe Sénéchal, Odile Séraphin, Catherine Comte Mullard. Diffusion aux membres du SYNFEL-ErgoLib.

Guide de l'Acoss « praticiens et auxiliaires médicaux » (28-07-2003). L'Acoss (recouvrement Urssaf) publie, dans sa collection destinée aux créateurs d'entreprises, un guide consacré aux praticiens et auxiliaires médicaux. Ce document s'inscrit dans le programme des simplifications administratives initié par les pouvoirs publics. Il donne aux professionnels de santé un premier éclairage sur les démarches à effectuer et les charges sociales à prévoir lors des trois premières années d'activité. Il présente également les prestations auxquelles ils peuvent prétendre au titre de l'assurance maladie maternité, des prestations familiales et de la retraite. Téléchargeable sur http://www.acoss.fr/data/publ/juri/pdf/guidePAM.pdf

BIBLIOGRAPHIE - RBC

Botokro, R. (2005). Réadaptation à base communautaire et ergothérapie à l'université. *ErgOThérapies, 2,* 58-60.

Boyce, W., Ballantyne, S. (2000). Developing CBR through evaluation. Selected readings on CBR. Series 1. *Asian Pacific Disability Rehabilitation Journal.*

Cockburn, L., Trentham, B. (2002). Participatory action research: Integrating community occupational therapy practice and research. *CJOT,* 20-30.

Coleridge, P. (2000). Disability and Culture. Selected readings on CBR. Series I. *Asian Pacific Disability Rehabilitation Journal.*

Dutch Coalition on Disability and Development (2007). *Community Based Rehabilitation. A key strategy for the inclusion of persons with disabilities.* DCDD.

Feuerstein, M.T. (1986). *Partners in Evaluation.* Evaluating Development and Community Programmes with participants. London : Macmillan Publishers.

Fransen, H. (2005). Challenges for Occuaptional therapy in community-based rehabilitation: Occupatoin in a community approache to handicap in development. In Kronenberg, F., Simo Algado, S. & Pollard, N. (Eds), *Occupational therapy without Borders: Learning from the spirit of survivors* (pp. 166-182). Oxford, UK: Elsevier-Churchill-Livingstone.

ILO, UNESCO, UNICEF, WHO. (2002). *Community Based Rehabilitation with and for people with disabilities.* Joint position paper.

Iwama, M. (2005). Situated meaning: An issue of culture, inclusion and occupational therapy. In Kronenberg, F., Simo Algado, S., Pollard, N. (Eds), *Occupational therapy without borders,* (pp. 000-000). Oxford, UK: Elsevier-Churchill-Livingstone.

Kinebanian, A., Stomp, M. (1992). Cross-cultural occupational therapy: a critical reflection. *AJOT,* 6(8): 751-761.

Krefting, D. (2001). *Understanding community approaches to handicap in development (CAHD).* Lyon: Handicap International. Collection Handicap and Development.

Krefting, L. & Krefting, D. (2002). Community Approaches to Handicap in Development (CAHD): The Next Generation of CBR Programmes. Selected readings in CBR. Series 2. *Asia Pacific Disability Rehabilitation Journal,* 100-110

Kronenberg, F. (2003). *In search for the political nature of occupational therapy.* Msc OT paper (unpublished). Sweden: Linkoping University.

Kronenberg, F., Fransen, H. & Pollard, N. (2005). The WFOT Position Paper on Community-based Rehabilitation: A call upon the Profession to engage with people affected by occupational Apartheid. *WFOT Bulletin, 51.*

Lysack, C.L. (1995). Community participation and community-based rehabilitation: an Indonesian case study. *OT Int, 2*: 149-165.

Miles, M. (2002). Community and individual responses to disablement in South Asian histories: old traditions, new myths? Selected readings on CBR. Series 2. *Asian Pacific Disability Rehabilitation Journal.*

Price, P., Kuipers, P. (2000). CBR Action research – Current status and future trends. Selected readings on CBR. Series 1. *Asian Pacific Disability Rehabilitation Journal.*

Ramukumba, A. (2002). Keynote speech 13th WFOT Congress: Living in two worlds. *WFOT Bulletin, 46*: 40-46.

Sakellariou, D., Pollard, N., Fransen, H., Kronenberg, F. & Sinclair, K. (2006). Reporting on the WFOT-CBR master project plan: the data collection subproject. *WFOT Bulletin, 54.*

Thibeault, R., Hebert, M.A. (1997). A congruent model for health promotion in occupational therapy. *OT Int, 271-293.*

Thibeault, R. (2005). Connecting health and social justice. A Lebanese experience. In Kronenber, F., Simo Algado, S., Pollard, N. (Eds), *Occupational therapy without borders*, (pp. 000-000). Churchill Livingstone.

Townsend, E., Wilcock, A. (2003). Occupational justice. In Christiansen, C., Townsend, E. (Eds), *Introduction to occupation: The art and science of living*, (pp. 243-273). Thorofare, NJ: Prentice Hall.

United Nations Development Program (2003). *Human Development Report. Millenium development goals. A compact among nations to end human poverty.* United Nations Publications

Vanneste, G. (2000). Current status of CBR in Africa; a review. Selected readings on CBR. Series I. *Asian Pacific Disability Rehabilitation Journal.*

Watson, R., & Swartz, L. (2004). *Transformation through occupation.* London : Whurr Publishers.

Whiteford, G. & Wright-St Clair (2005). *Occupation and practice in context.* Sydney : Elsevier-Churchill Livingstone.

Wilcock, A. (1998). *An occupational perspective on health.* Slack Inc.: Thorofare.

Sites

Organisation Mondiale de la Santé. (1978) Declarationatin of Alma Ata. 1978. Online Disponible: www.euro.who.int./AboutWho/Policy/200108271?language=french

World Health Organisation. (2003). International Consultation on Reviewing Community Based Rehabilitation (CBR). Theme paper. Online. disponible: www.aifo.it/cbr/HELSINKI %THEME %20PAPER. pdf

OMS, OIT, UNESCO. (2005). RBC: Une stratégie de réadaptation, d'égalisation des chances, de réduction de la pauvreté et d'intégration sociale des personnes handicapées. Document d'orientation conjoint 2004. Online disponible:
www.ilo.org/public/english/employment/skills/disability/download/cbrfr.pdf

World Federation of Occupational Therapists (2004). WFOT Position Paper on Community-based Rehabilitation. Disponible: http://www.wfot.org.au/officefiles/CBRposition %20Final. pdf.

World Federation of Occupational Therapists (2005). Community-based rehabilitation master project plan. Foresstfield. Western Australia: WFOT. Disponible: www.fot.org link to document centre.

Castro, J. (2007). A trente ans de la déclaration d'Alma Ata, où en sommes nous? CADTM. Disponible: www.cadtm.org/spip.php?artcle2580

LES SIGLES

Le sigles développés ci-dessous sont parmi les plus courants dans le « champ » des situations de handicap (moteur) ou de la santé, ils regroupent :

- Des signes administratifs, d'organismes et d'associations.
- Et de nombreux sigles médicaux.

Il ne s'agit en aucune façon d'un lexique, mais d'une simple liste de sigles ou acronymes avec leur déroulé et, parfois, leur champ d'utilisation. Certains sont très officiels, d'autres d'usage courant ou plus restreint. Certains peuvent correspondre à des noms qui ne sont plus utiisés (ex. : organisme ayant disparu) ou à des noms de projets qui n'ont pas abouti.
NB : Ils peuvent correspondre à plusieurs sens et doivent être interprétés en fonction du contexte, notamment médical, dans lequel ils sont utilisés. Ils peuvent donc aider à décrypter des documents méicaux, mais en aucun cas ne se sustituent à l'interprétation médicale de tels documents, notamment quand ceux-ci sont manuscrits (chaque spécialité voire chaque praticien pouvant avoir ses abréviations et sigles personnels.
La plupart des sigles ci-dessous sont français (ou francophones), sauf pour les noms de maladies ou les éléments biochimiques (neuromédiateurs, hormones...) dont les sigles les plus usuels en France sont en anglais. « Remède », regroupement des étudiants en médecine, offre un dictionnaire en ligne des abréviations médicales.

Jean-François BODIN

A	
ACTP	ALLOCATION COMPENSATRICE TIERCE PERSONNE
ADELI	AUTOMATISATION DES LISTES
~~AES~~ AEEH	ALLOCATION EDUCATION ENFANT HANDICAPE
AFM	ASSOCIATION FRANCAISE DES MYOPATHES
AFPA	ASSOCIATION NATIONALE POUR LA FORMATION PROFESSIONNELLE DES ADULTES
AGEFIPH	POUR L'EMPLOI DES PERSONNES HANDICAPEES
AMP	AIDE MEDICO-PSYCHOLOGIQUE
ANAES HAS	HAUTE AUTORITE DE LA SANTE
ANDEM	AGENCE NATIONALE POUR LE DEVELOPPEMENT DE L'EVALUATION MEDICALE
ANFE	ASSOCIATION NATIONALE FRANCAISE DES ERGOTHERAPEUTES
ANPE	ASSOCIATION NATIONALE POUR L'EMPLOI
AP	ATELIER PROTEGE
APA	ALLOCATION PERSONNALISEE A L'AUTONOMIE
APF	ASSOCIATION DES PARALYSES DE FRANCE
AP-HP	ASSISTANCE PUBLIQUE HOPITAUX DE PARIS
ARH	AGENCE REGIONALE D'HOSPITALISATION
C	
CAMSP	CENTRE D'ACTION MEDICO-SOCIALE PRECOCE
CATTP	CENTRE D'ACCUEIL THERAPEUTIQUE A TEMPS PARTIEL
CC	CONVENTION COLLECTIVE
CDD	CONTRAT A DUREE DETERMINEE
CDES	COMMISSION DEPARTEMENTALE DE L'EDUCATION SPECIALISEE
CDI	CONTRAT A DUREE INDETERMINEE

CEPAJ	CENTRE D'ENSEIGNEMENT PROFESSIONNEL ET D'ACCUEIL DES JEUNES
CES	CONTRAT EMPLOI SOLIDARITE
CESF	CONSEILLER EN ECONOMIE SOCIALE ET FAMILIALE
CFA	CENTRE DE FORMATION POUR APPRENTIS
CFAS	CENTRE DE FORMATION POUR APPRENTIS SPECIALISES
CHSCT	COMITE D'HYGIENE ET DE SECURITE DES CONDITIONS DE TRAVAIL
CICAT	CENTRE D'INFORMATION ET DE CONSEILS EN AIDES TECHNIQUES
CIE	CONTRAT INITIATIVE EMPLOI
CIO	CENTRE D'INFORMATION ET D'ORIENTATION
CIVI	CENTRE D'INFORMATION POUR LE VOLONTARIAT A L'INTERNATIONAL
CLIC	CENTRE LOCAL D'INFORMATION ET DE COORDINATION
CLIN	CENTRE DE COORDINATION DE LA LUTTE CONTRE LES INFECTIONS NOSOCOMIALES
CLIS	CLASSE INTEGRATION SCOLAIRE
CLUD	COMITE DE LUTTE CONTRE LA DOULEUR
CMPP	CONSULTATION MEDICO-PSYCHO-PEDAGOGIQUE
CMU	COUVERTURE MEDICALE UNIVERSELLE
CMUDD	CENTRE MEDICO-UNIVERSITAIRE DAVID DOUADY
CNAM	CONSERVATOIRE NATIONAL DES ARTS ET METIERS
CNCPH	CONSEIL NATIONAL CONSULTATIF DES PERSONNES HANDICAPEES
CODERPA	COMITE DEPARTEMENTAL DES RETRAITES ET PERSONNES AGEES
COTEC	COUNCIL OF OCCUPATIONAL THERAPISTS FOR THE EUROPEAN COUNTRIES
COTOREP	COMMISSION TECHNIQUE D'ORIENTATION ET DE RECLASSEMENT PROFESSIONNEL
CPAM	CAISSE PRIMAIRE ASSURANCE MALADIE
CPN	COMMISSION PEDAGOGIQUE NATIONALE DE LA 1° ANNEE DES ETUDES DE SANTE
CRAM	CAISSE REGIONALE ASSURANCE MALADIE
CREDOC	CENTRE DE RECHERCHE POUR L'ETUDE ET L'OBSERVATION DES CONDITIONS DE VIE
CRFI	CENTRE DE REEDUCATION FONCTIONNELLE INFANTILE
CROSMS	COMITES REGIONAUX D'ORGANISATION SOCIALE ET MEDICO-SOCIALE
CRP	CENTRE DE REEDUCATION PROFESSIONNELLE
CRRF	CENTRE DE REEDUCATION ET DE READAPTATION FONCTIONNELLES
CSPPM	CONSEIL SUPERIEUR DES PROFESSIONS PARAMEDICALES
CTNERHI	CENTRE TECHNIQUE NATIONAL D'ETUDES ET DE RECHERCHES SUR LES HANDICAPS ET LES INADAPTATIONS
CV	CURRICULUM VITAE
D	
DDASS	DIRECTION DEPARTEMENTALE DES AFFAIRES SANITAIRES ET SOCIALES
DDTEFP	DIRECTION DEPARTEMENTALE DU TRAVAIL, DE L'EMPLOI ET DE LA FORMATION PROFESSIONNELLE
DEH	DEMANDEURS D'EMPLOI HANDICAPES
DRASS	DIRECTION REGIONALE DES AFFAIRES SANITAIRES ET SOCIALES
DREES	DIRECTION DE LA RECHERCHE, DES ETUDES,DE L'EVALUATION ET DES STATISTIQUES
DRTEFP	DIRECTION REGIONALE DU TRAVAIL, DE L'EMPLOI ET DE LA FORMATION PROFESSIONNELLE
E	
EHPAD	ETABLISSEMENTS D'ACCUEIL POUR PERSONNES AGEES DEPENDANTES
EPSR	EQUIPE DE PREPARATION ET DE SUITE DU RECLASSEMENT
ERP	ECOLE DE REEDUCATION PROFESSIONNELLE (PUBLIQUE)

ESAT	ETABLISSEMENT ET SERVICE D'AIDE PAR LE TRAVAIL
ESVAD	EQUIPE SPECIALISEE POUR UNE VIE AUTONOME A DOMICILE
F	
FASSAD	FEDERATION DES ASSOCIATIONS DES SERVICES DE SOINS ET D'AIDE A DOMICILE
FEHAP	FEDERATION DES ETABLISSEMENTS D'HOSPITALISATION ET D'ASSISTANCE PRIVEE
G	
GIC	GRAND INVALIDE CIVIL
H	
HACAVIE	HANDICAPS ET CADRE DE VIE
HAD	HOSPITALISATION A DOMICILE
HAS	HAUTE AUTORITE DE SANTE
HCS	HAUT CONSEIL DE LA SANTE
HCSP	HAUT CONSEIL DE LA SANTE PUBLIQUE
HDJ	HOPITAL DE JOUR
I	
IDE	INFIRMIERE DIPLOMEE D'ETAT
IEM	INSTITUT D EDUCATION MOTRICE
IFE	INSTITUT DE FORMATION EN ERGOTHERAPIE
IME	INSTITUT MEDICO-EDUCATIF
IMPro	INSTITUT MEDICO-PROFESSIONNEL
IPP	INCAPACITE PERMANENTE PARTIELLE
ITT	
M	
MAAF	MUTUELLE ASSURANCE DES ARTISANS DE FRANCE
MACIF	MUTUELLE ASSURANCE DES COMMERÇANTS ET ARTISANS DE FRANCE
MAIF	MUTUELLE ASSURANCE DES INSTITUTEURS DE FRANCE
MAS	MAISON D'ACCUEIL SPECIALISEE
MDPH	MAISON DEPARTEMENTALE DES PERSONNES HANDICAPEES
MDR	MAISON DE RETRAITE
O	
OIP	ORGANISMES D'INSERTION ET DE PLACEMENT
P	
PAI	PROJET D'ACCUEIL INDIVIDUALISE
PDITH	PLAN DEPARTEMENTAL D'INSERTION DES TRAVAILLEURS HANDICAPES
PPS	PROJET PERSONNALISE DE SCOLARISATION
PSPH	PARTICIPANT AU SERVICE PUBLIC HOSPITALIER
R	
RQTH	RECONNAISSANCE DE LA QUALITE DE TRAVAILLEUR HANDICAPE
S	
SAMSAH	SERVICES D'ACCOMPAGNEMENT MEDICO-SOCIAL POUR ADULTES HANDICAPES
SAVS	SERVICES D'ACCOMPAGNEMENT A LA VIE SOCIALE
SCAPH	SERVICE CONSEIL AIDE PERSONNES HANDICAPEES
SESSAD	SERVICE D'EDUCATION SPECIALISEE ET DE SOINS A DOMICILE
SFC	SERVICE DE FORMATION CONTINUE

SIFEF	SYNDICAT DES INSTITUTS DE FORMATION EN ERGOTHERAPIE FRANCAIS
SRAI	SERVICE REGIONAL D'AIDES ET D'INFORMATIONS DE L'AFM
SROS	SCHEMAS REGIONAUX D'ORGANISATION SANITAIRE
SSESD	SERVICE DE SOINS ET D'EDUCATION SPECIALISE ET D'AIDE A DOMICILE
SSIAD	SERVICE DE SOINS INFIRMIERS A DOMICILE
SSR	SOINS DE SUITE READAPTATION
SVA SIVA SPVA	SITE VIE AUTONOME
T	
T2A	TARIFICATION A L'ACTIVITE
TISF	TECHNICIEN DE L'INTERVENTION SOCIALE ET FAMILIALE
U	
UEROS	UNITE D'EVALUATION ... ET D'ORIENTATION SOCIALE
UGECAM	UNION POUR LA GESTION DES ETABLISSEMENTS DES CAISSES D'ASSURANCE MALADIE
UIPARM	UNION INTERPROFESSIONNELLE DES ASSOCIATIONS DE REEDUCATEURS ET MEDICOTECHNIQUES
UNASSAD	UNION NATIONALE DES ASSOCIATIONS DE SOINS A DOMICILE
UPI	UNITE PEDAGOGIQUE D'INTEGRATION
USLD	UNITE DE SOINS DE LONGUE DUREE
W	
WFOT	WORLD FEDERATION OF OCCUPATIONNAL THERAPISTS

Présentation des auteurs

Christian BELIO

Ergothérapeute D.E.. Cadre de santé, Master Sciences de la Cognition (doctorant Sciences de la cognition), Responsable de formation IFE Bordeaux, Thérapeute Familial systémique, Fondateur Consultation Handicap et Famille CHU Bordeaux, Vice-Président de l'association APRES.
Courriel : christian.belio@chu-bordeaux.fr

Jeannette BERNARD

Ergothérapeute D.E. (1975) à Rennes, Certificat moniteur cadre (1990), formation en thérapie familiale, Cadre de santé dans une unité extra-hospitalière au centre hospitalier de Jonzac. Engagement à l'ANFE entre 1977 à 1992 (déléguée régionale Est, Secrétaire nationale, déléguée wfot, cotec).
Courriel : j.bernard @ch-jonzac fr

Pascal BEYNETTE

Ergothérapeute D.E. (1990). Cadre de Santé (1997), Licence de sciences de l'éducation, Université Provence. DU Réparation juridique des dommages corporels (Lyon – 2006). Directeur de l'Institut de Formation en Ergothérapie, Institut Technique de Réadaptation, Université Claude Bernard, Lyon I. Membre du SIFEF.
Courriel : pascal.beynette@adm.univ-lyon1.fr

Nicolas BIARD

Ergothérapeute D.E. (2001). Master VHMA (Vieillissement et Handicap : Mouvement et Adaptation). Plate-Forme Nouvelles Technologies Hôpital Raymond Poincaré 92380 Garches.
Courriel : nicolas.biard@rpc.aphp.fr

Jean-Luc BLAISE

Ergothérapeute, Cadre de santé, responsable de formation à l'Institut de formation d'Ergothérapie de Rennes. Thèse de doctorat : Histoire et civilisations des sociétés occidentales. Anthropologie historique (2002).
Courriel : jl.blaise@ifpek.org

Jean-Michel CAIRE

Ergothérapeute D.E. (1987). Cadre de santé ergothérapeute (2000), Responsable de formation à l'Institut d'Ergothérapie de Bordeaux, Certificat de Sophrologie, DU

épidémiologie, master en Sciences de l'éducation (2008), participe aux Consultations Handicap et Familles. Président de l'association APRES (Association Professionnelle Recherche Ergothérapie Sciences).
Courriel : jean-michel.caire@chu-bordeaux.fr

Benoît CARLINO

Diplômé en 1990 à Créteil. Installé en libéral depuis 1993 à Nice. Gestion d'un cabinet de groupe depuis 2000 (de 1 à 5 collaborateurs). DU réparation du dommage corporel et expertise médicale 2004. Formation d'expert judiciaire (UCECAAP) 2005. Pratique l'expertise en réparation du dommage corporel depuis 2002 en conseil de victime et sur mission des tribunaux. Formateur de l'ANFE et à ERGOLIB-FORMATION depuis 1997. Vice-présicent et président du SYNFEL-ERGOLIB (Syndicat nataional français des ergothérapeutes libéraux) de 2002 à 2007.
Courriel : b.carlino@magic.fr

Laurent CARRIÉ

Ergothérapeute D.E.(1994), DIU Traumatisés Crâniens. Diplôme de Manager d'organisme à vocation sociale et culturelle (CNAM Paris - Niveau 1), Ergothérapeute Conseil en Centre d'Information et de Conseil en Aides Techniques à Mulhouse (68) et au CMUDD de Saint Hilaire du Touvet (38). Actuellement à la direction depuis cinq ans du Centre d'Activités de Jour pour Traumatisés Crâniens de Dijon. Chargé de mission pour coordonner le groupe Expertise médico-légale et Ergothérapie de l'ANFE.
Courriel : laurentcarrie@yahoo.com

Julie CRIQUILLON

Ergothérapeute D.E. (2004). Ergothérapeute UEROS – CHU Bordeaux.
Courriel : julie.criquillon@chu-bordeaux.fr

Annick DEFAQUE

Ergothérapeute D.E. (1980) à Cadre de Santé (1987). Ecole de moniteurs cadres de Montpellier. Actuellement, Chef de service E.M.E. Liancourt (60), Gestion d'un service pour jeunes adultes polyhandicapés, membre de l'équipe de direction.
Courriel : annick.defaque@laposte.net

Jean-Marc DESTAILLATS

Responsable du pôle hospitalier de Jonzac, Médecin chef de Secteur, Praticien hospitalier Psychiatre, Diplômé MPR, Fondateur et Responsable de la Consultation handicap et Famille CHU Bordeaux, Thérapeute familial, Formateur IDES et CEISME.
Courriel : jm.destaillats@ch-jonzac.fr

Marie-Christine DÉTRAZ

Ergothérapeute, cadre de Santé au CMRRF de Kerpape, BP 78 - 56275 Ploemeur cedex.
Courriel : MCDetraz@kerpape.mutualite56.fr

Vincent DUPUY

Ergothérapeute D.E. (1996). Responsable de l'atelier Gepetto, Service d'Ergothérapie et Sociothérapie Interpavillonnaire, Fondation John Bost, 24130 La Force.
Courriel : vincedupuy@free.fr

Hetty FRANSEN

Ergothérapeute,Bsc. Amsterdam (1982), Master européen en ergothérapie et science de l'activité humaine, Stockholm 2002. Actuellement assistant universitaire

et responsable de la formation en ergothérapie à l'école supérieure des sciences et techniques de la santé de Tunis, Université Tunis-El Manar, Tunisie. Travaux de recherche, consultation et formatrice dans le domaine de RBC, familles et enfants porteuse de handicap, culture et diversité. Membre actif du réseau ENOTHE, du WFOT et de l'association Tunisienne d'ergothérapie.
Courriel : h.fransen@gnet.tn

Gabriel GABLE

Ergothérapeute cadre de santé à l'Institut régional de réadaptation de Nancy, Directeur Technique de l'Institut de Formation en Ergothérapie de Nancy. Président du SIFEF (Syndicat des Instituts de Formation en Ergothérapie Français).
Courriel : ggable@ergo-nancy.com

Jean-Philippe GUIHARD

Ergothérapeute, D.E., cadre supérieur de santé (1999). Llicence en sciences de l'éducation et DESS « missions et démarche d'évaluation » université Aix-Marseille, département des sciences de l'éducation, 2003. Chargé de mission ANFE pour les Assises 2008, participe au groupe de réflexion sur les bases conceptuelles à l'ANFE.
Association Hospitalière de Bretagne, Route de Rostrenen, 22110 Plouguernével.
Tél. : 02 96 57 10 32
Courriel : jp.guihard@wanadoo.fr

Pascal GUILLEZ

Ergothérapeute D.E. (1980). Directeur de l'Institut de Formation en Ergothérapie de Berck, Licence d'ergonomie appliquée (Lyon), Master de pédagogie des sciences de la santé (Paris 13), vice-président ANFE chargé développement de la recherche. Membre du SIFEF.
Courriel : p.guillez@orange.fr

Hélène HERNANDEZ

D.E. d'ergothérapeute (1978). Directrice de l'Institut de Formation en Ergothérapie de l'Université Paris 12 Val-de-Marne, Diplôme de cadre de santé (IFCS Croix-Rouge Métiers de la rééducation, Paris, 1998), Master en Sciences de l'Education, Missions et démarches d'évaluation (Université Aix-Marseille 1, 2002), Vice-présidente ANFE depuis 1998 chargée des Relations avec les Pouvoirs publics, avec le SIFEF et avec l'UIPARM, depuis 2007 chargée de la Formation, membre du SIFEF.
Courriel : hernandez@univ-paris12.fr, vp.formation@anfe.fr

Marie-Hélène IZARD

Responsable pédagogique et enseignante IFE et IFCS de rééducation de Montpellier, Master de Sciences de l'éducation, Membre du SIFEF, Responsable de l'organisation annuelle des journées à Montpellier : Expériences en Ergothérapie.
Courriel : mhizard@wanadoo.fr

Florence JEAY

Ergothérapeute D.E. (1989). Baccalauréat ès Sciences en Ergothérapie (1991, Université de Montréal, Canada), Master Sciences de l'éducation, option Ingénierie et conseil en formation (2005, Rouen). Coordination du Service de Formation Continue (S.F.C.) de l'Association Nationale Française des Ergothérapeutes (A.N.F.E.).
Courriel : fjeay.ergo@laposte.net

Catherine JOUBERT

Ergothérapeute D.E. (1991), Cadre de santé Ergothérapeute (2003). Travaille à SERENA - Bordeaux.
Courriel : catherine.joubert@serena-sap.fr

Michel LAFORCADE

Directeur de la DDASS de la Dordogne et enseignant en droit de la santé et bioéthique à l'université de Bordeaux II.
Courriel : michel.laforcade@sante.gouv.fr

Corinne LEMOINE

Responsable qualité à l'Association Hospitalière de Bretagne, DEA de Biotechnologie, Université R. Descartes, Paris V (1995), Maîtrise de Biologie cellulaire, Université de Rouen (1994), Master spécialisé en organisation industrielle, option Qualité (1999).
Courriel : c.lemoine@ahbretagne.com

Isabelle MARCHALOT-ARNHOLZ

Ergothérapeute D.E., Cadre de santé, DU de Neuropsychologie, Master-Ingénierie en formation, IMPR du Bois de Lébisey, Allée des Boiselles, 14200 Hérouville-Saint-Clair. Tél. : 02-31-46-36-55
Courriel : arnholzimmc@aol.com,ergotherapie@impr-herouville.com

Isabel MARGOT-CATTIN

Travaille depuis 2005 comme Professeure à la Haute Ecole Spécialisée de Suisse occidentale, dans la filière ergothérapie. Participe à des travaux de recherche et enseigne également en formation continue, tant en Suisse qu'en France. HES-SO, filière ergothérapie ésp, Ch. Des Abeilles 14 - 1010 Lausanne, Suisse.
Courriel : imargot@eesp.ch

Pierre MARGOT-CATTIN

Licence en droit en 1989, Brevet d'avocat en 1992, Ancien responsable des questions liées au Handicap à Expo.02 (exposition nationale), Certificat d'ethnologie, Expert en Design Universel, Administrateur d'un centre d'ergothérapie et consultant en aménagement inclusif (Suisse).
Courriel : p. margot-cattin@bluewin.ch

Jean-Michel MAZAUX

Professeur des Universités Victor Segalen Bordeaux 2, Responsable enseignement « Handicap et système nerveux » (EA 4136 Equipe d'Accueil), Chef de service MPR Tastet-Girard - CHU de Bordeaux.
Courriel : jean-michel.mazaux@chu-bordeaux.fr

Anne MOREAU

Diplôme d'Etat français d'ergothérapeute en 1981 à Nancy, équivalence du diplôme au Québec, diplôme universitaire « Réparation juridique du dommage corporel », 2007, à Poitiers. Deux années en communication-conseil au Comité national français de liaison pour la réadaptation des handicapés, deux ans d'exercice libéral au Québec, quinze ans à l'ANFE comme déléguée nationale coordinatrice du « Guide de pratique en ergothérapie », 2000. Actuellement cadre de santé à SERENA, société de prestations de service pour une clientèle d'assureurs.
Courriel : anne.moreau@serena-sap.fr

Marie-Chantal MOREL

Ergothérapeute, Cadre de santé (1983), Directeur des Soins, Directrice de l'Institut de Formation en ergothérapie du CHU de Bordeaux, DU de Soins Palliatifs (1996), Master en Sciences de l'éducation (2006). Engagée depuis 1997 dans le réseau européen des écoles d'ergothérapie ENOTHE.
Courriel : marie-chantal.morel@chu-bordeaux.fr

Christine ORVOINE

Ergothérapeute D.E. (1989), DESS ingénierie de formation (1993), Cadre de santé : (2006), DU de neuropsychologie (1999), Directrice de l'IFE de Rennes, Co-directrice de l'IFPEK (Institut de Formation en Pédicurie-Podologie, Ergothérapie, Kinésithérapie).
Courriel : c.orvoine@ifpek.org

Pascale OSVALD-SOULÉ

Juriste au sein du groupe MACSF-SOU Médical depuis 1999. Juriste au Centre d'information des professions de santé depuis 2003. Spécialisée dans l'exercice des professions médicales et paramédicales. Conférencière auprès des facultés, écoles et instituts de formation. Auteure d'articles spécialisés dans la presse professionnelle.
Adresse : Centre d'Information des Professionnels de Santé, 11, rue Brunel, 75017 Paris - Tél. 01 71 23 77 29.

Yann PERSON

Ergothérapeute Cadre supérieur de santé, responsable de l'unité d'ergothérapie et du centre socio-thérapeutique et culturel du centre hospitalier Guillaume-Régnier de Rennes. Licence de psychologie clinique, Master de sciences sociales, Master de Direction d'atelier de recherche – action collective. Délégué ANFE, instance Cadre.
Courriel : y.person@ch-guillaumeregnier.fr

Marie-Christine PIPÉRINI

Doctorat de Psychologie à Bordeaux II en 1997. Maître de conférences en Psychologie à l'Institut des Sciences et Pratiques d'Education et de Formation de l'Université Lumière Lyon II. Membre du Groupe de Recherche en Psychologie Sociale (GREPS) de l'Université Lumière Lyon II.
Courriel : PIPERINI_MC@hotmail.com

Frédéric PLATZ

Vice-président ANFE, chargé de l'exercice professionnel. Ergothérapeute, Cadre de santé, référent qualité au CHS de Fains Veel (55). Licence, maîtrise de Sciences sanitaires et sociales, mention santé publique. DU de Droit des professions paramédicales. Chargé de mission ANFE groupe de travail référentiel métier - Ministère de la Santé.
Adresse : CHS de Fains Veel, service ergothérapie, route de Bar, 55000 Fains Veel, Tél. : 03 29 76 86 81
Courriel : fplatz@pssm.fr

Cathy PRUVOT

Ergothérapeute D.E. (1982). Cadre de santé (2006), Chef de Service secteur interventions et accompagnements à domicile Centre de rééducation réadaptation fonctionnelles adulte Hélène Borel 59283 Raimbaucourt.

Antoine ROGIER

Médecin expert près la Cour d'Appel d'Angers, diplômé de Réparation juridique du dommage corporel, d'expertises médicales et odontologiques, compétent en médecine légale.

Jacqueline ROSSANT

Médecin expert, fait partie de l'ANAMEVA, Association Nationale de Médecins Conseils de Victimes d'Accidents, Paris.
http://www.anameva.com

Arnaud SCHABAILLE

Ergothérapeute D.E. (1987). Diplôme cadre de santé (IFCS Croix Rouge Paris: 1998). Responsable pédagogique 1er Cycle Institut de Formation en Ergothérapie de Berck/Mer, DU ergonomie: Université Catholique de Lille 1992.
Courriel: a.schabaille@orange.fr

Martial SCHOEN

Responsable Division Orthopédie et Rééducation, Chef de produits, Ergothérapeute DE, Orthopédiste-Orthésiste, Formateur. Laboratoire Adhesia, 8 rue du sapeur Michel Jouan – 35000 Rennes.
Courriel: martial.schoen@adhesia.com

Marc SEENÉ

Ergothérapeute DE (1984), cadre de santé (1991).
Courriel : MSeene@aol.com

Nicole SÈVE-FERRIEU

Ergothérapeute Cadre de Santé, Directrice de l'Institut de Formation en Ergothérapie ADERE, 52 rue Vitruve, 75020 PARIS. Membre du SIFEF.
Courriel: nseveferrieu@club-internet.fr

Eric SORITA

Ergothérapeute D.E.Thérapeute Familial Systémique, DU Neuropsychologie, Master Recherche en Sciences de la Cognition. Cadre de Santé Rééducation, Pôle des Neurosciences Cliniques Hôpital Pellegrin, CHU Bordeaux. Président association CEISME Bordeaux.
Courriel: eric.sorita@chu-bordeaux.fr

Patrick SUREAU

Ergothérapeute D.E., DU épidémiologie. Travaille depuis 1994 dans le Service de Médecine Physique et de Réadaptation du Pr. J.M. Mazaux, membre fondateur du CEISME (Cercle d'Etude, d'Intervention Systémique et de Méthodologie en Ergothérapie), thérapeute familial systémique et participe depuis 1998 aux Consultations Handicap et Familles. SMPR Pr. Mazaux - CHU Pellegrin - Place Amélie Raba-Léon - 33076 Bordeaux Cedex.
Courriel: patrick.sureau@chu-bordeaux.fr

Eric TROUVÉ

Ergothérapeute D.E. (1987) et au Canada. A exercé principalement en service hospitalier de gériatrie, avant de travailler pendant 3 ans comme Responsable Pédagogique de l'Institut de Formation en Ergothérapie de l'Université Paris 12. Président de l'ANFE depuis 2003.
Courriel: president@anfe.fr

Professeur Gail WHITEFORD

Ergothérapeute, titulaire d'un doctorat en Science de l'Activité Humaine et professeur d'Université. Actuellement doyen de l'Université Charles Stuart en Australie. Auteur du livre: *Occupation and Practive in Context* (2005). Directrice du Centre de Recherche RIPPLE (Research Into professional Practice Learning and Education) Albury Wodonga Vampus, PO Box 789, Albury NSW 2640 Australie.
Courriel: gwhiteford@csu.edu.au

SOLAL, Editeur
111, rue Sainte-Cécile
13005 Marseille
Tél. : 04 91 25 77 85
Fax : 04 91 80 29 58
E-mail : editions.solal@wanadoo.fr
Site : Editions-Solal.fr

ATELIER
EquiPage
Maquette • Mise en page
97, traverse de la Gouffonne - 13009 Marseille
Tél. : 04 91 411 411
atelier.equipage@wanadoo.fr

louisjean IMPRIMEUR
59, Av. Émile Didier
05003 Gap Cedex
Tél. 04 92 53 17 00
Dépôt légal :189
Mars 2008
Imprimé en France

IMPRIM'VERT
Votre imprimeur agit pour l'environnement